FACHBÜCHER FÜR ÄRZTE · BAND XVI

HERAUSGEGEBEN VON DER SCHRIFTLEITUNG DER KLINISCHEN WOCHENSCHRIFT

KRANKHEITEN DER LEBER UND DER GALLENWEGE

EINE DARSTELLUNG FÜR DIE PRAXIS

VON

PROFESSOR DR. F. ROSENTHAL

HAMBURG

MIT 6 ABBILDUNGEN

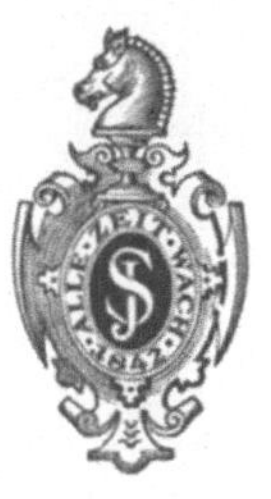

BERLIN

VERLAG VON JULIUS SPRINGER

1934

ISBN-13: 978-3-642-90314-4   e-ISBN-13: 978-3-642-92171-1
DOI: 10.1007/978-3-642-92171-1

DEM ANDENKEN AN
OSKAR MINKOWSKI
IN DANKBARKEIT

Vorwort.

Dieses Buch ist für praktische Ärzte bestimmt. Hierin liegen seine Besonderheiten, seine Verpflichtungen und seine Schwierigkeiten. Losgelöst von dem Ballast der wissenschaftlichen Literatur, die auch für den Kenner kaum übersehbar ist, soll nach Möglichkeit ein klares und hinreichend erschöpfendes Bild unserer heutigen Kenntnisse auf dem hier behandelten Gebiete vermittelt werden. Dies setzt zugleich voraus, daß die Ergebnisse der Laboratoriumsforschung in den Rahmen der klinischen Darstellung fest eingebaut werden, und daß die Fäden, die dauernd zwischen den Beobachtungen am Krankenbett und im Experiment zu fruchtbarer Verknüpfung hin- und herlaufen, zum Nutzen einer vertieften klinischen Betrachtungsweise aufgezeigt und entwirrt werden. „Die Medizin wird Wissenschaft sein, oder sie wird nicht sein. Das gilt auch für die Therapie" (NAUNYN). Ich bin bemüht gewesen, diesen Forderungen gerecht zu werden. Ob dieses Ziel erreicht worden ist, muß ich dahingestellt sein lassen. Der Kenner der Literatur wird jedenfalls leicht ersehen, daß auch ohne die Nennung von Namen die für die Entwicklung unserer Kenntnisse und Anschauungen wichtigen Ergebnisse der Weltliteratur entsprechend dem begrenzten Raum berücksichtigt worden sind. Die im Verzeichnis des Schrifttums angeführten Arbeiten — nach Möglichkeit unschwer zugänglich — sollen den Weg zur Literatur der Einzelgebiete erleichtern.

Hamburg, im Mai 1934. **Der Verfasser.**

Inhaltsverzeichnis.

Allgemeiner Teil.

Allgemeiner Teil.

I. Einführung in das Wesen klinischer Leberpathologie.

Unter allen drüsigen Organen des Körpers kommen der Leber die Die zentrale Rolle der Leber im Körperhaushalt vielseitigsten und verwickelsten Leistungen zu. Sie ist das wichtigste Stoffwechsellaboratorium des Körpers, in welchem sich die meisten intermediären maßgebenden Stoffwechselprozesse abspielen, sie ist ferner zugleich Speicherorgan, Schwamm, Barriere, Sekretions- und Ausscheidungsapparat. Sie nimmt bei Kreislaufstörungen als Blutdepot einen erheblichen Teil des zirkulierenden Blutes in sich auf und trägt damit zur Entlastung des Kreislaufes bei; sie entgiftet toxische Produkte der Darmfäulnis, deren Wirkung der Organismus ohne eine Überführung in ungiftige Verbindungen kaum lange ertragen dürfte, und sie scheidet die Galle aus, die nicht allein Verdauungssekret ist, sondern auch Schlacken des Stoffwechsels und blutfremde Substanzen aus dem Körper hinausführt.

Bei solcher zentralen Bedeutung des Organs sollte man meinen, daß Grenzen klinischer Leberpathologie allen Lebererkrankungen, sofern sie das ganze Organ erfassen, eine Fülle ausgeprägter Störungen spezifischer Leberfunktionen entsprechen müßte. Schließlich müßten mit immer mehr wachsendem Leberschaden die klinischen Bilder Annäherung an die Bilder des totalen experimentellen Leberausfalles gewinnen, deren Kenntnis uns durch die Untersuchungen des Amerikaners MANN am leberlosen Hunde vermittelt worden ist. In Wirklichkeit sind jedoch die Erfahrungen der klinischen Leberpathologie nur sehr begrenzt geeignet, einen Einblick in die beherrschende Rolle der Leber beim intermediären Stoffwechsel zu verschaffen. Es hängt dies zum wesentlichen Teile damit zusammen, daß es sich auch bei den schweren diffusen Lebererkrankungen gewöhnlich nicht um isolierte Leberschädigungen handelt, sondern daß sich der Organerkrankung eine Reihe von Begleiterkrankungen wie Pfortaderstauung, Erkrankungen des Magen-Darmkanals, Störungen der Milzfunktion, inkretorische Störungen, allgemeine Kreislaufstörungen mit einem Wechselspiel sehr verwickelter Fernwirkungen beimischen können. Selbst bei der akuten Leberatrophie, bei welcher die Folgen des Ausfalles vitaler Leberfunktionen zweifellos ausgeprägt in die Erscheinung treten, sind die ablaufenden krankhaften Vorgänge auch nicht annähernd so klar übersehbar, wie z. B. nach der experimentellen Leberentfernung. Denn das klinische Bild der Leberatrophie wird durch die Begleitvorgänge des intravitalen autolytischen Leberzerfalls so sehr verwickelt, daß es nicht abgrenzbar ist, was auf den Ausfall spezifischer Leberfunktionen und was auf die Selbstverdauung des Organs, auf die Vergiftung des

Körpers mit Zerfallsprodukten des Leberparenchyms zu beziehen ist. So kommen selbst bei der akuten Leberatrophie schwer entwirrbare Stoffwechselstörungen und Krankheitserscheinungen zustande, aus denen der auf die Leberinsuffizienz allein zu beziehende Symptomenkomplex schwer herausgeschält werden kann.

Dazu treten folgende weitere Schwierigkeiten, die in den besonderen Eigenschaften der Leber begründet sind: Meist bietet die Klinik nicht das Bild des schwersten akuten Leberschadens, sondern Bilder der leichteren oder langsamer, oft überaus chronisch sich vollziehenden Parenchymschädigung. Dann ist Zeit für Kompensationsvorgänge gegeben, die eine besonders charakteristische Eigentümlichkeit gerade der Leber darstellen. Diese Fähigkeit der Leber zum kompensatorischen Ausgleich selbst schwerer und ausgedehnter Parenchymerkrankungen beruht auf dem starken Regenerationsvermögen, das dieses Organ gegenüber allen anderen hochdifferenzierten Körpergeweben auszeichnet: So können beim Kaninchen $^3/_4$ der Leber ohne auffällige Allgemeinstörungen entfernt werden, und innerhalb weniger Wochen wird von dem Restteil spezifisches Lebergewebe so rasch wiedergebildet, daß sogar Größe und Gewicht der ursprünglichen Leber übertroffen werden kann. Das gleiche gilt auch für höhere Säugetiere, z. B. für Hunde, die ebenfalls nach Wegnahme von 75% ihrer Leber innerhalb von 6—8 Wochen den ursprünglichen Bestand ihres Leberparenchyms voll zu regenerieren vermögen. Hieraus ergibt sich zunächst, daß die Leber ihre vitalen Funktionen mit einem außerordentlichen Überschuß an Parenchym bestreitet, und daß selbst noch 25% ihrer Masse zur Aufrechterhaltung ihrer lebenswichtigen Aufgaben ausreichen. Ferner vermag sie durch gewaltige Regenerationsleistungen den Ausfall an spezifischem Gewebe in weitgehendem Umfange rasch auszugleichen. In diesen beiden kardinalen Eigenschaften der Leber, in ihrem Überschuß an leistungsfähigem Parenchym und in ihrem starken Erneuerungsvermögen liegt die Erklärung für das häufige Ausbleiben ausgeprägterer Stoffwechselstörungen selbst bei diffusen Lebererkrankungen erheblicheren Grades und für die häufige Unstimmigkeit zwischen geringen klinischen Erscheinungen und schwereren histologischen Veränderungen. Diese der Klinik gesteckten Grenzen machen es auch verständlich, daß unsere Kenntnisse von den spezifischen Funktionen der Leber sich in erster Linie auf die Ergebnisse der experimentellen Leberforschung gründen, und daß ihnen die klinische Leberpathologie keine entscheidenden Beiträge hinzufügen konnte.

Um so mehr bleibt zu betonen, daß durch die Beobachtungen am Krankenbett Probleme der Korrelationen zwischen Leber, Milz und Knochenmark aufgeworfen werden, die neue weittragende Fragestellungen eröffnen und trotz der heute noch unzulänglichen Einblicke in die gegenseitigen Beziehungen zu wichtigen Wandlungen und Weitungen unserer Kenntnisse auf dem Gebiete der Leberphysiologie und Leberpathologie geführt haben. Für das Verständnis dieser Zusammenhänge sind folgende Grundtatsachen über die histologische Zusammensetzung der Leber Voraussetzung: Ähnlich wie Nebenniere und Pankreas kann man auch die Leber als ein Doppelorgan betrachten, das sich aus zwei selbstständigen, aber funktionell eng verbundenen Zellsystemen zusammensetzt, den eigentlichen Leberparenchymzellen und den KUPFFERschen Sternzellen. Die eigentlichen Leberparenchymzellen sind Epithelzellen, die Sternzellen Endothelzellen, die besonders differenzierte Zellen der Endothelauskleidung der Pfortadercapillaren darstellen. Versteht man unter dem Begriff des Parenchyms im weiteren Sinne die Summe aller den charakteristischen Aufbau eines Organs maßgebend bestimmenden Zellen, so ist mithin die Leber aus epithelialem und endothelialem Parenchym zusammengesetzt. Die am meisten hervortretende Eigenschaft der Sternzellen ist ihre hohe phagocytäre Fähigkeit: Ebenso wie sie in die Blutbahn gebrachte kolloidale Metalle, Farbstoffe überaus rasch in sich zu speichern vermögen, so vermögen sie auch aus dem Kreislauf Fette, Lipoide, Pigmente, Blutkörperchen und Blutkörperchentrümmer, Bakterien in sich aufzunehmen (Abb. 1). Die Sternzellen haben gewissermaßen die Bedeutung eines endothelialen Schutzapparates für die Leberzellen, um die Leberzelle vor einer Überflutung mit allerlei pathologischem Material zu bewahren, und es kommt ihnen weiter die Aufgabe zu, eine rasche Reinigung des Blutes von blutfremden Stoffen herbeizuführen. An die Phagocytose schließt sich ein weiterer

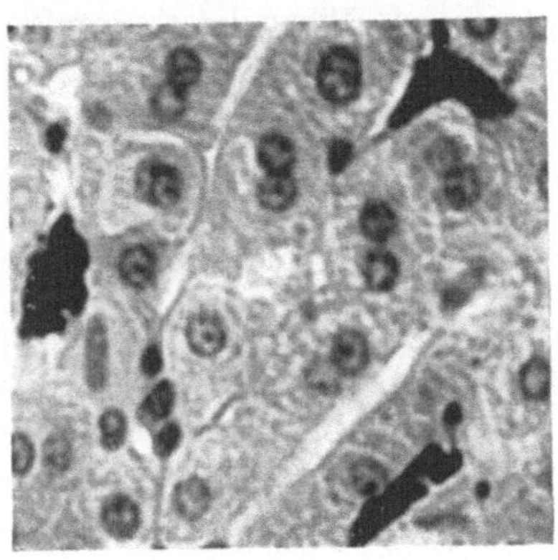

Abb. 1. Tuschespeicherung in den KUPFFERschen Sternzellen der normalen Kaninchenleber.

Abbau der aufgenommenen Substanzen an: Blutkörperchen werden unter Freiwerden von eisenhaltigem Pigment zerlegt, Bakterien verfallen einer intracellulären Auflösung, und gewichtige Gründe sprechen dafür, daß die KUPFFERschen Sternzellen als Teilsystem des Reticuloendothels auch an der Bildung der spezifischen Immunkörper maßgebend beteiligt sind. Im Ausbau dieser Befunde hat ASCHOFF die Sternzellen der Leber mit den phagocytierenden Endothelien der Milz, des Knochenmarks, der Lymphknoten, der Nebennierenrinde und anderer Organe zu dem reticuloendothelialen Stoffwechselapparat zusammengefaßt, der vor allem in den Blutabbau eingreifen soll. Die Leber ist mithin durch ihren Sternzellenapparat über die Grenzen ihres makroskopischen Organbereichs eng mit dem Reticuloendothel anderer Organe verknüpft. Krankheitsvorgänge, die an diesem Gewebssystem angreifen, können sich daher zur Systemerkrankung erweitern, die vor allem die durch ihren Reichtum an Reticuloendothel ausgezeichnete Trias von Organen erfaßt: nämlich Leber, Milz und Knochenmark.

II. Die physiologischen Leistungen der Leber.

Die umfassenden Leistungen der Leber im Stoffwechsel erschöpfend zu schildern, geht über den Rahmen dieses rein klinischen Fragestellungen dienenden Buches weit hinaus. Fast könnte man sagen, daß eine

Schema der
Leber-
leistungen

Darstellung der Physiologie der Leber gleichbedeutend mit einer Übersicht über den gesamten Stoffwechsel ist; denn die meisten intermediären Stoffwechselprozesse spielen sich zum größeren oder geringeren Teil in der Leber ab. Man kann die bis heute einigermaßen bekannten Funktionen der Leber etwa in folgendes Schema fassen:

A. Aufbauende und abbauende Leistungen.

  I. Eiweißstoffwechsel:

    1. Eiweißsynthese aus Aminosäuren zu arteigenen Eiweißkörpern.
    2. Fibrinogenbildung.
    3. Abbau von Aminosäuren und Harnstoffbildung.
    4. Abbau der Farbstoffkomponente des Blutes zu Gallenfarbstoff und Porphyrinen.

  II. Kohlehydratstoffwechsel:

    1. Glykogenaufbau aus Zuckerarten, Aminosäuren und Fettsäuren.
    2. Glykogenabbau.

  III. Fett- und Lipoidstoffwechsel:

    1. Gallensäurenbildung.
    2. Aufbau und Abbau der phosphorhaltigen Lipoide (Phosphatide) und anderer Lipoidsubstanzen.
    3. Abbau von Fettsäuren und Bildung der Ketonkörper.

B. Speicherungen und Ausschüttungen.

  I. Eiweißspeicherung und Bildung von Serumeiweißkörpern.
  II. Glykogenspeicherung und Zuckerausschüttung.
  III. Fett- und Lipoidspeicherung.
  IV. Blutaufnahme (Blutdepot) und Blutabgabe, Lymphbildung.

C. Inkretorische und exkretorische Leistungen.

  I. Inkretorische Beeinflussung des Wasserhaushaltes.
  II. Antianämische Substanz bei perniziöser Anämie.
  III. Heparinbildung und Heparinabgabe.
  IV. Bildung und Abgabe der trypanociden Serumsubstanzen.
  V. Gallensekretion und Ausscheidung von gallefähigen Fremdsubstanzen.

D. Entgiftende Leistungen.

Auf Einzelheiten wird im Rahmen der mit diesen Leistungen verknüpften klinischen Gebiete näher einzugehen sein. Den unmittelbarsten und zugleich tiefsten Einblick in die lebenswichtigen Leistungen der Leber vermittelt uns die Methode der Leberexstirpation beim Säugetier. Wir lernen durch sie wie durch ein Negativ nicht allein die beherrschende Rolle der Leber im Stoffwechsel kennen, sondern gewinnen durch sie zugleich ein *klinisches Bild* des schwersten Leberversagens, losgelöst von unspezifischen autolytischen Begleitvorgängen, deren Abgrenzung unter den Bedingungen am Krankenbett nicht möglich ist. Die technische Lösung des Problems der Leberexstirpation beim Hunde, die größte Anforderungen an die chirurgische Technik des Experimentators stellt, ist MANN und MAGATH zu verdanken.

Das Prinzip ihrer Methode besteht kurz darin, daß in einer ersten Operation eine Gefäßanastomose zwischen Pfortader und unterer Hohlvene angelegt wird, worauf die untere Hohlvene oberhalb der Anastomose unterbunden wird (umgekehrte Ecksche Fistel). Hierdurch wird das gesamte Blut des unteren Rumpfes und der beiden hinteren Extremitäten nach dem Pfortadergebiet abgeleitet. Infolge der jetzt eintretenden Überlastung der Pfortader kommt es im Verlaufe von etwa 4 Wochen zur Ausbildung eines mächtigen Kollateralkreislaufes, der bei einer zweiten Operation die Unterbindung der Pfortader gestattet. Jetzt wird im Verlaufe von weiteren 4 Wochen eine umwälzende Veränderung des gesamten Kreislaufes von Bauch und unteren Extremitäten geschaffen, deren Blut in mächtigen Gefäßkollateralen, auch im Bereich der Bauchdecken nach dem Gefäßgebiet der oberen Hohlvene abströmt. Erst jetzt sind die Vorbedingungen für die Entfernung der Leber bei einer dritten Operation gegeben.

In den ersten Stunden nach der Leberexstirpation machen die leberlosen Hunde keinen anderen Eindruck wie Tiere, die irgendeinem größeren operativen Eingriff unterzogen worden sind. Sehr häufig erholen sie sich rasch, können stehen und herumgehen, reagieren auf Anruf und nehmen oft gierig Flüssigkeiten zu sich. Etwa 3—8 Stunden später schließt sich an dieses uncharakteristische postoperative Zustandsbild ein anderes sehr charakteristisches Symptomenbild an: Zeichen zunehmender Muskelschwäche treten auf, die Tiere vermögen sich bald nicht mehr aufzurichten, und in diesem Zustand wachsender Adynamie treten plötzlich mehr oder minder schwere Krämpfe auf, die rasch oder nach Wiederholung mehrerer Krampfattacken innerhalb weniger Stunden zum Tode führen. Diese Phase des adynamischen Stadiums nach Leberexstirpation ist durch ein starkes Absinken des Blutzuckerspiegels gekennzeichnet, der — ganz entsprechend wie bei der Insulinvergiftung — bis zu tiefen hypoglykämischen Werten abfällt, die schließlich mit dem Leben des Tieres nicht mehr vereinbar sind. Ganz entsprechend wie beim hypoglykämischen Shock der Insulinvergiftung lassen sich die leberlosen Hunde aus ihren hypoglykämischen Schwächezuständen durch reichliche Zufuhr von Traubenzucker retten. Eine immer wiederholte Überschwemmung des Kreislaufs mit Traubenzucker ist erforderlich, um die leberlosen Hunde vor einem erneuten Absturz des Blutzuckerspiegels und von dem erneuten Auftreten bedrohlicher hypoglykämischer Erscheinungen zu bewahren.

An diese Phase der rasch einsetzenden Störungen des Kohlehydratstoffwechsels, die durch entsprechende Traubenzuckerzufuhr und Erhaltung eines hinreichend hohen Blutzuckerniveaus kompensiert werden können, schließt sich nach einer Reihe von Stunden das Endstadium der durch die Ausschaltung aller vitalen Leberfunktionen hervorgerufenen tödlichen Selbstvergiftung an. Trotz weiterer Traubenzuckerzufuhr entwickelt sich allmählich ein komatöser Zustand, in welchem die Tiere bei hohem Blutzuckerspiegel, zuweilen unter tiefer Atmung zugrunde gehen. Die Lebensdauer solcher leberlosen Hunde beträgt etwa 10 bis 34 Stunden.

Durch den raschen Blutzuckerabsturz nach Leberexstirpation, der für das ganze Tierreich Geltung hat, und durch die lebensrettende Wirkung des Traubenzuckers in der 1. Phase des leberlosen Zustandes ist der entscheidende Beweis geliefert, daß der Blutzuckerspiegel maßgebend von der Leber reguliert wird, und daß die Leber das lebens-

Das klinische Bild des leberlosen Zustandes

Die 1. Phase der hypoglykämischen Schwäche. Die lebensrettende Wirkung des Traubenzuckers

Die 2. Phase der tödlichen Selbstvergiftung

Die beherrschende Rolle der Leber im Kohlehydratstoffwechsel: Blutzuckerregulation, Zuckerneubildung und Zuckernachschub

wichtige Zentralorgan darstellt, von dem aus der Zuckerbedarf der Gewebe über die Transportform des Blutzuckers dauernd befriedigt wird. Fehlt die Leber, so ist kein einziges Gewebssystem des Körpers mehr imstande, dem Körper hinreichende Zuckermengen durch Bildung aus Kohlehydraten und anderen Baustoffen zur Verfügung zu stellen, er geht ohne Traubenzuckerzufuhr von außen in kurzer Zeit an schwerster Kohlehydratnot zugrunde. Hieraus folgert zugleich, daß die Leber die einzige Stätte ist, in der auch aus Nichtkohlehydraten Glykogen aufgebaut werden kann. Mit der Entfernung der Leber wird also das einzige Organ beseitigt, in welchem sich dauernd eine Zuckerneubildung, eine Glykoneogenie vollzieht, und aus welchem der erforderliche Nachschub von Zucker in den Kreislauf und in die Gewebe gewährleistet ist.

Die Bedeutung der Leber für den Abbau der Aminosäuren (Desamidierung) und für die Harnstoffbildung

In der 2. Phase nach der Leberexstirpation, die allmählich in das tödliche Ende überleitet, treten in wachsendem Maße weitere Stoffwechselstörungen in die Erscheinung, die die lebenswichtige Bedeutung der Leber für den Abbau der Aminosäuren und der Harnstoffbildung beleuchten. So kommt es zu einem starken Anstieg der Aminosäuren im Blut, im Urin und in den Geweben, während gleichzeitig der Harnstoffgehalt immer tiefer bis zu ganz niedrigen Zahlen absinkt.

Für die Deutung dieser Vorgänge ist das Verhalten des Ammoniaks im Harn und im Blut von besonderer Wichtigkeit: Zwar kommt es nach der Hepatektomie in den ersten 6 Stunden vorübergehend zu einem Anstieg des Ammoniaks, doch dürfte sich diese Vermehrung im wesentlichen von den Ammoniakmengen ableiten, die zur Zeit der Entleberung dem Organismus aus den gerade desamidierten Aminosäuren zur Verfügung stehen und nunmehr infolge des Aufhörens der Harnstoffbildung ausgeschwemmt werden. Jedenfalls sinkt mit der längeren Lebensdauer der entleberten Hunde der Ammoniakgehalt des Harnes immer stärker ab. Hieran ändert sich auch nach Injektion größerer Aminosäurenmengen nichts: Weder ist eine Verminderung der eingeführten Aminosäuren noch eine Vermehrung des Ammoniakgehaltes nachzuweisen, es hört mithin nach Leberentfernung eine beachtenswerte Abspaltung der Aminogruppe aus den Aminosäuren auf.

Das Absinken der Harnstoffbildung, der Anstieg der Aminosäuren und das schließliche Absinken der Ammoniakausfuhr nach Leberexstirpation lassen die Rolle der Leber im intermediären Eiweißstoffwechsel in hinreichenden Umrissen erkennen: Der Eiweißabbau bedarf für seinen normalen Ablauf bis zum Freiwerden der Aminosäuren nicht der Mitwirkung der Leber. Erst in die Endstadien des Eiweißabbaues, in die Desamidierung der Aminosäuren und in die Harnstoffbildung greift die Säugetierleber beherrschend ein [1].

Leber und Nucleinsäurestoffwechsel

Im Gegensatz zu ihrer Unentbehrlichkeit im Kohlehydrat- und Eiweißstoffwechsel ist die Leber für den Abbau der Nucleinsubstanzen bis herab zur Harnsäure entbehrlich. Wohl beteiligt sich die Leber mit ihren hochdifferenzierten Fermenten in beträchtlichem Umfange am Nucleinsäureabbau, doch sind diese Fermente auch in extrahepatischen Geweben in großen Mengen vorhanden. Dies zeigt sich beim entleberten Hunde darin, daß nach der Hepatektomie weiter Harnsäure gebildet wird.

---

[1] Nach KREBS kommt auch der Niere die Fähigkeit der Desamidierung von Aminosäuren zu. Wie die Versuche am leberlosen Hunde zeigen, dürfte jedoch die starke Ammoniakbildung in der Niere aus Aminosäuren weniger im intermediären Eiweißstoffwechsel eine Rolle spielen, sondern vor allem bei der Neutralisation größerer Säuremengen herangezogen werden.

Hierbei muß eingeschaltet werden, daß die Leber des Menschen eine Sonderstellung in der Tierreihe einnimmt: Während bei allen anderen Säugetieren die Leber durch eine fermentative Reaktion, die sog. Uricolyse aus der Harnsäure Allantoin als Endprodukt bildet, fehlt diese Fähigkeit der menschlichen Leber, so daß beim Menschen das Endprodukt des Nucleinsäureabbaus die Harnsäure ist. Dieser weitere Harnsäureabbau zu Allantoin im Tierreich ist entscheidend an die Leber gebunden: Er hört nach Leberexstirpation beim Hunde sofort auf, und es kommt zu einem sehr starken Ansteigen der Harnsäure im Blut, in den Geweben und im Harn, in welchem nach längerer Lebensdauer der Tiere die Harnsäure in Form eines mächtigen Sedimentes ausflocken kann. Es geht also auch aus den Beobachtungen am leberlosen Hunde hervor, daß der Abbau der Nucleinsubstanzen beim Säugetier bis zur Harnsäurebildung auf die Mitwirkung der Leber nicht angewiesen ist. Da beim Menschen die Harnsäure das Endprodukt des Nucleinsäureabbaues darstellt, so folgert hieraus zugleich, daß der Abbau der Nucleinsubstanzen beim Menschen bis zu seinem Endprodukte auch unabhängig von der Anwesenheit der Leber ablaufen kann. —

Es gehört zu den eindrucksvollsten Feststellungen von MANN und MAGATH, daß mehrere Stunden nach der Leberexstirpation sich eine langsam wachsende Bilirubinämie mit allen typischen Reaktionen des Gallenfarbstoffes entwickelt. Daneben erscheinen im Serum der leberlosen Hunde noch andere gelbe Farbstoffe, die vielleicht als Zwischenstufen zum Bilirubin anzusehen sind (THANNHAUSER, ROSENTHAL, MELCHIOR und LICHT). So hat THANNHAUSER neben dem Bilirubin, das durch die Diazoreaktion von HIJMANN VAN DEN BERGH charakterisiert ist, noch einen anderen gelben Farbkörper nachgewiesen, der nicht die Eigenschaften des Gallenfarbstoffes zeigt und den er als Xanthorubin bezeichnet hat. Jedenfalls ist unabhängig von dem Nebenbefunde bilirubinähnlicher Farbstoffe im Serum durch die Untersuchungen von MANN und MAGATH bewiesen, daß gewisse Mengen von Gallenfarbstoff beim Säugetier auch außerhalb der Leber, ja auch ohne Beteiligung der Milz und der übrigen Bauchorgane gebildet werden können, und daß für eine gewisse Quote des Gallenfarbstoffes die Leber nur die Rolle eines Ausscheidungsorganes spielt. Mit diesen Befunden steht die seit der Entdeckung des Hämatoidins (= Bilirubin nach H. FISCHER) durch VIRCHOW nicht mehr zur Ruhe gekommene Frage wiederum im Vordergrunde der Diskussion: Ist die Leber die Hauptbildungsstätte des Gallenfarbstoffes, oder ist sie nur im wesentlichen Ausscheidungsorgan für den anderorts gebildeten Gallenfarbstoff, den sie ausscheidet, ähnlich wie die Niere die harnfähigen Substanzen, die sie selbst nicht gebildet hat? Auf den Stand dieser Frage wird bei der Besprechung der Ikteruspathogenese nochmals zurückzukommen sein. —

Man hat der Leber im Hinblick auf ihre Einschaltung zwischen Darm und großen Kreislauf bedeutungsvolle entgiftende Eigenschaften gegenüber giftigen Stoffen der Darmfäulnis und gegenüber von außen in den Darmkanal eingeführten toxischen Substanzen zugeschrieben. Man hat dieses Entgiftungsvermögen damit zu begründen versucht, daß Giftstoffe, die in die Pfortader eingespritzt wurden, geringere

Giftwirkungen als bei Einführung unmittelbar in den großen Kreislauf auslösen soll. Bei solchen Versuchen fehlt jedoch der entscheidende Kontrollversuch, inwieweit bei Einbringung der Gifte in andere kompliziert gebaute Capillarsysteme, z. B. in die Milz eine Verminderung der allgemeinen Giftwirkung allein durch eine Zurückhaltung dieser Stoffe bewirkt wird. Vielfach dürfte ein scheinbares Entgiftungsvermögen der Leber dadurch vorgetäuscht werden, daß die eingeführten Gifte durch die Gallenwege zur Ausscheidung gebracht werden, wie dies z. B. für Quecksilberverbindungen und das Dysenteriegift gilt. Einen besonders wichtigen Beweis für das Entgiftungsvermögen der Leber hat man in der Kuppelung von Phenol an Schwefelsäure und Glykuronsäure gesehen, deren Paarung ausschließlich in die Leber verlegt wurde. Demgegenüber zeigt sich beim leberlosen Hunde, daß die Geschwindigkeit der Kuppelung des Phenols durch die totale Leberexstirpation kaum beeinflußt wird. So wahrscheinlich es auch ist, daß die Leber entgiftende Funktionen auszuüben vermag, so sind doch bisher für diese Annahme keine beweiskräftigen Stützen erbracht. —

Unterschiede zwischen experimenteller Leberausschaltung und schwerster klinischer Leberinsuffizienz

Nachdem das Bild des totalen Leberausfalles beim Säugetier nunmehr scharf umrissen erscheint, bleibt der für das klinische Verständnis tödlicher Lebererkrankungen wichtige Befund festzustellen, daß das Bild des völligen Zusammenbruchs der Leberfunktionen, wie es sich nach der Leberexstirpation darbietet, in der Symptomatologie der schwersten Lebererkrankungen höchstens ausnahmsweise sein entsprechendes Spiegelbild findet. Die schweren Störungen des Kohlehydratstoffwechsels, die als Frühsymptom in Form des Blutzuckersturzes beim leberlosen Hunde auftreten, gehören nicht zu den typischen Zeichen der Leberinsuffizienz des Menschen. Den vereinzelten Beobachtungen über das Absinken des Blutzuckers bei tödlichen Lebererkrankungen, über eine hepatogene Spontanhypoglykämie (Literatur bei FRANK und BIELSCHOWSKY) steht eine Fülle von Beobachtungen über einen normalen, bzw. erhöhten Blutzuckerspiegel, selbst bei der akuten Leberatrophie gegenüber. Es weist somit der Chemismus des hepatargischen Zustandes beim Menschen wichtige Unterschiede gegenüber dem Zustande der experimentellen Leberausschaltung auf. Man wird hieraus schließen müssen, daß der Tod des leberkranken Menschen auch unter dem Einfluß anderer Organschädigungen erfolgt. Vielleicht besteht hier ein ähnlicher Mechanismus wie bei der Phosphor- und Chloroformvergiftung. Trotz der Schädigungen, die diese Lebergifte auf das Leberparenchym ausüben, ist die Wirkung auf den Blutzuckerspiegel schwankend: So war der Blutzuckersturz in manchen Versuchen von MANN und MAGATH erheblich; in der Mehrzahl der Versuche trat jedoch der Tod ohne die Ausbildung einer Hypoglykämie ein. Der Zusammenbruch des Organismus bei tödlichen Lebererkrankungen vollzieht sich somit allem Anscheine nach meist nicht allein auf der Grundlage eines schweren Leberschadens, sondern zugleich auch infolge der Beeinträchtigung anderer lebenswichtiger Organleistungen, die sehr verwickelt ineinandergreifen.

Wege zu einer funktionellen Leberdiagnostik

Überblickt man das in diesem Kapitel geschilderte Tatsachenmaterial, so sind damit zugleich die Wege vorgezeichnet, die einer funktionellen Diagnostik der kranken Leber beim Menschen offen stehen: Man kann durch Belastungsproben die Leistungen der Leber im Kohlehydratstoffwechsel, im Eiweißstoffwechsel und daneben den Umfang ihrer Ausscheidungsleistungen für körpereigene und körperfremde Stoffe prüfen. Hierbei sind stärkere Belastungen dieser Einzelleistungen erforderlich, weil die Fehlleistungen der kranken Leber sich bis zum Ende gewöhnlich nicht in schweren Funktionsausfällen äußern, so daß erst die gesteigerte Beanspruchung der einzelnen Leberfunktionen die bestehenden Störungen offenbar zu machen vermag.

III. Die Methoden der Leberfunktionsprüfung, ihre Grundlagen und ihre Grenzen.

Wie es keine einheitliche Nierenfunktion gibt, sondern die Nierenarbeit sich aus einer Summe weitgehend voneinander unabhängiger Teilfunktionen zusammensetzt, so besteht auch die Leistung der Leber dank der Fülle von Aufgaben dieses Organs aus einer großen Zahl von Partialfunktionen, die ohne engere gegenseitige Bindung in Tätigkeit treten können. Die Schwierigkeiten, durch Prüfung einer bestimmten Leistung auf den Gesamtzustand des Organs zu schließen, sind jedoch bei der Leber wesentlich größer als bei der Niere. Hier können wir durch Prüfung der Wasserausscheidung und der Konzentrationsleistungen — gemessen am spezifischen Gewicht des Harns und an einzelnen harnfähigen Substanzen —, ferner durch die Analyse der im Blut zurückgehaltenen harnfähigen Stoffe die wesenhaften Leistungen der Niere, nämlich ihre Ausscheidungskraft erfassen. Bei der Leber bieten sich jedoch wesentlich verwickeltere Verhältnisse dar: Neben der äußeren Leberarbeit, der Entleerung der Galle erfüllt die Leber unabhängig hiervon im Stoffwechsel auch eine innere Arbeit, so daß wir mit der Prüfung einer Einzelfunktion der Leber niemals die wesenhaften Leistungen des Organs auch nur annähernd erfassen können. Dazu kommt die weitere Schwierigkeit, daß das Ausscheidungsprodukt der Leber, die Galle im Gegensatz zum Harn nicht unmittelbar zugänglich ist und mittels der Duodenalsonde weder quantitativ noch rein, d. h. unvermischt mit anderen Darmsekreten gewonnen werden kann. So beschränkt sich der Wert der meisten Leberfunktionen darauf, vertiefte Einblicke in die Arbeitsweise und den Arbeitsumfang der kranken Leber zu vermitteln. Ihr praktischer Wert in diagnostischer und prognostischer Hinsicht ist im allgemeinen nicht hoch einzuschätzen, weil beim Auftreten erheblicherer Funktionsstörungen auch grobklinische Befunde auf eine schwerere Erkrankung der Leber hinweisen.

Aus diesen Gründen braucht auf die meisten Leberfunktionsprüfungen nur kurz eingegangen zu werden, um einen Überblick über den Stand dieses Gebietes zu vermitteln, und nur bei einigen Methoden, die in der Klinik eine größere Verbreitung gefunden haben, bedarf es einer eingehenderen Schilderung. Im Verlaufe der Darstellung wird dann weiter zu zeigen sein, daß die diagnostische Bedeutung vieler komplizierter Methoden, die an das Laboratorium der Klinik gebunden sind, nicht über den Wert einfacher Methoden hinausgeht, die auch mit begrenzten Hilfsmitteln leicht ausführbar sind.

A. Funktionelle Leberdiagnostik im Gebiete des Kohlehydratstoffwechsels.

Schicksal der Zuckerarten in der Leber. Nervöser und hormonaler Regulationsmechanismus des Zuckerstoffwechsels in der Leber

Die aus den zugeführten Kohlehydraten gebildeten Zucker (Traubenzucker, Lävulose, Galaktose) werden durch die Pfortader der Leber zugeführt. Hier findet die Umlagerung von Lävulose und Galaktose zu Traubenzucker statt, sowie die Bildung von Traubenzucker aus bestimmten desamidierten Aminosäuren der Eiweißkörper. Hieran schließt sich die Bildung und Stapelung des Glykogens in der Leber an. Werden dem Organismus reichlich Kohlehydrate oder Kohlehydratbildner mit der Nahrung zugeführt, so kann die Leber einen großen Teil des ihr zuströmenden oder in ihr gebildeten Traubenzuckers in Form des osmotisch unwirksamen Glykogens in sich speichern. Umgekehrt sorgt sie durch Umbau ihres Glykogenvorrates zu Traubenzucker für die Nachlieferung von Zucker zur Versorgung des Zuckerbedarfs der Gewebe. Bildung und Mobilisation der Glykogenvorräte stehen unter der Herrschaft zentral-nervöser und hormonaler Regulationsmechanismen. Zentral ausgelöste sympthische Impulse fließen über die Nn. splanchnici teils direkt der Leber zu, teils zu den Nebennieren, die zu einer vermehrten Ausschüttung von Adrenalin veranlaßt werden (CLAUDE BERNARDs PIQÛRE). Hierdurch kommt es zu einer gesteigerten Zuckerausschüttung aus der Leber in die Blutbahn. Umgekehrt wirkt das Insulin im Sinne einer Glykogenfixation auf die Leberzelle ein.

Die Belastung mit Traubenzucker ist keine eigentliche Leberfunktionsprüfung

Man hat sich früher vorgestellt, daß die Belastung des Organismus gerade mit großen Traubenzuckermengen, mit einem körpereigenen Zucker einen klaren Einblick in die Funktion der Leber bei der Glykogenbildung und Glykogenstapelung gewähren könne. Der der kranken Leber zuströmende Zucker trete infolge mangelhafter Verwertung in den Kreislauf und in den Harn über: Es kommt zu einer abnormen Hyperglykämie und zur alimentären Glykosurie. Wie wenig solche Vorstellungen der Wirklichkeit nahe kommen, geht ohne weiteres daraus hervor, daß der in den allgemeinen Kreislauf gelangende Zucker zum erheblichen Teile rasch in den Stoffwechsel der *extrahepatischen* Gewebe einbezogen wird. Dies zeigt sich deutlich in der früher geschilderten Wirkung des Traubenzuckers beim leberlosen Hunde, der im Stadium der lebensbedrohlichen Hypoglykämie rasch wieder durch Traubenzuckerzufuhr gerettet werden kann. Die Belastung mit Traubenzucker stellt mithin überhaupt keine Leberfunktionsprüfung im engeren Sinne dar, sondern gibt nur Aufschluß über den Grad der Zuckerverwertung im Gesamtorganismus, die nicht allein von der Funktiontüchtigkeit der Leber abhängig ist. Man wird daher bei Lebererkrankungen mit alimentärer Dextrosurie besonders an Erkrankungen der Bauchspeicheldrüse zu denken haben, die öfters bei Leberkrankheiten mitbeteiligt sein kann, d. h. an die Möglichkeit einer begleitenden echten diabetischen Stoffwechselstörung. Die diagnostische Bedeutung der alimentären Glykosurie nach Traubenzuckerbelastung ist somit als Leberfunktionsprüfung nur gering zu bewerten.

Die spezifische Bedeutung der

Gegenüber dem Verbrauch des Traubenzuckers in allen Geweben ist die Einbeziehung der Lävulose in den Stoffwechsel eine spezifische

Funktion der Leber. Zufuhr von Lävulose vermag den leberlosen Hund aus seinem hypoglykämischen Zustande nicht zu retten. Dies beweist, daß die Lävulose von extrahepatischen Geweben überhaupt nicht assimiliert wird, und daß die Voraussetzung für ihre Verwertung im Körper ihre Umwandlung zu Glykogen in einem funktionstüchtigen Leberparenchym ist. *Leber für die Lävuloseverwertung*

Die Prüfung auf alimentäre Lävulosurie geschieht in folgender Weise: 100 g Lävulose werden nach Entleerung der Blase in 300 ccm Flüssigkeit morgens nüchtern zugeführt. Innerhalb der nächsten 6 Stunden werden in 2stündigen Abständen die entleerten Urinportionen gesammelt und auf die Anwesenheit von Zucker mit den üblichen Reduktionsproben untersucht. Die Urinportionen mit positiver Zuckerprobe werden auf ihren Zuckergehalt polarimetrisch untersucht, wobei eine Linksdrehung auftritt. Stark gefärbte, besonders ikterische Urine können vor der Untersuchung mit Tierkohle oder durch Fällung mit Bleiacetat entfärbt werden. Die gefundene Zuckermenge wird zur Umrechnung auf Lävulose mit 0,57 multipliziert. Eine Gesamtausscheidung über 0,6 g Lävulose im 6 Stundenurin ist als krankhaft zu bewerten. *Prüfung auf alimentäre Lävulosurie*

Nach H. STRAUSS, der diese Probe in die Klinik eingeführt hat, kann eine alimentäre Lävalosurie in etwa 10% auch bei Lebergesunden auftreten. Sie findet sich in 80% bei Lebercirrhosen, in 70% beim sog. Icterus catarrhalis und fast im gleichen Prozentsatz beim mechanischen Ikterus. Umschriebene Lebererkrankungen zeigen eine alimentäre Lävulosurie erwartungsgemäß erheblich seltener. Das Auftreten von alimentärer Lävulosurie in einem nicht ganz geringen Prozentsatz beim Lebergesunden und bei Leberschädigungen der verschiedensten Art beeinträchtigt die klinische Verwertbarkeit dieser Methode sehr erheblich, ganz abgesehen davon, daß sie über den grob-klinischen Befund hinaus keine weiteren diagnostischen Aufschlüsse gewährt. *Geringe klinische Bedeutung der alimentären Lävulosurie als Leberfunktionsprüfung*

Was für die Verwertung der Lävulose im Leberstoffwechsel gilt, trifft fast im gleichen Maße auch für die Galaktose zu: Wohl zeigt die Zufuhr von Galaktose eine gewisse günstige Wirkung auf das hypoglykämische Symptombild des leberlosen Hundes, doch bleibt die Wirkung dieses Zuckers erheblich hinter dem lebensrettenden Einfluß des Traubenzuckers zurück. Dies weist darauf hin, daß die Galaktose in extrahepatischen Geweben nur eine geringe Verwertung erfährt, und daß ihre Umwandlung zu Traubenzucker vornehmlich in der Leber erfolgt. Wir prüfen mithin durch die Belastung mit Lävulose und Galaktose in erster Linie die Fähigkeit der Leber, aus diesen beiden Zuckerarten Traubenzucker und Glykogen zu bilden. Je mehr diese Leberfunktion verloren geht, desto mehr sind die Bedingungen für den Übertritt der beiden Zucker in den Kreislauf und — infolge ihrer mangelhaften Verwertbarkeit in den extrahepatischen Geweben — auch für den Übertritt in den Harn gegeben. *Bedeutung der Leber für die Galaktoseverwertung*

Die Prüfung auf alimentäre Galaktosurie wird folgendermaßen vorgenommen: Nach Entleerung des Morgenurins erhält der Kranke in 300 ccm Flüssigkeit 40 g Galaktose. Der Urin der nächsten 12 Stunden wird in 2stündlichen Abständen gewonnen. Die Urinportionen mit positiven Reduktionsproben werden polarimetrisch auf ihren Zuckergehalt untersucht. Die gesamte Zuckermenge im 12 Stundenurin wird zur Umrechnung auf Galaktose mit 0,7, bei sehr reinem Präparat mit 0,62 multipliziert. Eine Gesamtausscheidung über 3 g Galaktose ist als pathologisch zu bewerten. *Prüfung auf alimentäre Galaktosurie*

<table>
<tr><td style="vertical-align:top; width:18%">

</td><td>

Ähnlich wie die alimentäre Lävulosurie fällt die Galaktoseprobe positiv aus bei Erkrankungen, die das ganze Leberparenchym erfassen, besonders beim sog. katarrhalischen Ikterus mit seinen fließenden Übergängen bis zur akuten Leberatrophie. Umschriebene Lebererkrankungen sowie mechanische Behinderungen des Gallenabflusses durch Stein oder Tumor geben keine Galaktosurie, sofern sie nicht mit einer Infektion der Gallenwege vergesellschaftet sind. Man hat früher geglaubt, auf der alimentären Galaktosurie eine Differentialdiagnose zwischen Ikterusformen bei diffuser Parenchymschädigung und mechanischen Ikterusformen begründen zu können. Gegenüber älteren Erfahrungen, wonach die Galaktoseprobe bei Ikterusformen mit diffuser Leberzellschädigung in fast 100% aller Fälle positiv ausfallen soll, haben jedoch neuere klinische Beobachtungen gezeigt, daß selbst bei schwersten diffusen Parenchymschädigungen der Leber, einschließlich der subakuten Leberatrophie die Galaktoseausscheidung im Urin unter 3 g betragen kann. Angesichts solcher Befunde sind somit von der Galaktoseprobe keine entscheidenden Rückschlüsse für die Differentialdiagnose zwischen den mechanischen Ikterusformen und Ikterusformen bei diffuser Parenchymschädigung der Leber zu erwarten.

</td></tr>
</table>

Man hat versucht, den diagnostischen Wert der Zuckerbelastungsproben für die Erkennung der Funktionsstörungen der Leber im Kohlehydratstoffwechsel dadurch zu erweitern, daß man den Blutzuckerspiegel nach Zufuhr der verschiedenen Zuckerarten systematisch verfolgt hat. Brauchbar hat sich allein der Verfolg der Blutzuckerkurve nach Verabreichung von 30—40 g Lävulose (ISAAC) erwiesen, doch sind auch hierdurch erheblichere Aufschlüsse über den klinischen Befund hinaus nicht gewonnen worden.

Die gleiche Bewertung gilt für Methoden, die z. B. durch Bestimmungen des Milchsäuregehalts des Blutes neben Blutzuckeranalysen, durch das Studium der Phlorrhidzinglykosurie, durch eine kombinierte Insulin-Traubenzuckerbelastung tiefere Einblicke in die Störungen des Kohlehydratstoffwechsels bei Leberkranken zu gewinnen versuchen.

B. Funktionelle Leberdiagnostik im Gebiete des Eiweißstoffwechsels.

Beim leberlosen Hunde sinkt der Harnstoffgehalt des Blutes und der Gewebe sehr schnell ab, und schon 12 Stunden nach der Entleberung zeigen Blut, Urin und Gewebe nur noch einen geringen Gehalt an Harnstoff. Selbst durch Injektionen von Aminosäuren und Ammoniumcarbonat ist eine Harnstoffbildung beim leberlosen Tier nicht zu erzielen; die eingespritzten Körper finden sich unverändert in Blut und Geweben, und können zum Teil auch im Harn wiedergefunden werden. Obwohl dieser Befund mit Sicherheit beweist, daß beim Säugetier die Harnstoffbildung ausschließlich in der Leber zentralisiert ist, begegnet man ganz anderen Vorgängen, wenn nur ein kleiner, zum Leben gerade ausreichender Teil der Leber im Körper verbleibt. Noch mit 30% seiner ursprünglichen Lebermasse vermag der Hund die Harnstoffbildung in vollem Umfange aufrechtzuerhalten. Hiernach kann nur bei einem außerordentlich weitgehendem Ausfall von Leberparenchym mit Störungen der Harnstoffbildung gerechnet werden. Damit stimmen auch die klinischen Erfahrungen überein, wonach selbst bei sehr vorgeschrittenen Lebercirrhosen große Mengen von Ammoniumsalzen restlos in Harnstoff umgesetzt werden können.

Aus der Tatsache, daß Störungen der Harnstoffbildung selbst nach Zufuhr von Ammoniumsalzen weder nach beträchtlicher experimenteller Verringerung der Lebermasse noch bei vorgeschrittenen diffusen Lebererkrankungen beobachtet werden, darf man den weiteren Schluß ziehen, daß die öfters vermehrte Ammoniakausscheidung bei Leberkranken nicht mit einer Störung der Harnstoffbildung in Zusammenhang gebracht werden darf. Sie dürfte Ausdruck einer abnormen Säurenbildung im leberkranken Organismus sein, zu deren Absättigung das aus den Aminosäuren abgespaltene Ammoniak herangezogen wird. Auch beim Hunde mit hochgradig reduziertem Leberparenchym haben MANN und BOLLMANN trotz ungestörter Harnstoffbildung eine vermehrte Ammoniakausscheidung im Urin beobachtet, die sie gleichfalls auf das Auftreten pathologischer Säuren beziehen. Für die Richtigkeit dieser Deutung spricht auch, daß die gesteigerte Ammoniakausscheidung bei Leberkranken durch Alkalizufuhr bis auf Normalwerte verringert werden kann. Hieraus geht hervor, daß die Bestimmung des Ammoniakgehaltes im Urin keinen diagnostischen Wert für die funktionelle Diagnostik eines gestörten Eiweißstoffwechsels bei Leberkrankheiten beanspruchen kann.

Man ist ferner der Frage nachgegangen, ob Störungen der Leberfunktion auch in einer Schwäche der Desamidierung hervortreten können, d. h. in einer vermehrten Ausscheidung von Aminosäuren. MANCKE hat neuerdings im Ausbau früherer Methoden eine Belastungsprobe mit 50 g Gelatine (enthaltend 25% Glykokoll) ausgearbeitet, die möglicherweise wertvolle Einblicke in die Störungen des Aminosäurenstoffwechsels bei Leberkranken zu liefern verspricht. Für die Praxis kommt sie nicht in Betracht, da sie wegen ihrer technischen Anforderungen Klinik und klinischem Laboratorium vorbehalten bleiben muß. Auffällig ist, daß sie selbst bei der subakuten Leberatrophie manchmal völlig negativ ausfallen kann. Dies lenkt die Aufmerksamkeit auf eine Reihe von Schwierigkeiten, die einer Leberfunktionsprüfung auch auf diesem Gebiete entgegenstehen. So bleibt zu berücksichtigen, daß die Aminosäurenausscheidung im Urin und der Aminosäurenspiegel im Blut nicht allein von der Leber beherrscht werden, sondern auch unter dem Einflusse von extrahepatischen Faktoren stehen. Störungen der Darmresorption und der Nierenfunktionen können namentlich bei ikterischen Leberprozessen eine wichtige Fehlerquelle bilden. Ferner kann durch das starke Speicherungsvermögen verschiedener Organe, besonders der Muskulatur für Aminosäuren die Ausfuhr der Aminosäuren durch den Harn erheblich beeinflußt werden. Dazu kommt schließlich, daß die Störungen des Aminosäurenstoffwechsels beim leberkranken Menschen keineswegs so durchsichtig sind, wie man auf Grund der experimentellen Ergebnisse am entleberten Hunde zunächst annehmen möchte: Wohl bricht nach Leberexstirpation die Desamidierung der Aminosäuren zusammen, so daß es zu einem starken Anstieg der Aminosäuren in Blut, Geweben und Urin kommt. Aber ähnlich wie bei der Harnstoffbildung genügt bereits die Zurücklassung von etwa 30% des gesamten Organes, um Störungen des Aminosäurenstoffwechsels völlig zu verhindern. Bei solchen Hunden mit hochgradig verkleinertem Lebergewebe vermag selbst die Zufuhr von beträchtlichen Eiweißmengen keine auffälligen Unterschiede der Aminosäurenbildung im Vergleich zu normalen Tieren aufzudecken; als einziger Unterschied ist höchstens hervorzuheben, daß Hunde mit hochgradiger Reduktion ihrer Lebermasse eine verminderte Toleranz gegen die Injektion von Aminosäuren (Glykokoll, Alanin) aufweisen, wobei Herzirregularitäten, vertiefte Atmung und selbst Kollapszustände auftreten können. Es bedarf also einer sehr beträchtlichen Ausschaltung von leistungsfähigem Parenchym, um überhaupt Störungen des Aminosäurenabbaues herbeizuführen. Noch nach einer anderen Richtung erwachsen der quantitativen Bewertung von Störungen des Aminosäurenstoffwechsels weitere Schwierigkeiten: Sie brauchen nämlich nicht zwangsläufig auf einer Herabsetzung der in der Leber ablaufenden Desamidierungsvorgänge beruhen, sondern können auch Ausdruck eines erhöhten Zellzerfalls im kranken Organ sein, dessen Autolysetendenz bekanntlich am ausgeprägtesten bei der intravitalen Autolyse der akuten Leberatrophie in Erscheinung tritt. Eine Reihe von Beobachtungen sprechen dafür, daß durch eine Überbelastung der Leber mit Eiweißsubstanzen und ihren Bausteinen eine Reizwirkung auf das Organ ausgeübt wird, die zu einer gesteigerten Entlassung von Aminosäuren in den Kreislauf führt. Gilt dies bereits für das gesunde Organ, so wird man mit solchen Einflüssen auf das kranke Organ in noch höherem Maße zu rechnen haben. Es können somit die Störungen des Aminosäurenstoffwechsels bei Leberkranken recht verwickelter Natur sein, wobei es schwer sein kann, abzugrenzen, was auf einen verminderten Abbau, einen vermehrten Zelluntergang und eine vermehrte Ausschüttung von Aminosäuren zu beziehen ist. Es mag sein, daß die klinische Forschung vielleicht manche Aufklärungen über den Funktionszustand der kranken Leber im Eiweißstoffwechsel durch die Untersuchung des Aminosäurenstoffwechsels noch zu erwarten hat, eine große praktische Bedeutung in diagnostischer und prognostischer Hinsicht kommt jedenfalls den bisherigen mit einem starken technischen Aufwand arbeitenden Funktionsprüfungen noch nicht zu.

C. Funktionelle Leberdiagnostik im Gebiete des Fett- und Lipoidstoffwechsels.

Beziehungen der Leber zur Fettresorption und Fettwanderung

Enge Verknüpfungen zwischen Leber- und Fettstoffwechsel sind schon durch die wichtige Rolle der Galle bei der Fettresorption gegeben. Der ungestörte Ablauf der Fettresorption im Darmkanal ist vor allem an die Anwesenheit der Gallensäuren gebunden, und ein charakteristisches Bild von der Bedeutung der Galle gibt der mechanische Ikterus bei Choledochusverschluß, der von schweren Störungen der Fettresorption in Form des tonfarbenen, fettglänzenden Stuhles begleitet ist. Darüber hinaus ist die Leber auch maßgebend bei der *inneren* Umsetzung der

Fette beteiligt. Sie stellt den Hauptort des Fettabbaues dar, sie dürfte ferner aus niederen Kohlenstoffketten hohe Fettsäuren aufbauen, und sie stellt einen Speicherungsort des Fettes dar, der vor allem unter pathologischen Verhältnissen eine wichtige Rolle im Stoffwechsel gewinnt: Wenn es bei Kohlehydratmangel in der Nahrung, z. B. bei Hunger, beim Diabetes, bei schweren Infektionskrankheiten oder bei schweren toxischen Schädigungen des Leberparenchyms zu einem Glykogenschwund im Organ kommt, entwickelt sich eine Fettleber, die durch Fettinfiltration, d. h. durch eine Einwanderung des Fettes aus den Fettdepots zustande kommt (ROSENFELD). Man faßt diese Fettwanderung als einen kompensatorischen Vorgang auf: Bei Mangel an abbaufähigen Kohlehydraten wird Fett als Energieträger in erhöhtem Maße zur Deckung des Energiebedarfs der Leber herangezogen. Hier kommt es alsdann zu einem gesteigerten Fettabbau, der sich z. B. bei der Fettleber des pankreasdiabetischen Hundes in dem Auftreten größerer Mengen von ungesättigten Fettsäuren zu erkennen gibt. Solche Säuren stellen die erste Stufe des Fettabbaues dar, in dessen weiterem Verlauf β-Oxybuttersäure und Acetessigsäure als Intermediärprodukte des Fettsäurenabbaues auftreten. Die Gesetze, unter denen die Acetonkörper gebildet werden, sind in ihren Grundzügen heute bekannt. Acetonkörper entstehen nur, wenn in der hochgradig glykogenarmen Leber ein gesteigerter Fettabbau eintritt und infolge der Abwesenheit von Kohlehydraten die Fette nicht mehr bis zu ihren Endprodukten, d. h. Kohlensäure und Wasser verbrannt werden können. Die Leber dürfte mit größter Wahrscheinlichkeit nicht nur die Hauptstätte, sondern sogar der einzige Ort der intermediären Ketonkörperbildung sein.

Die Bildung
der Aceton-
körper in
der Leber

Die Mobilisierung der Fettdepots und damit auch das Zustandekommen einer Fettleber steht unter dem Einflusse des Zentralnervensystems: Durchschneidung des Brustmarks in Höhe des 1.—7. Brustwirbels verhindert das Auftreten der Fettleber, und die Lipämie, das Zeichen der Fettwanderung bleibt aus. Verbunden mit der Störung der Regulation der Fettwanderung erfolgt eine fast völlige Aufhebung der Acetonkörperbildung. Hierdurch dürfte gezeigt sein, daß die Bildung der Acetonkörper letzten Endes ebenfalls einem zentral-nervösen Mechanismus unterliegt (WERTHEIMER).

Die zentral-
nervöse
Regulation
der Fett-
wanderung
und der
Aceton-
körper-
bildung

Trotz der gesicherten Zusammenhänge zwischen Leber und Ketonkörpern wird das Auftreten von Acetonkörpern im Harn bei schweren Leberkrankheiten niemals über ein Maß hinaus beobachtet, wie man es auch im Hunger antreffen kann. Selbst bei der akuten Leberatrophie begegnet man Acetonkörpern nur in Mengen, die sich zwanglos durch die verminderte Kohlehydrataufnahme infolge der daniederliegenden Ernährung erklären lassen. Dementsprechend gehen Erhöhungen des Aceton- und β-Oxybuttersäuregehaltes im Blute weder mit der Schwere der Lebererkrankung parallel, noch ist die Erhöhung des Acetonkörperspiegels im Blut als konstante Erscheinung selbst bei vorgeschrittenen diffusen Lebererkrankungen anzusehen. Für die funktionelle Diagnostik der Leberleistungen im intermediären Fettstoffwechsel kann somit die Ketonkörperbildung nicht herangezogen werden.

Leberkrank-
heiten und
Ketonurie

Fett-
spaltende
Fermente
im Serum
von Leber-
kranken

Auch die Arbeiten über das Auftreten fettspaltender Fermente im Serum von Leberkranken bedeuten keine wesentliche Förderung der funktionellen Leberdiagnostik: Das fettspaltende Ferment der Leber, die Leberlipase ist im Gegensatz zur Lipase des normalen Menschenserums gegen Chinin unempfindlich. In der Tat kann man öfters bei schweren Leberkrankheiten eine chininfeste Leberlipase im Blute feststellen. Jedoch sind auch die fettspaltenden Fermente der Niere und der Lunge chininresistent, so daß chininfeste Lipasen im Serum nicht mit Sicherheit auf die Leber bezogen werden können.

Verhalten
des Chole-
sterinstoff-
wechsels.
Der „Ester-
sturz"

Die meisten, von Ikterus begleiteten Lebererkrankungen weisen im Krankheitsverlaufe Erhöhungen des Cholesterinspiegels im Plasma auf, ohne daß ein engerer Parallelismus zwischen Ikterusintensität und Cholesterinwerten bestehen braucht. Bei langbestehenden Ikteruszuständen ohne hinreichenden Gallenabfluß nach dem Darm, besonders beim kompletten Choledochusverschluß können die zunächst erhöhten Cholesterinzahlen im Blut allmählich auf normale oder sogar erniedrigte Werte absinken. Störungen der enteralen Resorption des Nahrungscholesterins infolge Gallenabschluß dürften hierbei eine Rolle spielen, doch ist auch mit Beeinträchtigungen der endogenen Cholesterinneubildung zu rechnen. Bei akuter Leberatrophie sind zuweilen subnormale Cholesterinwerte im Serum vorhanden. Mit der Hypercholesterinämie ist zugleich eine Vermehrung des Serumfettes und der Phosphatide verbunden (cholämische Lipämie). Obwohl die Fett- und Lipoidzahlen an die der diabetischen Lipämie heranreichen können, bleibt das ikterische Serum klar. (Maskierte oder latente Lipämie nach Bürger.) Normalerweise ist das im Plasma vorhandene Cholesterin zu etwa 70% an höhere Fettsäuren als Cholesterinester gebunden, 30% des Gesamtcholesterins besteht aus freiem Cholesterin. Die Hypercholesterinämie bei ikterischen Krankheitsprozessen beruht im wesentlichen auf einer Vermehrung des freien Cholesterins. Bei schweren diffusen Lebererkrankungen können die Cholesterinester hochgradig absinken, was Thannhauser als „Estersturz" bezeichnet. Vielleicht ist die Leber für das Gleichgewicht Cholesterin — Cholesterinester von Bedeutung, vielleicht hängt aber der Estersturz auch mit einer mangelhaften Resorption von Fettsäuren zusammen, die für die Bildung von Cholesterinestern infolgedessen nicht in genügender Menge zur Verfügung stehen. — Bei nichtikterischen diffusen Lebererkrankungen unterliegt der Cholesterinspiegel des Blutes Schwankungen zwischen normalen und erhöhten Werten ohne gesetzmäßige Abhängigkeit von der Schwere des Krankheitsprozesses.

D. Funktionelle Leberdiagnostik im Gebiete der exkretorischen Leberleistungen (Chromodiagnostik).

Die Bedeutung der Leber erschöpft sich bekanntlich nicht allein mit ihren lebenswichtigen Funktionen im Stoffwechsel, sondern sie ist nach der Niere zugleich auch das wichtigste Ausscheidungsorgan des Körpers, das Endprodukte des Stoffwechsels und Fremdstoffe, wie z. B. Bakterien, Arzneikörper, Farbstoffe, anorganische und organische Gifte mit der Galle hinausschafft. Man kann demnach die Ausscheidungsleistungen der Leber an der Ausscheidungskraft für körpereigene und körperfremde Substanzen prüfen. Unter den körpereigenen Stoffen kommen vor allem die charakteristischen Gallenbestandteile, Gallenfarbstoff, Gallensäuren und Cholesterin in Betracht. Die Störungen dieser Ausscheidungsfunktionen sind mit dem Mechanismus der Ikteruspathogenese so eng verknüpft, daß auf sie ausführlicher im Rahmen der Ikterusdarstellung eingegangen werden soll.

Als Test für die Ausscheidungsleistungen der Leber gegenüber körper*fremden* Substanzen hat man vor allem Farbstoffe mit ausgeprägter Cholophilie, d. h. mit der Fähigkeit der fast elektiven Ausscheidung durch die Gallenwege herangezogen. Von allen auf diesem Gebiete ausgearbeiteten chromodiagnostischen Methoden hat sich nur die folgende Methode erhalten: Chromodiagnostik mit körperfremden Farbstoffen

1. Die intravenöse Injektion von Phenoltetrachlorphthalein nach S. M. ROSENTHAL (Modifikation nach KUNFI): 5—6 ccm des Cholegnostyls Gehe (1 ccm = 50 mg Farbstoff) werden langsam intravenös unter Nachspritzen von 10—20 ccm physiologischer Kochsalzlösung injiziert, $^1/_2$ und 1 Stunde später werden etwa 10 ccm Blut entnommen, worauf das Serum gewonnen wird. Zu 1—2 ccm Serum werden einige Tropfen 3%iger Salzsäure hinzugefügt, und das Gemisch wird vorsichtig mit 5%iger Natronlauge überschichtet. Bei positivem Ausfall der Probe entsteht an der Berührungsgrenze ein deutlicher roter Ring. Bei gesunden Lebern ist 1 Stunde nach der Injektion der Farbstoff bereits aus dem Kreislauf ausgeschieden, während bei diffusen Parenchymschädigungen nach dieser Zeit der Farbstoff noch im Serum nachzuweisen ist. Die stärksten Retentionen des Farbstoffes finden sich erwartungsgemäß beim sog. katarrhalischen Ikterus, bei mechanischen Ikterusformen und vorgeschrittenen Lebercirrhosen. Durch dieses Verfahren ist die zeitraubende Technik der Duodenalsondierung vermieden, mit deren Hilfe man früher das Auftreten des eingespritzten Farbstoffes in der Galle verfolgt hat. Entsprechende Untersuchungen mit anderen intravenös eingeführten Farbstoffen bedeuten keine prinzipielle Verbesserung des Verfahrens.

Zweifellos können auf diesem Wege Störungen der Ausscheidungsfunktion der Leber nachgewiesen werden. Trotzdem dürfte der Chromodiagnostik keine erhebliche Bedeutung für die funktionelle Leberdiagnostik zukommen. Die mit der Farbstoffmethode nachgewiesenen Ausscheidungsstörungen der Leber liegen gewöhnlich im Rahmen der klinischen Erwartungen. Dazu kommt, daß auf die wichtigste Frage, wie die vitale Gesamtfunktion der Leber in dem untersuchten Krankheitsfalle zu bewerten ist, auch die Chromodiagnostik keine befriedigende Antwort zu geben vermag. Kritik und weiterer Ausbau der Chromodiagnostik

Über den begrenzten diagnostischen Wert hinaus hat die spezifische Gallefähigkeit des Phenoltetrachlorphthaleins zu einem bleibenden diagnostischen Fortschritt geführt: Durch Substitution innerhalb des Moleküls ist man schließlich zum Tetrajod- und Tetrabromphenolphthalein gelangt, die nach ihrer Eindickung in der Gallenblase einen Röntgenkontrastschatten der Gallenblase herbeiführen. So steht am Ende des bisherigen Entwicklungsganges der Chromodiagnostik der Leberfunktionen die Darstellung der Gallenblase im Röntgenbilde, die Cholecystographie nach GRAHAM-COLE.

Von der Prüfung der exkretorischen Leberleistungen mit cholophilen körperfremden Farbstoffen führt der Entwicklungsweg weiter zu der Bilirubinbelastungsprobe von BERGMANN-EILBOTT, die als Test für die Chromodiagnostik mit Gallenfarbstoffinjektion

Ausscheidungskraft der Leber einen körper*eigenen* Farbstoff, den Gallenfarbstoff, wählt. Die Technik dieser Funktionsprüfung ist folgende:

2. 0,07 g reines Bilirubin (erhältlich in Ampullen durch die Chemisch-Pharmazeutische A.G. in Bad Homburg) werden in 10 ccm 5%iger ganz frisch bereiteter Sodalösung aufgelöst. Die intravenöse Injektion erfolgt morgens nüchtern. Vor der Injektion, 3 Minuten und 3—4 Stunden später werden 4 ccm Blut entnommen und zwecks Gerinnungsverhütung mit 1 ccm einer 3,6%igen Natriumcitratlösung vermischt. Das abzentrifugierte Plasma wird je nach seiner Gelbfärbung mit Aceton im Verhältnis von 1 : 2—1 : 5 gefällt. Der abzentrifugierte klare Acetonextrakt wird gegen eine Kaliumbichromatlösung 1 : 6000 colorimetrisch verglichen. Aus dem Vergleich mit dem geeichten Kaliumbichromatteil wird der Gallenfarbstoffgehalt des Plasmas berechnet. Die gesunde Leber scheidet das eingebrachte Bilirubin innerhalb von $2^1/_2$—$3^1/_2$ Stunden aus dem Blute quantitativ aus. Findet man nach dieser Zeit noch Bilirubinretentionen im Plasma über 10—25% hinaus, so sind Störungen der Ausscheidungsfunktion der Leber anzunehmen. Bei bestehendem Ikterus kann selbstverständlich diese Probe nicht angewendet werden.

Ein positiver Ausfall der Probe zeigt sich bei allen diffusen Parenchymschädigungen der Leber, oft bereits auch im Frühstadium von atrophischen Cirrhosen, bei Stauungsleber, bei chronischen Gallenblasenerkrankungen mit Leberschwellung, ferner bei chronischem Alkoholismus und akuten Alkoholexzessen, nach länger dauernden Narkosen. Zu Rückschlüssen differentialdiagnostischer und prognostischer Art berechtigt auch diese Methode nicht.

E. Funktionelle Leberdiagnostik im Gebiete des Wasserhaushaltes und der kolloidalen Serumstruktur.

Wasserhaushalt und Leber: Lebervenensperre und hormonale Beeinflussung des Wasserhaushaltes

Auf Grund pharmakologischer und hieran anknüpfender klinischer Untersuchungen kommt der Leber eine wichtige Aufgabe im Wasserhaushalt des Körpers sowie bei der Regelung der Blutverteilung zu. Ausgehend von der Beobachtung, daß beim anaphylaktischen Shock des Hundes und nach Zufuhr der Shockgifte Pepton bzw. Histamin die Leber stark vergrößert und durch venöse Hyperämie bläulich verfärbt erscheint, fanden MAUTNER und PICK im Durchströmungsversuch an der herausgenommenen Leber ganz ähnliche Verhältnisse: Sowohl bei der Erzeugung eines anaphylaktischen oder Peptonshocks als auch bei Histaminzusatz zur Durchströmungsflüssigkeit kommt es zu einer starken Verlangsamung des Durchflusses bis zum völligen Versiegen des Stromes, wobei das Organ sich gewaltig vergrößert. Diese augenfällige Drosselung des Stromes weist darauf hin, daß an der Austrittsstelle der Strombahn aus der Leber, also im Bereich der Lebervenenäste Sperrvorrichtungen vorhanden sein müssen. In der Tat konnten entsprechend dieser logischen Forderung an den Lebervenen beim Hunde und auch beim Menschen — hier allerdings in geringerer Ausprägung (POPPER) — längsverlaufende Muskelwülste nachgewiesen werden, die sich bei Vagusreizung kontrahieren, damit das Lumen verengern und den Blutstrom drosseln, bei Sympathicusreizen sich weit öffnen und den Blutabstrom nach Art eines Schleusenwerkes erleichtern. Die Kontraktion der Venae hepaticae steigert den Druck in den Blutcapillaren, es kommt zu einem Austritt von Plasma durch die gestauten Capillaren, und hierdurch wird ein vermehrter Flüssigkeitsabstrom nach den Lymphräumen der Leber und dem Ductus thoracicus bewirkt. Bei Öffnung der Venensperre, wenn der Druck in den Lebercapillaren sinkt, gelangt umgekehrt eine reichlichere Flüssigkeitsmenge wieder zurück in den Kreislauf. Das Verhalten der Venensperre in der Leber ist demnach imstande, die Stromrichtung zwischen Blut- und Lymphräumen zu verändern und eine Umschaltung der Wasserbewegungen vorzunehmen. Es vermag also die Leber den Flüssigkeitsstrom vom Kreislauf hinweg und zum Kreislauf zurück hämodynamisch zu regulieren. Schaltet man diesen Sperrmechanismus beim Hunde aus, indem man die Pfortader in die untere Hohlvene einpflanzt (Ecksche Fistel), so beginnt bei einem solchen Hunde nach entsprechender Wasserzufuhr die Harnausscheidung infolge der Ausschaltung des Sperrmechanismus in der Leber bereits nach 20—30 Minuten einzusetzen; beim normalen Hunde pflegt demgegenüber nach gleicher Wasserbelastung die Wasserausscheidung erst nach etwa einer Stunde einzutreten. Außerdem dürfte der Leber eine hormonale Beeinflussung des Wasserhaushaltes durch ein von der Leber geliefertes, die Diurese förderndes Hormon zukommen. Auch antidiuretische Stoffe sind in der Leber nachgewiesen worden. Im Experiment zeigt sich diese hormonale Regulation z. B. in einer starken Ödembildung nach Leberexstirpation bei Winterfröschen und einem sehr labilen Wasserhaushalt bei Sommerfröschen.

Entsprechend diesen experimentellen Feststellungen hat man bei schweren Leberkrankheiten mit und ohne Ikterus im VOLHARDschen Wasserversuch häufig eine deutliche Hemmung der Wasserausscheidung beobachtet: Im Gegensatz zum Gesunden wird nach Belastung mit 1500 ccm Wasser oder Tee die aufgenommene Flüssigkeitsmenge innerhalb von 4 Stunden nur unvollständig ausgeschieden. Zugleich kann entsprechend der stärkeren Wasserretention eine Blutverdünnung, erkennbar an der Abnahme der Erythrocytenzahlen nachweisbar werden. Mit dem Abklingen der Lebererkrankung fällt der VOLHARDsche Wasserversuch wieder normal oder sogar überschießend aus, so daß sich aus dem Verhalten der Wasserausscheidung gewisse prognostische Schlüsse über den Krankheitsablauf ergeben. Man hat auch die diuretische Wirkung der Quecksilberpräparate zum Nachweis des Einflusses der Leber auf den Wasserhaushalt herangezogen (POLLITZER und STOLZ). Beim Icterus simplex, bei mechanischen Ikterusformen können nach intravenöser Injektion von Salyrgan die 2—7fachen Wassermengen wie beim Gesunden ausgeschieden werden.

Man kann im Tierexperiment durch Lebergifte wie Phosphor und Chloroform und auch nach Leberexstirpation beim Kaltblütler eine starke Verminderung des Fibrinogens im Plasma hervorrufen. Füllt man den entbluteten und entleberten Frosch mit defibriniertem Blute auf, so ist er nicht mehr imstande, eine Fibrinogenneubildung durchzuführen; der leberhaltige entblutete Frosch vermag im Gegensatz hierzu nach Auffüllung seines Kreislaufes mit defibrinierten Blute rasch wieder Fibrinogen zu bilden. Beim leberlosen Hunde sind die Beobachtungen uneinheitlich: mehrfach ist ein Fibrinogensturz beobachtet worden, in anderen Versuchen fehlte er. Möglicherweise ist die Lebensdauer der entleberten Tiere zu kurz, um mit Regelmäßigkeit das Absinken des Fibrinogens im Plasma herbeizuführen. Auch die klinischen Erfahrungen über die Beziehungen zwischen Leber und Fibrinogengehalt des Blutes sind recht schwankend: Zwar kann man bei schweren diffusen Lebererkrankungen, besonders bei der akuten Leberatrophie öfters eine starke Fibrinogenverminderung im Plasma antreffen, doch kann von gesetzmäßigen Zusammenhängen zwischen der Schwere von Lebererkrankungen und dem Fibrinogengehalt keine Rede sein. Wie wenig auf diesem Gebiete noch unsere Kenntnisse geklärt sind, geht daraus hervor, daß selbst bei akuter Leberatrophie trotz ausgesprochener Blutungsneigung kein Fibrinogenmangel zu bestehen braucht, und daß bei seltenen Formen von hämorrhagischen Diathesen (RABE und SALOMON, OPITZ und FREI) ein Fibrinogenschwund des Plasmas bestehen kann, ohne daß sich im klinischen Bilde Leberstörungen nachweisen lassen. Vielleicht erfolgt die Fibrinogenbildung nicht allein in der Leber, sondern auch in anderen Gewebssystemen, z. B. im Knochenmark.

Leber und Serumeiweißkörper Auch die Beziehungen zwischen Leber und der Globulinfraktion des Plasmas sind viel zu wenig geklärt, als daß sie einer funktionellen Leberdiagnostik dienstbar gemacht werden könnten. Mag auch die Leber an der Bildung und Zusammensetzung der Bluteiweißkörper wahrscheinlich einen wichtigen Anteil nehmen, so sprechen doch eine Reihe von experimentellen Erfahrungen dafür, daß die Bildung und Regeneration der Serumeiweißkörper nicht eine spezifische Funktion der Leber, sondern eine allgemeine Zelleistung darstellt. —

Die sog. hämoklastische Krise von WIDAL Ebensowenig haben sich die Hoffnungen erfüllt, die man seinerzeit auf die wie von WIDAL beschriebene sog. hämoklastische Krise gesetzt hat. Die von ihm angegebene Methode besteht in folgendem:

Während beim gesunden, nüchternen Menschen nach Zufuhr von 200 ccm Milch oder einer entsprechenden Menge Fleisch eine Leukocytose mit Blutdrucksteigerung sich entwickelt, soll bei Leberkranken 20—90 Minuten nach der Nahrungsaufnahme ein Absinken der Leukocytenzahl um $^1/_4$—$^3/_4$ des Ausgangswertes eintreten, wobei es gleichzeitig zu einer Erniedrigung des Blutdruckes, einer Beschleunigung der Senkungsgeschwindigkeit der roten Blutkörperchen und Veränderungen der kolloidalen Serumstruktur kommen soll.

Das Zustandekommen dieser Crise hémoclasique glaubte WIDAL auf einen Übertritt von Eiweißspaltprodukten in den Kreislauf zurückführen zu können, die in der kranken Leber nur mangelhaft zurückgehalten werden und ähnlich wie Pepton Störungen der Stabilität der Blutkolloide hervorrufen sollen. Sicherlich liegt den Beobachtungen WIDALs ein richtiger Kern zugrunde, doch wird die Methode als *Leber*funktionsprüfung heute berechtigterweise allgemein abgelehnt. Abgesehen von anderen Einwänden hat sich gezeigt, daß die nach der Einnahme von Milch bei Leberkranken auftretende Leukocytenverminderung weder konstant noch spezifisch ist, und daß öfters auch beim Gesunden nicht nur nach Eiweiß-, sondern auch nach Kohlehydrat- und Fettzufuhr ähnliche Vorgänge hervorgerufen werden können. Da sogar durch Hautreize ähnliche Verschiebungen der Leukocytenwerte ausgelöst werden können, so spricht manches dafür, daß die bei dieser Methode beobachteten Schwankungen der Leukocytenzahlen vielleicht über Reizwirkungen des vegetativen Nervensystems zustande kommen können (E. F. MÜLLER).

Sehr merkwürdige, in ihrem Wesen noch ungeklärte Eigenschaften der menschlichen Leber werden durch die experimentelle Trypanosomeninfektion der Maus aufgedeckt. Allein im menschlichen Serum und im Serum einiger höherer Affen finden sich sog. trypanocide Stoffe, welche die Fähigkeit haben, bei Einführung von menschlichem Serum in die infizierte Maus schwerste und rasch zum Tode führende Infektionen mit tierpathogenen Trypanosomen zur Abheilung zu bringen. Das menschliche Serum wirkt hier nach der Art eines echten Chemotherapeuticums, und man kann diese Heilwirkung des menschlichen Serums in ihrem Effekt anderen bewährten chemotherapeutischen Stoffen zur Seite stellen. Der trypanocide Titer des menschlichen Serums bleibt selbst bei schwersten konsumierenden Krankheitsprozessen innerhalb gewisser normaler Schwankungen gewahrt. Nur bei allen schweren, besonders mit Ikterus einhergehenden diffusen Parenchymschädigungen der Leber läßt sich eine deutliche, oft hochgradige Verminderung der trypanociden Serumsubstanzen nachweisen (ROSENTHAL). Nach UMBER gehört die Herabsetzung des trypanociden Titers im Serum zu den Frühzeichen einer diffusen progressiven Leberzellschädigung. Der Schwund der trypanociden Serumsubstanzen darf hiernach als ein serologisches Symptom für eine diffuse Leberparenchymschädigung angesehen werden; es ist anzunehmen, daß in der Leber die Bildungsstätte dieser Substanzen zu suchen ist. Ein ähnliches serologisches Verhalten wie schwere Leberkranke zeigt bemerkenswerterweise der menschliche Neugeborene, in dessem Serum die trypanociden Substanzen fast völlig fehlen. Hiernach gewinnen die trypanociden Stoffe des menschlichen Serums wegen ihrer engen Verknüpfung mit dem Funktionszustande der menschlichen Leber eine gewisse Bedeutung für die Serodiagnose einer in ihrem Wesen noch nicht geklärten Partialfunktion der Leber. Über die chemische Natur dieser physiologischen Serumsubstanzen ist nichts Näheres bekannt.

Überblickt man die in diesem Kapitel geschilderten Methoden der funktionellen Leberdiagnostik und ihre sehr begrenzten Ergebnisse, so versteht man die Kritik SAHLIs, der in der jüngsten Auflage seines bekannten Handbuches die bisherigen Methoden als sog. Leberfunktionsprüfungen bezeichnet. Wohl gewähren eine Reihe der beschriebenen Verfahren gewisse Einblicke in gestörte Einzelleistungen der Leber, aber der Funktionszustand der kranken Leber wird eben nur an *einer* Partialfunktion der Leber gemessen, ohne daß hieraus weitergehende Schlußfolgerungen über die Fülle der in der Leber sich abspielenden vitalen Gesamtleistungen gezogen werden können. Selbst wenn man versucht, die verschiedenen Methoden miteinander zu kombinieren, bleibt der Gewinn aus ihnen vorläufig noch gering; jedenfalls ist ihr diagnostischer und prognostischer Wert auch nicht entfernt mit dem der bekannten Funktionsprüfungen bei Nierenerkrankungen zu vergleichen. Die Gründe hierfür sind klar: mit der Prüfung der Ausscheidungsleistung erfassen wir die wesenhaften Leistungen der Nieren, dagegen können die Stoffwechselfunktionen der Leber, ihre inkretorischen und exkretorischen Leistungen mit ihrem verwickelten Zusammenspiel nicht durch die Bestimmung von Einzelleistungen des Organs erschlossen werden.

IV. Allgemeine klinische Symptomatologie der Lebererkrankungen.

Die klinischen Krankheitszeichen, die sich bei Erkrankungen der Leber dem Untersucher oft sinnfällig darbieten, kann man nach ihrer Lokalisation in folgende Gruppen zusammenfassen:

A. Krankheitszeichen im Bereich der Leber selbst.

B. Krankheitszeichen außerhalb der Leber.

Diese zwei Gruppen stehen nicht in selbständiger Beziehung nebeneinander, sondern treten im Sinne von Ursache und Folgen miteinander in Verknüpfung. Solange die Lebererkrankung als umschriebener Leberprozeß auftritt, sind gewöhnlich nicht die Voraussetzungen für die Ausbildung der Krankheitszeichen der Gruppe B gegeben. Erst dann, wenn die Erkrankung der Leber über die anatomischen Grenzen des Organs hinaus auch Nachbarorgane erfaßt, oder das ganze Organ in den Krankheitsprozeß einbezogen wird, eröffnen sich Möglichkeiten für die Entwicklung von Symptomen der B-Gruppe. Ihre diagnostische Bedeutung in der Praxis liegt somit darin, daß sie über die Ausdehnung und auch vielfach über das Krankheitsstadium einer Lebererkrankung wichtige klinische Aufschlüsse zu liefern vermögen.

A. Krankheitszeichen im Bereich der Leber selbst: Veränderungen der Lage, Größe, des Härtegrades, der Form und Druckempfindlichkeit der Leber, und die zu ihrer Feststellung dienenden Untersuchungsmethoden.

Die Ergebnisse der Leberperkussion Ähnlich wie man bei der Perkussion des Herzens die oberflächliche, der Brustwand unmittelbar anliegende Herzdämpfung und die tiefe Herzdämpfung unterscheidet, die von der Lunge überlagert ist, so hat man auch eine oberflächliche und tiefe Leberdämpfung durch die Perkussion abzugrenzen versucht. Man versteht unter der *oberflächlichen* Leberdämpfung die der Brust und Bauchwand unmittelbar anliegende, vordere Fläche der Leber, in deren Bereich ein fast satter Klopfschall erhalten wird, und unter der *tiefen* Leberdämpfung die auf die Brustwand projizierte Fläche, bis zu welcher nach oben die Leber maximal in den Brustraum hineinragt. Die Bestimmung der tiefen Leberdämpfung, die als Maß für die wirkliche Höhenausdehnung der Leber nach der Kuppel des Zwerchfells zu gelten hätte, scheitert jedoch schon an den durch die anatomischen Verhältnisse gegebenen technischen Schwierigkeiten: Der höchste Gipfel der Leber liegt zu weit von der vorderen Wand des Brustkorbs entfernt, und da die Stoßwirkung der Perkussion kaum mehr als bis zu 5 cm Tiefe Aufschlüsse über die Beschaffenheit der zu erschütternden Massen zu geben vermag, so wird die wirkliche obere Lebergrenze durch die Perkussion wohl überhaupt nicht erreicht. Überdies erübrigt sich die Bestimmung des oberen Leberrandes, weil man Krankheitsprozesse der oberen Lebergegend perkutorisch an der Empordrängung der Lungen-Lebergrenzen, an den Verschiebungen der Herzdämpfung und an dem Herabtreten des unteren Leberrandes hinreichend erkennen kann. Namentlich ist das Verhalten des unteren

Leberrandes für die Beurteilung von Lage und Größe der Leber von
Bedeutung. Denn infolge des muskulösen Widerstandes des Zwerchfells
führen Vergrößerungen der Leber in der Regel zu einem Tiefertreten des
unteren Leberrandes. Nur in Ausnahmefällen z. B. bei Leberabscessen,
Echinococcuscysten, Tumorknoten in der Gegend der Leberkonvexität,
bei Zwerchfellparesen, oder wenn durch raumbeengende oder adhäsive
Prozesse in der Bauchhöhle eine Ausdehnung der Leber nach unten
verhindert wird, können Vergrößerungen der Lebermasse zu einer

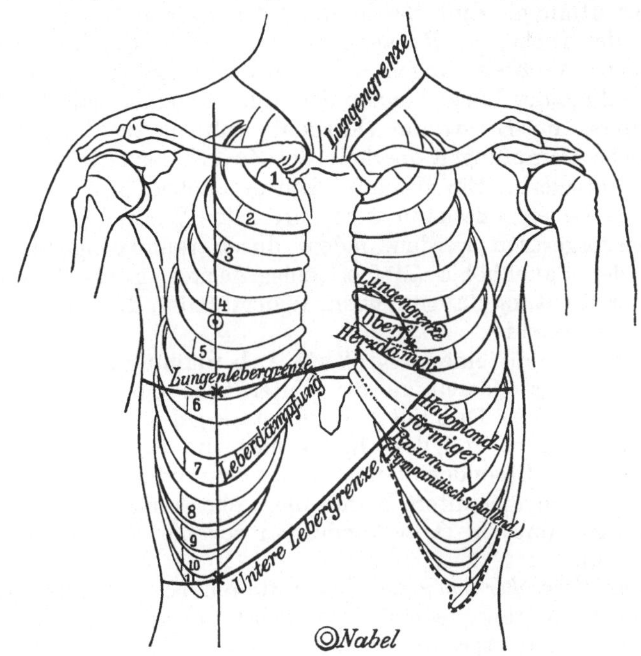

Abb. 2. Form und Größe der Leberdämpfung.

Empordrängung des Zwerchfells nach oben führen, ohne daß es zu
einem Herabtreten des unteren Leberrandes zu kommen braucht.

Die an sich unsichere Perkussion der tiefen Leberdämpfung erscheint
somit überflüssig, und es reicht daher aus, durch die Perkussion die Ausdehnung der *oberflächlichen* Leberdämpfung zu bestimmen, die durch
den wandständigen, von der Lunge nicht überlagerten Anteil der Leber
gegeben ist. Hierbei ergibt sich eine oberflächliche Dämpfung von
der Form und Ausdehnung, wie sie in der beistehenden Abb. 2 wieder-
gegeben ist:

Bei der Bestimmung des *unteren Leberrandes* muß naturgemäß die
Perkussion mit geringer Stärke ausgeübt werden, da sonst der tym-
panitische Beiklang der benachbarten miterschütterten Därme den ge-
dämpften Klopfschall der unteren Lebergrenze überlagern kann. Gleiches
gilt auch für die Perkussion beim Übergang der wandständigen Leberdämpfung in die untere Lungengrenze. Wie die schematische Wiedergabe
der Leberdämpfung weiter zeigt, geht die oberflächliche Leberdämpfung

in Höhe der 5.—6. Rippe zwischen linker Parasternallinie und linker Brustwarzenlinie in die oberflächliche Herzdämpfung über. In der Mittellinie verläuft die untere Lebergrenze etwa in der Mitte zwischen Nabel und Basis des Schwertfortsatzes. In der rechten Brustwarzenlinie schneidet alsdann der untere Leberrand den Rippenbogen und erreicht sogar ein wenig über ihn nach unten hinaus. In der rechten mittleren Axillarlinie reicht die Leberdämpfung etwa bis zur 10. Rippe. Die Feststellungen gelten für normale Menschen in Rückenlage und bei ruhiger Atmung. Eine Bestimmung der unteren Lebergrenze hinten ist wegen der Dicke der Rückenmuskulatur nicht durchführbar.

Scheinbare Verbreiterungen der *oberen* Lebergrenze ohne wirkliche Größenzunahme der Leber können dadurch entstehen, daß durch krankhafte Prozesse im Brustraum (Exsudat, Infiltration, Lungentumoren) pathologische Dämpfungen oberhalb des Zwerchfells sich auf die Leberdämpfung auflagern. Ein Hinaufrücken der Leberdämpfung nach oben bei normaler Lebergröße kann auch durch eine Verdrängung des ganzen Organs hervorgerufen werden, indem durch raumbeengende Prozesse innerhalb der Bauchhöhle (Meteorismus, Ascites, große Tumoren) die Leber in der Richtung des geringsten Widerstandes, d. h. in diesem Falle nach oben ausweicht.

Nach *unten* kann eine vergrößerte Leberdämpfung durch die Anlagerung luftleerer Massen an die Unterfläche der Leber manchmal vorgetäuscht werden. Dies gilt z. B. für stark gefüllte Därme, für große Tumoren des Magens und des Querdarmes, die sich eng an die Leber anlehnen können. Besonders kann sich das entzündlich oder neoplastisch erkrankte Netz an die untere Kante der Leber innig anschmiegen und die Form des unteren Leberrandes täuschend nachahmen (Hepar velamentosum).

Wirkliche Vergrößerungen der Leber führen bei unbehinderten Ausdehnungsmöglichkeiten gewöhnlich zunächst nur zu einem Tiefertreten der unteren Dämpfungsgrenze, da, wie bereits erwähnt, das Organ unter normalen Verhältnissen sich nicht gegen den muskulösen Widerstand des Zwerchfells ausdehnt, sondern in der Richtung des geringsten Widerstandes nach unten ausweicht. Erst wenn es sich um sehr beträchtliche Größenzunahmen der Leber handelt, pflegt auch zu dem Tiefstand der unteren Lebergrenze auch ein Hinaufrücken der oberen Dämpfungsgrenze hinzuzutreten.

Bei *echten Verkleinerungen* der Leber erfolgt zunächst ein Hinaufrücken der unteren Lebergrenze, wobei an die Stelle der ursprünglich normalen Leberdämpfung tympanitischer Schall durch Nachrücken von lufthaltigen Darmteilen tritt. Verkleinerungen der Leberdämpfung können aber auch durch Empordrängen der Leber — besonders durch starken Meteorismus — vorgetäuscht werden. Gewöhnlich erfolgt hierbei in dem vom Zwerchfell überwölbten Rippenraum eine Drehung der Leber um die Horizontalachse, so daß der untere Leberrand mehr gehoben wird als die Lungenlebergrenze. Es kommt also hierbei zu einer sog. Kantenstellung der Leber, wodurch die Höhenausdehnung der Leber verkleinert erscheint. Schließlich kann auch durch die Zwischenlagerung einzelner geblähter Darmschlingen zwischen Brustwand und Leber, durch abgekapselte Gasabscesse des rechten Hypochondriums, durch freie Gasansammlungen über der Leber nach Perforationsperitonitis, durch große oberflächliche Gasabscesse im Leberbett selbst der Eindruck einer scheinbaren Verkleinerung der Leber bewirkt werden. Auch die Konfiguration des Brustkorbs kann von wichtigem Einfluß auf die Gestaltung der Leberdämpfung z. B. bei Kyphoskoliose sein.

Man sieht hieraus, daß der Leberperkussion nur ein begrenzter diagnostischer Wert zukommt. Weder beweist eine Zunahme des Dämpfungsbezirkes eine wirkliche Vergrößerung der Leber, noch ist eine Verkleinerung der Leberdämpfung beweisend für eine wirkliche Abnahme der Lebergröße. Die Ergebnisse der Leberperkussion können somit nur im Rahmen der gesamten klinischen Befunde verwertet werden.

Von wesentlich größerer diagnostischer Bedeutung ist die *Palpation* der Leber. Sie liefert wichtige Aufschlüsse über die Größe und Form der Leber, über die Beschaffenheit der Oberfläche und des unteren Leberrandes, über das Vorhandensein von perihepatitischen Reibegeräuschen, über den Weichheitsgrad, die Empfindlichkeit und Beweglichkeit des Organs. Sie vermittelt außerdem auch ein Tastbild der erweiterten Gallenblase, z. B. beim Hydrops, Tumor und Empyem der Gallenblase, beim Tumorverschluß des Choledochus.

Will man den unteren Rand des *linken* Leberlappens bei flacher Rückenlage tasten, so empfiehlt es sich, die flach ausgestreckte rechte Hand — rechts neben dem Kranken sitzend — auf die Bauchdecken im Bereich des linken Epigastriums zu legen. Ist der linke Leberrand überhaupt zu tasten, so fühlen die Fingerkuppen bei ausgiebiger Inspiration das Vorbeistreichen eines sich mit lineärer Kante abgrenzenden Körpers. Man soll hierbei auf die Bauchdecken keinen stärkeren Druck ausüben, da durch die stärkere Beanspruchung der Druckempfindung in den Fingerspitzen die feine Tastempfindung für den vorbeistreichenden weichen unteren Leberrand verloren gehen kann und außerdem bei stärkerem Eindrücken eine reflektorische Anspannung der Bauchmuskulatur ausgelöst wird. Bei der Ausatmung kann man den wieder nach oben steigenden unteren Leberrand der Tastempfindung dadurch gut zugänglich machen, daß man die Fingerkuppen der flach aufliegenden rechten Hand ein wenig nach der Bauchhöhle eindrückt. Beim Vorbeigleiten des unteren Leberrandes werden alsdann die tastenden Fingerendglieder ein wenig gehoben, wobei sich die Empfindung ergibt, als ob die Fingerkuppen wie über eine Stufe hinwegstolpern.

Bei der Palpation des *rechten* unteren Leberrandes wird wiederum die rechte Hand — ebenfalls beim Sitzen des Untersuchers rechts vom liegenden Kranken — flach aufgelegt, wobei es öfters zweckmäßig ist, durch Empordrängen der rechten Lendengegend mit der linken Hand die Leber der palpierenden rechten Hand entgegenzudrücken. Wenn bei ausgiebiger Zwerchfellatmung der rechte untere Leberrand abwärts geht, bewegen sich in flachen Gleitbewegungen die Finger der fühlenden rechten Hand kopfwärts: So können sie dem nach unten steigenden Leberrande bei der entgegengesetzten Gleitbewegung durch Zusammenstoß begegnen, wobei sich das Gefühl ergibt, daß die palpierende Hand über eine Kante hinwegstolpert.

Bei guter Fühlbarkeit des rechten unteren Leberrandes läßt sich auch die *normale Incisur* im Bereich der Gallenblase oft deutlich abgrenzen. Erweiterungen der Gallenblase können hier nachweisbar sein, wobei die vergrößerte Gallenblase durch ballotierende Bewegungen leichter der Tastempfindung zugänglich gemacht werden kann. Bei chronischen Gallenblasenentzündungen ist häufig der rechte Leberlappen zungenförmig in Gestalt des sog. RIEDELschen Lappens ausgezogen. Er ist bei der Palpation leicht daran zu erkennen, daß er mit gleicher Konsistenz gleichmäßig in die übrige Lebermasse übergeht, und daß jeder Niveauunterschied fehlt, der zwischen der kugelig sich vorwölbenden erweiterten Gallenblase und dem Leberbette besteht.

Auch bei der Abtastung der *vorderen* Leberfläche sind oberflächliche Gleitbewegungen der flach aufgelegten Finger erforderlich, um über den Härtegrad und die Anwesenheit von Unebenheiten der Lebervorderfläche einen Aufschluß zu gewinnen.

Die gesunde Leber ist nur in den ersten Lebensjahren, später nur ausnahmsweise zu fühlen. Wenn der untere Leberrand und die Lebervorderfläche der Palpation leicht zugänglich werden, handelt es sich um ein Abwärtssinken oder um eine Abwärtsdrängung oder schließlich um eine wirkliche Vergrößerung des Organs, wobei Kombinationen dieser drei Vorgänge vorhanden sein können. Ein Heruntersinken der Leber besteht bei der durch eine Erschlaffung des Bandapparates bewirkten Hepatoptose, die in der Hauptsache das weibliche Geschlecht betrifft. Sie ist perkutorisch durch das Tiefertreten auch der oberen Leberdämpfung, durch die abnorme Beweglichkeit der Leber bei Seitenlage und ihre starke Verschieblichkeit bei der Palpation zu erkennen. Fast immer bestehen gleichzeitig auch Verlagerungen anderer Bauchorgane (Niere, Colon, Magen).

Abwärtsdrängungen der Leber können von echten Lebervergrößerungen dadurch abgegrenzt werden, daß sich Verdrängungsprozesse im rechten Pleuraraum (Pleuritis exsudativa, Pneumothorax) oder subphrenisch (subphrenische Abscesse mit und ohne Gasansammlung, Tumoren, Echinococcuscysten) nachweisen lassen. Gelegentlich kann eine Vergrößerung der ganzen Leber auch dadurch vorgetäuscht werden, daß die Leber durch einen raumbeengenden Prozeß an ihrer Hinterfläche z. B. Hypernephrom, perirenale Abscesse von großer Ausdehnung an die vordere Bauchwand vorgepreßt wird.

Sprechen Perkussion und Palpation zusammen mit dem allgemeinen klinischen Krankheitsbilde für eine echte Lebervergrößerung, so müssen die weiteren Untersuchungen auf folgende Feststellungen gerichtet sein: 1. Betrifft die Vergrößerung das ganze Organ, also rechten und linken Leberlappen; 2. beschränkt sich die Lebervergrößerung nur auf begrenzte Organbezirke, während andere Leberabschnitte nicht von der Vergrößerung betroffen sind; 3. handelt es sich um eine Verbindung umschriebener Lebervergrößerungen mit diffuser Leberschwellung, wobei begrenzte Krankheitsherde innerhalb eines allseitig vergrößerten Organs palpatorisch nachweisbar werden, und schließlich 4. ist die Leberschwellung, soweit sie aus der Vorgeschichte zeitlich mit Wahrscheinlichkeit bestimmt werden kann, als akut, subakut oder chronisch entstanden aufzufassen ?

Bei *akuten* diffusen Lebervergrößerungen sind entzündliche Leberschwellungen im Verlaufe akuter Infektionskrankheiten (Typhus, Pneumonie, Scharlach, Erysipel, Sepsis, Lues II), Intoxikationszustände (Phosphorleber, Salvarsanschäden), Leberschwellungen nach Malariaanfällen, enterogene Leberschädigungen mit und ohne begleitendem Ikterus, cholangitische Prozesse, mechanische Behinderungen des Gallenabflusses in Betracht zu ziehen. Sehr rasch können sich diffuse schmerzhafte Lebervergrößerungen bei Kreislaufschwäche infolge Insuffizienz des rechten Ventrikels entwickeln: ORTNER hat dieser passiven Leberhyperämie, die in wenigen Stunden bereits zu beträchtlichen Leberanschwellungen führen kann und in der zugleich die hohe Bedeutung der Leber als entlastendes Blutdepot zum Ausdruck kommt, den Namen der „perakuten Stauungsleber" gegeben.

Handelt es sich um mehr *chronisch* entstandene diffuse Lebervergrößerungen, so ist vor allem an die chronische Stauungsleber im Gefolge chronischer Herzmuskelschwäche, an die Fettleber, an die LAENNECsche Cirrhose im sog. hypertrophischen Stadium und andere Formen der Lebercirrhose zu denken. Ein begleitender Milztumor spricht hierbei gewichtig gegen die beiden zuerst genannten Formen. Lebervergrößerungen bei Polycythämie sind wohl auf chronische Hyperämie des Organs zurückzuführen. Bei den Lebervergrößerungen im Verlaufe der Zuckerkrankheit dürfte wohl meist eine Fettleber im Spiele sein. Chronischen diffusen Lebervergrößerungen begegnen wir ferner bei der diffusen infiltrierenden Leberkarzinose, bei Melanosarkomatose, bei leukämischen Erkrankungen, bei der Lymphogranulomatose, bei luischen Lebererkrankungen, bei lang bestehendem mechanischem Ikterus, bei der WILSONschen Krankheit, bei den infiltrativen Erkrankungen der Leber, z. B. der Glykogenkrankheit und den verschiedenen Lipoidinfiltrationen der Leber, bei der Zuckergußleber und schließlich bei der Amyloidosis der Leber, die jedoch nur in Verbindung mit amyloiden Erkrankungen anderer Bauchorgane, besonders Niere und Milz vorkommt. Zu berücksichtigen ist auch, daß zentrale Leberabscesse durch entzündliche Hyperämie und chronisch-reaktive Veränderungen der Umgebung schließlich zu diffusen Vergrößerungen des Organs führen können.

Ungleichmäßige Lebervergrößerungen sind bei allen umschriebenen Leberprozessen anzutreffen, so z. B. bei Leberabscessen, bei Tumorknoten, Gummen, Echinococcuserkrankungen, Hämangiomen der Leber. Je nach dem Sitz des Krankheitsprozesses kann sich die Lebervergrößerung auf einen Lappen beschränken und innerhalb dieses Gebietes zu unregelmäßigen Gestaltsveränderungen führen. Die Lues der Leber in ihrer gummös-infiltrierenden Form bevorzugt besonders den linken Leberlappen. Cholangitische Prozesse, die sich im wesentlichen nur im Verzweigungsgebiet eines Hepaticusastes abspielen, können gleichfalls zu einseitigen Schwellungen des zugehörigen Leberlappens führen, und hieraus dürfte sich auch die einseitige Vergrößerung des rechten Leberlappens in der Form des RIEDELschen Lappens bei chronischer Cholelithiasis erklären. Die stärksten Formveränderungen erfährt die Leber bei der syphilitischen gelappten Leber und bei der massiven Durchsetzung des Organs mit Metastasen, besonders beim Melanosarkom der Leber.

Echte *Verkleinerungen* der Leber kommen nur bei der akuten Leberatrophie und dem Endstadium der LAENNECschen atrophischen Cirrhose vor.

Härtegrad der kranken Leber   Während die *Konsistenz* der akuten diffusen Lebervergrößerungen in der Regel normal und eher noch weicher ist als beim gesunden Organ, ist bei den chronischen, über das ganze Organ ausgebreiteten Lebervergrößerungen im allgemeinen eine Zunahme des Härtegrades festzustellen. So ist bei allen chronischen Stauungsvorgängen — sowohl bei Gallenstauung wie bei venöser Stauung infolge Insuffizienz des rechten Ventrikels —, die Konsistenz der Leber vermehrt. Die härtesten Lebern finden sich bei der diffusen Leberkarzinose, bei Melanosarkomatose, bei der luischen gelappten Leber, bei den verschiedenen Formen der Lebercirrhose und bei der Amyloidleber. Selbst Leberabscesse und Echinococcuscysten können sich hinter einer durch entzündlich-indurative Begleitprozesse verhärteten und vergrößerten Leber verbergen. Manchmal besteht im Bereich von Leberabscessen und Echinococcusblasen Fluktuation oder prallelastische Spannung, wodurch die wirkliche Natur des Leidens erkannt werden kann. Besonders soll für Echinococcuscysten eine kleinwellige Fluktuation, das sog. „Hydatidenschwirren" charakteristisch sein. Bei tiefer sitzenden Leberabscessen, zerfallenden Gummen und Tumorknoten können sich infolge der Einschmelzungsvorgänge umschriebene Bezirke mit weicherer Konsistenz darbieten, die bei der Palpation das Gefühl von Gewebslücken im Leberbett hervorrufen können. Die Konsistenz der Fettleber ist keineswegs regelmäßig weicher als in der Norm, vielfach kann ihr Härtegrad durch begleitende indurative Prozesse sogar härter als das gesunde Organ sein.

Druckempfindlichkeit der kranken Leber   *Druck-* und *Schmerzempfindlichkeit* besteht bei der kranken Leber, wenn es infolge von Zerrungen und Spannungen des peritonealen Überzuges oder durch Übergreifen von Entzündungsprozessen auf die Kapsel zu leichten peritonealen Reizerscheinungen kommt. Dementsprechend findet sich bei Stauungshyperämie und bei komplettem, längere Zeit bestehenden Choledochusverschluß oft eine deutliche Druckempfindlichkeit des Organs. Besonders ausgeprägt ist sie öfters bei der syphilitischen Hepatitis und bei der sog. Zuckergußleber als Zeichen der bestehenden Perihepatitis: Rauhigkeiten der entzündlich veränderten Leberkapsel können manchmal fühlbar und auch als Reibegeräusche bei der Auskultation der Lebergegend hörbar werden.

Leberpulsation   *Pulsationen* der Leber kommen bei Tricuspidalinsuffizienz als systolischer Lebervenenpuls und bei Aortenklappeninsuffizienz in Form des Leberarterienpulses vor. Bei Auflegen des Hörrohres über dem rechten Leberlappen fernab von der Aorta abdominalis kann man diese pulsatorischen Schwankungen auch durch deutliche pulsatorische Bewegungen des Hörrohrs sichtbar machen.

Für die Unterscheidung von Leber- und Gallenblasenerkrankungen gegenüber Krankheitsprozessen der Nachbarschaft kann die *respiratorische Verschieblichkeit* der Leber wichtige differentialdiagnostische

Aufschlüsse gewähren: Tumoren, die nicht mit der Leber oder Gallenblase zusammenhängen, bzw. mit ihnen nicht verwachsen sind, zeigen keine wesentliche Verschieblichkeit während der Atmung; dagegen folgen die mit der Leber in Verbindung stehenden Resistenzen den Atmungsbewegungen der Leber gleichsinnig.

Diese hauptsächlich mit Palpation und Perkussion gewonnenen Ergebnisse vermag die *Röntgenuntersuchung* der Leber zu ergänzen und zu erweitern. Bei der gewöhnlichen dorso-ventralen Betrachtung der Leberkonturen ist der obere Leberrand leicht zu erkennen, weil er mit dem dicht über ihm hinziehenden Zwerchfell praktisch zusammenfällt und sich gegen das helle Lungenfeld kontrastreich abhebt. Die untere Begrenzung der Leber ist häufig nicht deutlich zu erkennen, weil sie in die schattengebenden Massen der Bauchhöhle übergeht. Nur wenn das unter der Leber hinziehende Quercolon stark lufthaltig ist, kann auch die untere Leberbegrenzung im Röntgenbilde deutlich sichtbar sein. Deswegen ist bei Säuglingen die untere Leberfläche gegenüber den mit Luft gefüllten Darmschlingen gut erkennbar, und aus solchen Erfahrungen heraus hat man auch durch Auffüllung des Magens und des Dickdarms mit Luft die untere Begrenzung der Leber besser sichtbar zu machen versucht. Bei starker Lebersenkung, bei Verziehungen der Leber oder bei starkem Meteorismus kann sich das Quercolon in dem Raum zwischen rechtem Zwerchfell und Leberoberfläche als sog. Coloninterposition hineindrängen. Dann können Bilder entstehen, welche eine differentialdiagnostische Abgrenzung gegenüber freien Gasansammlungen unter dem Zwerchfell (Pyopneumothorax subphrenicus) erforderlich machen können. Auch im Gefolge hochgradiger Leberverkleinerungen können sich Darmteile zwischen Leber und Brustwand einschieben. Zuweilen können auch Unebenheiten und Höcker der Leberkonvexität bei der Röntgenuntersuchung festgestellt werden, die eine Diagnose auf sonst schwer nachweisbare Veränderungen am oberen Leberrande (Tumoren, Abscesse, Echinococcuscysten) ermöglichen können. Mit der Einführung der Pneumoperitoneums durch künstliche Lufteinblasung in die Bauchhöhle nach RAUTENBERG-GÖTZE sind weitere Erkenntnisse über Form, Größe und Oberflächengestaltung der Leber sowie über Verwachsungen zwischen Leber und Nachbarorganen gewonnen worden.

Die Fähigkeit des Reticuloendothels in Leber und Milz, kolloidale Substanzen in sich zu speichern, hat RADT zu einer röntgenologischen Kontrastdarstellung von Leber und Milz auszubauen versucht. Für diesen Zweck wird ein strahlenundurchlässiges Thoriumdioxyd-Sol intravenös eingespritzt, das unter dem Namen „Thorotrast zur Hepato-Lienographie" in den Handel gebracht wird (Chemische Fabrik v. Heyden, Radebeul-Dresden) und das bei seiner Ablagerung in Leber und Milz stärkere Kontrastschatten beider Organe bewirkt. Es ist bereits mehrfach gelungen, Cysten, Abscesse, Tumormetastasen und Infarkte durch Aussparungen des Kontrastschattens der Organe zur röntgenologischen Darstellung zu bringen. Doch ist es noch recht fraglich, ob diese Methode bedenkenlos auf den Menschen übertragen werden darf. Nach den vorliegenden histologischen Untersuchungen bleiben in Übereinstimmung mit dem monatelangen Nachweis der Kontrastschatten die Thoriumkörnchen in Form feiner bis gröberer, besonders im Dunkelfeld gut darstellbarer Schollen in den KUPFFERschen Sternzellen und in den Reticulumzellen der Milzpulpa liegen, wo sie zu reaktiven Veränderungen des Reticuloendothels führen. Es ist daher mit der Möglichkeit zu rechnen, daß die in Milz und Leber abgelagerten Thoriumteilchen wie Fremdkörper zu chronischen Reizzuständen im reticuloendothelialen Gewebe führen können.

Schließlich sei noch die JACOBEUSsche Methode der *Laparoskopie* erwähnt, bei welcher mittels einer durch einen eingestochenen Troikart eingeführten Lichtquelle das Bauchinnere unter zu Hilfenahme eines Linsensystems abgeleuchtet werden kann. Unter den Bedingungen der Klinik ist diese Methode wiederholt mit Erfolg zur Klarstellung von abdominellen Prozessen und auch zur Erkennung von Lebererkrankungen herangezogen worden.

Auf die Methode der Cholecystographie, die die Röntgendiagnostik der Gallenblasenerkrankungen erheblich gefördert hat, wird in späteren Abschnitten näher einzugehen sein.

B. Krankheitszeichen außerhalb des Bereichs der Leber.

Verhalten der Milz

Nach hinreichender Klärung des Krankheitsbefundes im Bereich der Leber selbst ist weiter auf das Verhalten der Milz zu achten, die bei stärkerer Vergrößerung unter dem linken Rippenbogen in mehr oder minder beträchtlichem Umfange fühlbar wird, bei geringeren Schwellungen wenigstens perkutorisch vergrößert ist. Verwechslungsmöglichkeiten können sich gelegentlich mit einem stark vergrößerten linken Leberlappen ergeben, ferner mit linksseitigem Hypernephrom, mit Carcinomen der Flexura lienalis, zuweilen auch mit einem Situs inversus viscerum, bei welchem die linksgelegene Leber als vergrößerte Milz angesprochen werden kann. Die Röntgenuntersuchung gestattet heute gewöhnlich leicht eine diagnostische Entscheidung. Die Verbindung von Lebervergrößerungen mit Milztumor lenkt die diagnostische Überlegung in die Richtung der verschiedenen Formen der Lebercirrhosen und anderer hepatolienaler Erkrankungen, von Blutkrankheiten und infektiösen Lebererkrankungen, einschließlich der Lues. Auch beim Icterus simplex und bei der ausheilenden subakuten Leberatrophie werden Milztumoren gelegentlich beobachtet.

Inspektion bei Lebererkrankungen

Bei der *Inspektion* legen folgende Symptome das Bestehen von Lebererkrankungen nahe: Die Gelbfärbung der Haut und der Bindehäute der Augen, d. h. das Bestehen eines allgemeinen Ikterus, die Ausbildung eines sichtbaren Kollateralkreislaufes im Bereich der Nabelgegend infolge Beeinträchtigung des Pfortaderabflusses, die Flankenweitung und gleichmäßige Auftreibung des Abdomens, die durch allgemeinen Meteorismus, durch Ascites und häufig durch die Verbindung beider Vorgänge verursacht wird. Bei sehr beträchtlichen Lebervergrößerungen kann es zu einer auf die Lebergegend begrenzten Vorwölbung der Oberbauchgegend kommen. Hierbei erfolgt eine Ausweitung der unteren Rippen, wobei im Gegensatze zu Flüssigkeitsansammlungen im unteren Brustraum die Zwischenräume nicht verstrichen erscheinen.

Die durch die Lebervergrößerung bewirkte Vorwölbung der Bauchdecken ist gewöhnlich asymmetrisch und besonders auf der rechten Bauchseite entsprechend dem Überwiegen des rechten Leberlappens ausgeprägt, was die französische Klinik als „ventre hépatique" bezeichnet. Bei sehr schlaffen Bauchdecken kann bei gleichzeitiger Lebersenkung oder erheblichen Lebervergrößerungen der untere Leberrand, manchmal sogar auch die stark erweiterte Gallenblase, besonders bei der respiratorischen Lageveränderung sichtbar sein. Ferner sieht man oft als Zeichen therapeutischer Maßnahmen streifige schwärzliche Hautpigmentierungen der Bauchdecken, die durch lang fortgesetzte lokale Wärmeapplikationen — bei Schmerzzuständen der Lebergegend — hervorgerufen sind. Bei Rötungen dieser Gegend kann es sich gleichfalls um unmittelbare Folgen einer lokalen Kälte- oder Wärmebehandlung handeln, doch liegen in seltenen Fällen Bauchdeckenabscesse oder nach den Bauchdecken fortschreitende Gallenblasenphlegmonen vor, in deren Gefolge es zur Perforation nach außen und zu äußeren Gallenfisteln kommen kann. Auch Hautblutungen und profuse Blutungen aus Nase, Darm, Uterus, Gewebswunden verlangen eine exakte Abgrenzung gegenüber schweren terminalen Lebererkrankungen, bei denen die verschiedenen Bilder der hämorrhagischen Diathese zur Auslösung gebracht werden können. Bei schweren toxischen Bildern, die sich zwischen einer leichten Benommenheit und einer tiefen Bewußtlosigkeit mit und ohne tiefe Atmung bewegen können, kommt neben anderen komatösen Zuständen (Diabetes, Urämie) auch die Möglichkeit eines Coma hepaticum infolge Zusammenbruchs vitaler Leberfunktionen in Betracht.

Diese symptomatologischen Feststellungen erfahren schließlich ihre wichtige Ergänzung durch die Untersuchung des Harnes, in welchem als hoch empfindliches klinisches Zeichen auch leichter diffuser Leberschäden die Urobilinkörper auftreten. Auf ihren Bildungsmechanismus und ihre vielseitige diagnostische Bedeutung werden wir bei der Darstellung der verschiedenen Gelbsuchtsformen ausführlicher eingehen. Im Rahmen dieses Kapitels sei hier folgendes vorausgeschickt: Dem Nachweis des Urobilins und seiner farblosen Vorstufe, des Urobilinogens kommt für die Diagnostik der Leberkrankheiten eine große praktische Bedeutung zu. Der Nachweis der Urobilinkörper im Harn ist bei aller Einfachheit der zu ihrer Feststellung dienenden Proben das feinste diagnostische Kriterium für eine Schädigung des Leberparenchyms. Die Reaktionen sind so empfindlich, daß sie bereits Leberschädigungen anzuzeigen vermögen, wo jede andere Methode der funktionellen Leberdiagnostik völlig versagen kann. Durch diese allzu große Empfindlichkeit der Proben, die bereits bei klinisch belanglosen Schädigungen des Leberparenchyms positiv ausfallen können, wird freilich ihr diagnostischer Wert begrenzt. Man findet eine Urobilinurie bei allen Lebererkrankungen leichter und schwerer Art, sofern nicht der Gallenabfluß nach dem Darm völlig unterbrochen ist. Man findet daher sie nicht nur bei allen Ikterusformen mit noch erhaltenem, wenn auch vermindertem Gallenabflusse nach dem Darm, sondern auch bei den meisten Erkrankungen der Gallenwege, einschließlich der Cholelithiasis. Ganz besonders ist für die atrophische Lebercirrhose ein dauernder und meist frühzeitiger positiver Ausfall der Proben kennzeichnend. Auch das Auftreten der Urobilinurie bei den verschiedenen Infektionskrankheiten, bei schweren Kreislaufstörungen ist als wichtiges Anzeichen für eine funktionelle Schädigung der Leber anzusehen. Beim Scharlach gewinnt sogar die Urobilinurie eine differentialdiagnostische Bedeutung gegenüber anderen Exanthemkrankheiten, z. B. Masern, bei denen eine Urobilinurie zu fehlen pflegt.

Nachweis von Uro-bilinogen und Urobilin

Zum Nachweis des *Urobilinogens* versetzt man einige Kubikzentimeter des frisch entleerten Urins mit etwa dem fünften Teil des EHRLICHschen Urobilinogen-reagens (p-Dimethylamidobenzaldehyd). Hierbei tritt bald oder spätestens im Verlaufe von 5 Minuten bei positivem Ausfall der Probe eine rötliche Färbung des Harnes auf. Nur die in der Kälte auftretende Rötung ist zu bewerten, während auch der Urin Gesunder beim Kochen mit dem Reagens eine deutliche Rotfärbung liefert.

Zum Nachweis der *Urobilin*körper versetzt man gleiche Mengen von Urin und SCHLESINGERschem Reagens (10%ige alkoholische Zinkacetat-lösung). Der Nachweis des Urobilins beruht auf seiner Eigenschaft, ein stark fluorescierendes Zinksalz zu bilden. Die nach Schütteln filtrierte Mischung ergibt bei Anwesenheit von Urobilin eine grünliche, eosin-ähnliche Fluorescenz, die im auffallenden Licht und gegen einen dunklen Hintergrund besonders deutlich wird. Durch Zusatz von wenigen Tropfen einer 3%igen alkoholischen Jodlösung, bzw. einem Tropfen der offiziellen Jodtinktur kann die Reaktion oft noch verstärkt werden.

Da beim Stehen des Urins Urobilinogen rasch in Urobilin übergeht, kommt die Urobilinprobe in erster Linie für den frisch gelassenen Harn in Betracht. Sie empfiehlt sich daher als Untersuchungsprobe in der Sprechstunde bei dem sofort zur Untersuchung gelangenden frischen Harn. Das Anwendungsgebiet der Urobilinprobe ist der erst nach längerer Zeit zur Untersuchung kommende Harn, in welchem das Urobilinogen bereits zum großen Teil seine Umwandlung in Urobilin erfahren hat.

Angesichts der großen diagnostischen Bedeutung der Urobilinkörper sind auch eine Reihe quantitativer Verfahren zur Messung der Urobilin-ausscheidung durch Urin und Kot ausgebaut worden, wodurch manche feinere Einblicke in den Funktionszustand der Leber und in die Größe des Blutumsatzes vermittelt werden.

V. Die für die Lehre des Ikterus wichtigen Gallensubstanzen: Gallenfarbstoff, Gallensäuren, Cholesterin und Urobilinkörper. Ihre Herkunft und ihre Bildungsstätten.

Begriffs-bestimmung des Ikterus

Ikterus ist ein Symptom. Es tritt als gelbe, gelbgrüne und gelb-grünschwarze Färbung der äußeren Bedeckungen in die Erscheinung, hervorgerufen durch Gallenfarbstoffablagerungen in den Geweben als Folge einer Erhöhung des Bilirubinspiegels im Blutplasma. Ikterus ist also die Folgeerscheinung einer Hyperbilirubinämie. So selbstverständ-lich diese Begriffsbestimmung erscheinen mag, so ist sie doch erst eine neuere Erkenntnis. Seit alters verstand man unter Ikterus eine Über-schwemmung des kranken Körpers nicht allein mit Gallenfarbstoff.

sondern vielmehr mit Galle, d. h. mit allen Gallenbestandteilen; darauf deuten die noch heute in der Klinik gebräuchlichen Ausdrücke der Cholämie, der cholämischen Intoxikation, der cholämischen Blutungen, die ihren ursprünglichen Sinn verloren haben.

Das Verständnis des Ikterus und seiner verschiedenen Formen begegnet auch heute noch vom patho-physiologischen Standpunkte erheblichen Schwierigkeiten, weil ein Kardinalproblem der Ikteruslehre, nämlich die Frage nach dem Bildungsort des Gallenfarbstoffes noch nicht entscheidend geklärt ist. Der Gallenfarbstoff stellt ein eisenfreies Abbauprodukt des Blutfarbstoffes dar. Nach dem Stande unserer heutigen Kenntnisse kann folgendes mit Sicherheit gesagt werden: Auch außerhalb der Leber kann Gallenfarbstoff entstehen, die Mitwirkung der Leberzellen bei der Bildung von Gallenfarbstoff ist nicht unbedingt erforderlich. Der Beweis hierfür ist geliefert durch die lokale Bilirubinbildung in alten Blutergüssen und hämorrhagischen Exsudaten, durch die Bilirubinbildung in der mit zum Teil hämolysiertem Blut durchströmten überlebenden Milz (ERNST), durch den höheren Bilirubingehalt des Milzvenenblutes gegenüber dem arteriellen Blut bei experimentellen und klinischen Krankheitszuständen mit gesteigertem Blutuntergang (HIJMANS VAN DEN BERGH) und durch die anhepatische Gallenfarbstoffbildung bei leberlosen Hunden, die durch die intravenöse Injektion von lackfarbenem Blut gesteigert werden kann (MANN). Mit dieser Feststellung einer extrahepatischen Gallenfarbstoffbildung ist jedoch für den Mechanismus der gesamten Gallenfarbstoffbildung nichts Entscheidendes gewonnen. Es bleibt die Frage offen, ob die gesamte Gallenfarbstoffbildung sich extrahepatocellulär vollzieht, oder ob doch der Leberepithelzelle im Vergleich zu der extrahepatischen Gallenfarbstoffbildung ein maßgebender Anteil an der gesamten Bilirubinproduktion zukommt.

Die Bildungsstätten des Gallenfarbstoffes

Die berühmten Versuche von MINKOWSKI und NAUNYN (1884) schienen hierüber eine eindeutige Antwort zu geben: Während die Arsenwasserstoffvergiftung bei normalen Gänsen zu einer beträchtlichen Gallenfarbstoffausscheidung im Urin führt, sinkt bei vorausgegangener Leberexstirpation die Biliverdinausschüttung durch die Nieren auf sehr geringe Mengen ab, ohne daß es zu einer stärkeren Anhäufung von Gallenfarbstoff im Kreislauf kommt. Würde der Ikterus durch Umwandlung des zerfallenden Blutfarbstoffes in Gallenfarbstoff *ohne* Beteiligung der Leber zustande kommen, so müßte, wenn nach der Leberentfernung die Gallenfarbstoffausscheidung durch die Gallenwege aufhört, die Gallenfarbstoffausfuhr durch den Urin gewaltig zunehmen. Oder es müßte unter Entwicklung eines ausgeprägten Ikterus eine starke Zurückhaltung von Gallenfarbstoff im Blute stattfinden, was jedoch auch nicht der Fall ist. Nach diesem Befund kann die Leber auch bei den von gesteigertem Blutzerfall begleiteten Ikterusformen nicht bloß die bescheidene Rolle eines den Gallenfarbstoff ausscheidenden Organes spielen, sondern sie steht nach MINKOWSKI und NAUNYN als Hauptbildungsstätte des Gallenfarbstoffes im Mittelpunkte der Pathogenese aller Ikterusformen. Auf Grund dieser Befunde gilt während der nächsten Jahrzehnte für die Klinik der dogmatische Satz: Ohne Leber kein Ikterus.

Die Versuche von MINKOWSKI und NAUNYN am leberlosen Vogel

Die Lehre von der Parapedese Hieran anknüpfend, hat dann MINKOWSKI zur Erklärung des Übertritts von Gallenfarbstoff aus der Leberepithelzelle in das Blut und insbesondere zur Erklärung der hämolytischen Ikterusformen, bei denen histologische Veränderungen an der Leberparenchymzelle fehlen, folgende Theorie aufgestellt: Normalerweise vermag die Leberzelle gleichzeitig nach entgegengesetzten Richtungen Substanzen auszuscheiden. So werden Gallenfarbstoff und Gallensäuren im wesentlichen nach den Gallenwegen ausgeschieden, dagegen z. B. der Traubenzucker in den Kreislauf ausgeschüttet. Bei Erkrankungen der Leberzelle kann diese bipolare Sekretionstätigkeit der Leberzelle Schaden erleiden. Wie die Nierenzellen bei Schädigung ihrer Funktion Eiweiß in den Harn entlassen, was ihnen normalerweise versagt ist, so könnten die geschädigten Leberzellen den Gallenfarbstoff in größeren Mengen auch in das Blut übertreten lassen. MINKOWSKI nannte diese Funktionsstörung Parapedese. Mit diesem Begriff verbinden sich nach MINKOWSKI keine „geheimnisvollen vitalistischen Vorstellungen". Die Parapedese ist für ihn Ausdruck einer Zustandsänderung der Zellen, die in ihren Eigenschaften als „halbdurchlässige Membranen" so verändert werden können, „daß sie Molekülen den Durchtritt gewähren, die durch die normale Zelle nicht oder wenigstens schwer hindurchzutreten vermögen."

Reticuloendothel und Gallenfarbstoffbildung Den Versuchen MINKOWSKI und NAUNYNs, die die Lehre der hepatogenen Entstehung aller Ikterusformen begründet hatten, geben ASCHOFF und seine Schule eine andere Deutung: Nach ASCHOFF erfolgt die Bildung des Gallenfarbstoffes nicht in der Leberepithelzelle, sondern — abgesehen von der Möglichkeit einer fermentativen Bildung aus Blutfarbstoff im Kreislauf — vor allem durch Abbau von Blutkörperchen und ihren Trümmern innerhalb des reticuloendothelialen Zellapparates. Er breitet sich in Form eines endothelialen, in die Capillarwände eingebetteten Zellsystems mit hoher phagocytärer Kraft netzartig besonders in Milz, Knochenmark und Leber aus. Die nach ihrem Entdecker KUPFFER benannten Sternzellen der Leber stellen den in der Leber lokalisierten Teil des Reticuloendothels dar (vgl. Abb. 1). Da die Milz bei Vögeln nun außerordentlich klein ist, und auch das Knochenmark infolge der Ausbreitung von Luftsäcken in den Knochenhöhlen an Masse gering ist, so ist beim Vogel der größte Teil des Reticuloendothels in der Leber eingeschlossen. Das Ausbleiben des Ikterus beim leberlosen Vogel erklärt sich hiernach daraus, daß mit der Leberentfernung zugleich der größte Teil des Reticuloendothels entfernt wird.

Der Einfluß der Leberexstirpation auf experimentelle Ikterusformen beim Säugetier Das Experimentum crucis für die Frage, ob und in welchem Ausmaße sich auch die Leber des Säugetieres an der Gallenfarbstoffbildung beteiligt, ist die Zufuhr von ikteruserzeugenden Substanzen in den entleberten Hund, also das gleiche Grundexperiment, wie es MINKOWSKI und NAUNYN beim Vogel durchgeführt haben. Beim Hunde bleiben in Milz und Knochenmark auch nach Entfernung der Leber so beträchtliche Teile des Reticuloendothels erhalten, daß bereits durch sie allein eine ausgeprägte Gallenfarbstoffbildung gewährleistet bleiben müßte. Solche Versuche sind im großen Umfange von ROSENTHAL, MELCHIOR und LICHT bei drei verschiedenen experimentellen Ikterusformen durchgeführt worden mit dem Ergebnis, daß durch die Entfernung der Leber die Ausbildung des Ikterus praktisch verhindert wird, bzw. daß die Leber gegenüber extrahepatischen bilirubinbildenden Gewebssystemen sich als ein Organ von maßgebender bilirubinbildender Kraft erweist. Diese Ergebnisse sind durch TANIGUCHI voll bestätigt worden.

So gewichtig auch diese Befunde dafür sprechen, daß auch beim Säugetier die Leber sich entscheidend an der gesamten Gallenfarbstoffbildung beteiligt, so bleibt doch die Frage offen, ob innerhalb der Leber der Epithelzelle oder der Endothelzelle, der Parenchymzelle oder der KUPFFERSchen Sternzelle die Hauptaufgabe bei der Bilirubinbildung zufällt. Setzt man die funktionelle Einheit des reticuloendothelialen Zellapparates voraus, dann liegt keine Veranlassung vor, den Sternzellen der Leber andere Leistungen zuzuerkennen als diejenigen, welche auch den extrapehatisch gelegenen Teilen des gleichen Zellsystems zukommen. Erscheinen die bilirubinbildenden Leistungen des extrahepatischen Anteiles des Reticuloendothels auf Grund der geschilderten Experimente begrenzt, so muß folgerichtig hieraus geschlossen werden, daß Gleiches auch für den intrahepatischen Anteil dieses Zellsystems gilt, und dann ist das Primat der Leberparenchymzelle bei der Gallenfarbstoffbereitung eine notwendige Konsequenz. Will man andererseits die Gallenfarbstoffbildung in die Sternzellen der Leber verlegen, so müßten sich die Endothelien der Leber hinsichtlich der bilirubinbildenden Fähigkeiten wesentlich anders verhalten als das Reticuloendothel in anderen Organbezirken. Vorläufig läßt sich nichts anführen, was zwingend eine solche Annahme rechtfertigen könnte. Hiernach spricht die Wahrscheinlichkeit dafür, daß innerhalb der Leber dem spezifischen Parenchym die Hauptaufgabe bei der Gallenfarbstoffbildung zufallen dürfte. Solange freilich unsere Kenntnisse über den Hämoglobinabbau im Organismus, über seine einzelnen Etappen und Zwischensubstanzen so lückenhaft bleiben, wird auch das Problem der Gallenfarbstoffbildung in vielen Einzelheiten noch einer weiteren Klärung bedürfen.

Wie man im einzelnen sich auch zum Problem der Bildungsstätten des Gallenfarbstoffs stellen mag, so wird doch hierdurch letzten Endes die zentrale Bedeutung der Leber für die Ikteruspathogenese nicht berührt. Denn die Retention von Gallenfarbstoff im Blut setzt stets Störungen des Ausscheidungsvermögens für Gallenfarbstoff durch die Leberzellen voraus. Die Frage nach dem Entstehungsort des Gallenfarbstoffes ist also von der Frage nach dem Entstehungsmechanismus der Gelbsucht abzutrennen.

Jede Form der Gelbsucht ist mithin an der Ausscheidungsfunktion der Leber für den Gallenfarbstoff zu orientieren: Entweder kann der Ikterus dadurch entstehen, daß durch mechanische Hindernisse im Bereich der großen Gallenwege der Abfluß der Galle nach dem Darm gehemmt wird und die gestaute Galle in den Blutstrom zurücktritt, oder die erkrankten Leberepithelzellen vermögen infolge excretorischer Insuffizienz den Gallenfarbstoff und die übrigen Gallenbestandteile nicht in hinreichendem Maße nach den Gallenwegen auszuscheiden. Oder die Leber ist schließlich infolge eines Überangebotes von vermehrt gebildetem Gallenfarbstoff den an sie gestellten excretorischen Anforderungen nicht gewachsen: dann besteht ein hämolytischer Ikterus

3*

infolge relativer Ausscheidungsinsuffizienz der Leber gegenüber einem abnorm hohen Gallenfarbstoffangebot nach gesteigertem Blutuntergang. Mit diesen Möglichkeiten sind bereits die Gesichtspunkte für die Klassifikation der verschiedenen menschlichen Ikterusformen kurz gezeichnet.

Bildungsstätte und Herkunft der Gallensäuren

Nach tierexperimentellen und klinischen Erfahrungen sind die Gallensäuren als ausschließliches Produkt der Leberzellen anzusehen. Neben der Cholsäure und Desoxycholsäure kommt in der menschlichen Galle auch die mit der Desoxycholsäure isomere Anthropodesoxycholsäure vor. Die Gallensäuren sind in der menschlichen Galle überwiegend als gekuppelte Gallensäuren vorhanden, die mit Glykokoll und Taurin als Glykocholsäure und Taurocholsäure verbunden sind; daneben ist auch mit dem Vorkommen von ungekuppelten gallensauren Salzen zu rechnen. Als Stütze für die hepatocelluläre Bildung der Gallensäuren gilt das Absinken der Gallensäurenausscheidung bei Gallenfistelhunden nach Anlegung der ECKschen Fistel (Überleitung des Pfortaderblutes in die untere Hohlvene), ferner die starke Verminderung der Gallensäurenausscheidung in der Fistelgalle nach experimentellen Leberschädigungen durch Phosphor und Chloroform, die starke Verminderung des Gallensäurengehaltes in der abfließenden menschlichen Galle nach Beseitigung eines mechanischen Hindernisses in den Gallenwegen: es sinkt mithin bei allen schweren Schädigungen des Leberparenchyms die Gallensäurenausscheidung beträchtlich ab. Mit diesen experimentellen Beobachtungen stimmen auch die klinischen Erfahrungen überein, wonach bei komplettem Choledochusverschluß und bei schweren hepatotoxischen Ikterusformen der Gallensäurengehalt des Blutes sehr gering ist und auch die Gallensäurenausfuhr durch den Harn auf kleine Werte absinkt. In dem gleichen Sinne sprechen auch folgende experimentelle Beobachtungen, die zugleich das rasche Absinken der Gallensäurenbildung in der geschädigten Leber beleuchten: Legt man beim Hunde durch Eröffnung der Gallenblase bei gleichzeitiger Choledochusunterbindung einen Gallenascites, den sog. Cholaskos an, so stirbt der Cholaskos-Hund spätestens nach 2—3 Tagen infolge ausgiebiger peritonealer Resorption der Gallensäuren an einer echten Gallensäurenvergiftung. Dagegen bleiben bekanntlich nach Choledochusverschluß, auch bei gleichzeitiger Gallenblasenexstirpation auffällige toxische Erscheinungen beim Hunde für längere Zeit aus. Der Grund für diese Verschiedenheit ist darin zu suchen, daß bei eröffneter Gallenblase normale Mengen von Gallensäuren durch die intakte Leber nach der Bauchhöhle entlassen werden, während bei Unterbindung des Choledochus infolge des zunehmenden Druckes in den Gallenwegen die Leberzellen rasch die Bildung der Gallensäuren einzustellen beginnen (ROSENTHAL, WISLICKI und MELCHIOR).

Verwandtschaftsbeziehungen zwischen Gallensäuren und Cholesterin

Obwohl auf Grund der Untersuchungen von WINDAUS und WIELAND zwischen Gallensäuren und Cholesterin engere chemische Beziehungen bestehen, sind exakte Beweise für die Bildung der Gallensäuren aus Sterinen im lebenden Körper bisher nicht erbracht worden. Die Gallensäurenausscheidung verläuft vollständig unabhängig von dem exogenen und endogenen Angebot an Sterinen. Dagegen vermögen Koprosterin, welches als bakterielles Reduktionsprodukt des Cholesterins im Stuhl auftritt, und Allocholesterin, das gleichfalls in der Konfiguration seines Kohlenstoffsskeletes den Gallensäuren nahesteht, bei intravenöser Injektion eine bedeutende Mehrausscheidung von Gallensäuren hervorzurufen. Freilich muß es hierbei offen bleiben, ob eine wirkliche Umwandlung dieser beiden Sterine in Gallensäuren eingetreten ist, oder ob diesen beiden Körpern nur eine anregende Wirkung auf die Bildung und Ausscheidung der Gallensäuren zukommt. Es sind mithin trotz der nahen strukturchemischen Zusammenhänge zwischen Gallensäuren und Cholesterin bisher keine beweiskräftigen Unterlagen für engere Beziehungen zwischen Cholesterinstoffwechsel und Gallensäurenausscheidung im lebenden Organismus festgestellt worden (TANNHAUSER und JENKE).

Ausgehend von der Beobachtung, daß die Ernährung mit Fleisch und Fleischprodukten einen erheblichen Anstieg der Gallensalzausscheidung beim Gallenfistelhunde bewirkt, prüften SMITH und WHIPPLE den Einfluß von alkoholischen Extrakten des Fleisches und den Einfluß des Rückstandes auf die Gallensäurenausfuhr. Hierbei ergab sich, daß alkoholische Fleischextrakte keinen Einfluß auf die Gallensäurenausscheidung besitzen, während die Verfütterung des Rückstandes die gleiche steigernde Wirkung auf die Gallensäurenausscheidung wie das Rohmaterial entfaltete. Man könnte also daran denken, daß die Gallensäuresynthese im Organismus auch mit dem intermediären Eiweißstoffwechsel im Zusammenhang stehen könnte. So tritt auch nach Verfütterung von Aminosäuren, z. B. Cystin, Phenylalanin und Thyrosin, nicht jedoch nach Glykokoll eine vermehrte Gallensäurenbildung auf. Nach den Vorstellungen von JENKE dürfte der in der Leber sich vollziehende Abbau der Aminosäuren die Leberzelle zu einer vermehrten Bildung von Gallensäuren reizen, wobei das Bildungsmaterial nicht aus dem Eiweiß, sondern vielleicht aus den Fettsäuren stammen dürfte. Die Frage, aus welchen Bausteinen der Organismus seine Gallensäuren bildet, muß somit bis heute als ungelöst betrachtet werden.

Die Kenntnisse über die Muttersubstanz des Taurins, das mit Gallensäuren zur Taurocholsäure gekuppelt ist, gründen sich bei auf die Feststellung v. BERGMANNs, wonach beim Gallenfistelhunde die Taurinausscheidung in der Galle steigt, wenn ihm Cystin bzw. Cystin und Cholsäure zusammen zugeführt werden. Damit sind die engen Beziehungen zwischen dem Cystin des Eiweißmoleküls und dem Taurin der Galle auch im lebenden Organismus sichergestellt.

Wenn auch Cholesterin durch alle drüsigen Sekrete ausgeschieden werden kann, so tritt der Umfang dieser Ausscheidung doch gegenüber der Ausscheidung des Cholesterins durch die Darmwand, vor allem des Dickdarms und die Leber zurück. Nach Tierversuchen SPERRYs an Gallenfistelhunden und klinischen Untersuchungen an Fällen mit Choledochusverschluß ist die Dickdarmwand als der Hauptausscheidungsweg des Cholesterins bei Mensch und Tier anzusehen. Demgemäß bestehen zwischen dem Gehalt des Blutes an Cholesterin und dem Gallencholesterin keine engeren gesetzmäßigen Beziehungen; doch spielt die Leber durch die Ausscheidung des Gallencholesterins für die Regulation des Cholesterinspiegels im Blut sicherlich eine bedeutungsvolle Rolle. In der menschlichen Galle findet sich das Cholesterin fast ausschließlich als freies Cholesterin. Da das Blut fast doppelt soviel gebundenes Cholesterin als freies Cholesterin enthält, so muß offenbar die Leber das an Fettsäuren gebundene Cholesterin, die Cholesterinester zu spalten vermögen. In der Tat sind solche esterspaltende Fermente in der Pferdeleber und auch in der menschlichen Galle gefunden worden.

Es darf heute als gesichert betrachtet werden, daß Cholesterin im großen Umfange durch Synthese im Organismus gebildet wird. So konnten BEUMER und LEHMANN bei neugeborenen Hunden, die etwa vier Wochen mit einer cholesterinarmen Nahrung gefüttert wurden, zeigen, daß mehr Cholesterin durch den Kot ausgeschieden wurde, als zugeführt worden war, daß also eine negative Cholesterinbilanz bestand. Gesamtanalysen dieser Tiere ergaben dann weiter, daß während der Versuchszeit trotz des Cholesterinverlustes durch den Kot eine Zunahme des Cholesterins zwischen $1—1^1/_2$ g im Körper erfolgte. Der gleiche Befund ergibt sich beim Säugling, der ebenfalls im Stuhl stets mehr Cholesterin ausführt, als der Cholesterinzufuhr mit der Nahrung entspricht. Trotzdem erfolgt im kindlichen Organismus, wie z. B. Analysen des Gehirns von Säuglingen ergaben, eine gewaltige Zunahme des Cholesterins, die nur durch eine Cholesterinsynthese im Organismus erklärt werden kann. Den gleichen Beweis zugunsten einer umfangreichen synthetischen Bildung des Cholesterins hat SCHÖNHEIMER auch für den Pflanzenfresser erbracht. Die pflanzlichen Sterine werden vom Pflanzenfresser überhaupt nicht aufgenommen, sondern mit dem Kot restlos wieder ausgeschieden. Der Pflanzenfresser ist also gezwungen, sein gesamtes Cholesterin selbständig aufzubauen, und damit hängt es vielleicht auch zusammen, daß der Pflanzenfresser, z. B. das Kaninchen nur wenig Cholesterin durch die Galle entläßt, also sein synthetisch gebildetes endogenes Cholesterin nach Möglichkeit im Körper zurückhält. Über den Ort der Cholesterinbildung wissen wir nichts. Es ist nicht anzunehmen, daß ein einzelnes Organ wie die Nebennieren, die Leber, die Milz und das reticuloendotheliale System, die als Speicherungs- und Regulierungsorgane für den Cholesterinstoffwechsel bedeutungsvoll sind, allein für die Synthese verantwortlich ist. Die Cholesterinsynthese dürfte eine allgemeine Eigenschaft aller — und besonders wachsender — Zellen sein.

Entstehung der Uro-bilinkörper und ihre diagnostische Bedeutung Nachdem bereits JAFFE, der Entdecker der Urobilinkörper, die nahen chemischen Zusammenhänge zwischen Bilirubin und den Urobilinsubstanzen erkannt hatte, hat dann H. FISCHER den chemischen Nachweis dafür erbracht, daß die farblose Vorstufe des Urobilins, das Urobilinogen mit dem Hemibilirubin, einem Reduktionsprodukt des Gallenfarbstoffes identisch ist. Damit war die nahe Verwandtschaft zwischen dem Gallenfarbstoff und den Urobilinkörpern bewiesen. Während das Urobilinogen chemisch als eine einheitliche Substanz zu betrachten ist, dürfte das sog. Urobilin als ein Gemisch chemisch verschiedener Körper anzusehen sein. Es ist mit dem Stercobilin, welches dem Stuhl seine charakteristische Farbe gibt und gleichfalls als ein Gemisch verschiedener Körper zu betrachten ist, identisch.

Die Urobilinkörper werden im Darmkanal unter dem Einflusse der Tätigkeit von Darmbakterien gebildet. Der Beweis für diese enterogene Bilirubinbildung ist durch den Versuch von FRIEDRICH MÜLLER erbracht worden: Er gab einem Patienten, der bei kompletten Choledochusverschluß Urobilin weder im Stuhl noch im Harn aufwies, durch die Schlundsonde eine größere Menge von Schweinegalle. Ebenso ließ sich bei Mischung von Gallenfarbstoff mit Stuhl unter anaeroben Bedingungen bei Brutschranktemperatur eine Urobilinbildung auch im Reagensglase nachweisen. So überzeugend auch dieser Grundversuch für die Entstehung des Urobilins im Darme spricht, so sind doch die Bedingungen der Urobilinbildung aus Gallenfarbstoff noch keineswegs hinreichend geklärt. So erscheint Urobilin beim kompletten Choledochusverschluß nur nach Einführung von Schweinegalle im Harn und im Stuhl, während nach Verfütterung von Menschengalle unter den gleichen Bedingungen die Urobilinkörper in den Faeces und im Urin nicht nachzuweisen sind. (WALZEL und WELTMANN). Nun enthält im Gegensatz zur normalen Menschengalle die Schweinegalle von vornherein reichlich Urobilinogen, so daß mit der Möglichkeit zu rechnen ist, daß die nach Einnahme von Schweinegalle schon einige Stunden später auftretende Urobilinurie auf die Resorption des bereits in der Schweinegalle vorgebildeten Urobilinogens zurückzuführen sind. Auch nach Verfütterung von reinem Bilirubin wird keine Urobilinbildung beim totalen Choledochusverschluß beobachtet, und ebenso ist eine Urobilinbildung aus reinem Bilirubin durch Zusatz von Darmbakterien auch unter Sauerstoffabschluß nicht gesetzmäßig zu beobachten. Nach KAEMMERER hängt die Urobilinbildung von einer größeren Reihe biologischer Faktoren ab: Maßgebend für die enterogene Urobilinbildung sind in erster Linie grampositive anaerobe Stäbchen vom Typus des Bac. putrificus. Sie allein reichen jedoch nicht für eine ausgiebige Urobilinbildung aus, sondern erst in Gemeinschaft mit aeroben Darmbakterien kommt es zu einer starken Urobilinbildung, die sich dann auch ohne Sauerstoffabschluß vollziehen kann. Die Urobilinbildung im Darm ist somit das Ergebnis *synergistischer* Wirkungen eines anaeroben Darmbacteriums mit aeroben Stuhlbakterien. Für das Zusammenwirken dieser Bakterien ist weiter eine bestimmte H-Ionenkonzentration erforderlich, für die die Art der Ernährung von nicht zu unterschätzender Bedeutung ist.

Der überwiegende Teil der im Darm gebildeten Urobilinkörper wird durch den Stuhl ausgeschieden, der hierdurch seine typische Farbe erhält, ein anderer Teil wird durch die Darmschleimhaut resorbiert und durch die Pfortader der Leber zugeführt. Ob das Urobilin in der Leber wieder zu Bilirubin umgewandelt wird oder aus seinen Pyrrolgruppen wieder Hämoglobin aufgebaut wird, entzieht sich der Kenntnis; jedenfalls wird infolge der Einbeziehung des Urobilins in den Stoffwechsel der normalen Leber die Schranke der Leber vom Urobilin nicht überschritten. Beim Gesunden gelangen höchstens nur Spuren von Urobilinkörpern in den Kreislauf und in den Harn. Auch eine Wiederausscheidung des vom Darm resorbierten Urobilins in die Gallenwege findet normalerweise nicht statt, da die normale menschliche Galle bei der Duodenalsondierung keine nachweisbaren Urobilinmengen enthält. Man darf mithin die Rolle der Leber dahin zusammenfassen, daß die gesunde Leber eine Barriere für die ihr vom Darm durch die Pfortader zuströmenden Urobilinkörper bildet, und daß sie unter normalen Verhältnissen den Kreislauf von Urobilinkörpern freizuhalten vermag. Ist die Leber geschädigt — und bereits leichte Schädigungen des Organs genügen hierzu —, dann wird das aus dem Darmkanal resorbierte Urobilin nur unvollständig in den Stoffwechsel der Leber einbezogen. Es tritt wie durch ein leckes Filter in den großen Kreislauf über und gelangt so auch in den Harn als Zeichen der *absoluten* Störung einer Partialfunktion der Leber.

Vom Standpunkt der enterogenen Urobilinentstehung kann aber auch eine Urobilinurie dadurch zustande kommen, daß bei einem gesteigerten Blutuntergange aus einem vermehrten Hämoglobinangebot abnorme große Bilirubinmengen gebildet werden, aus denen dann im Darm auch größere Mengen von Urobilinkörpern gebildet werden. In solchen Fällen vermag die Leber das im Übermaß im Darm gebildete und von dort resorbierte Urobilin infolge Überbelastung ihrer Funktion nicht mehr festzuhalten: dann tritt trotz normaler Leberfunktion ein Teil der überreichlich entstandenen Urobilinkörper in den Kreislauf und in den Harn über. Bei gesteigertem Blutuntergang erfolgt somit die Urobilinurie auf der Grundlage einer *relativen* Leberinsuffizienz: wohl ist die Leber einem normalen Urobilinangebot gewachsen, aber sie vermag den hier besonders hochgetriebenen Belastungen ihrer Funktion nicht mehr zu genügen. Mit anderen Worten: die Urobilinurie ist entweder ein Zeichen einer diffusen Leberparenchymschädigung selbst leichtesten Grades oder Ausdruck eines abnorm gesteigerten Blutunterganges, der über den Weg einer sehr reichlichen Gallenfarbstoffbildung auch zu einer vermehrten enteralen Urobilinbildung führt.

Namentlich französische Kliniker haben neben der enteralen Urobilinbildung auch eine parenterale Entstehung der Urobilinkörper angenommen, die ohne Mitwirkung von Bakterien durch Reduktion des Gallenfarbstoffes in den Geweben erfolgt. Beweiskräftige Unterlagen für diese histiogene Theorie der Urobilinentstehung fehlen, und um das Verschwinden des Urobilins im Stuhl und im Urin beim kompletten Choledochusverschluß zu erklären, muß zu der gezwungenen Erklärung gegriffen werden, daß beim schweren Ikterus die reduzierenden Funktionen der Gewebe gelähmt seien. Man hat auch der kranken Leber die Möglichkeit einer Urobilinbildung zugeschrieben und diese Vorstellung damit begründet, daß es in der Galle von Gallenfisteltieren zu einem Auftreten von Urobilin kommt. Dieser Befund erklärt sich wohl zwanglos dadurch, daß infolge der meist unvermeidlichen Gallengangsinfektion bei Gallenfisteltieren der Gallenfarbstoff schon in den Gallenkanälen durch die dort angesiedelten Bakterien zu Urobilin umgewandelt wird.

VI. Einteilung der Ikterusformen. Die Krankheitszeichen des Ikterus. Pathologische Histologie der mechanischen und hepatocellulären Ikterusformen.

Die Schwierigkeiten, die einer befriedigenden Einteilung der Ikterusformen entgegenstehen, liegen darin, daß die meisten der beim Menschen vorkommenden Ikterusformen keine reinen Formen, sondern Kombinationstypen darstellen. Wenn man die verschiedenartigen Entstehungsursachen überblickt, durch welche das Phänomen Ikterus ausgelöst wird, so schälen sich unter dem Gesichtspunkte der Pathogenese drei große Gelbsuchtsgruppen heraus:

1. Die Ikterusformen durch Störungen des Gallenabflusses, dessen mechanische Behinderung durch eine Erkrankung der extrahepatischen Gallenwege verursacht wird (mechanischer Ikterus, Stauungsikterus, Resorptionsikterus).

2. Die Ikterusformen, welche primär auf einer Schädigung der Leberzellen beruhen und bei denen durch Funktionsstörungen und durch Strukturschädigungen der Leberzellen die Gallenabsonderung nach den Gallenwegen mehr oder minder schwer beeinträchtigt ist (hepatocellulärer Ikterus, hepatotoxischer Ikterus, Icterus per destructionem, Suppressionsikterus, dynamischer Ikterus).

3. Die Ikterusformen, bei denen weder Erkrankungen der Gallenwege, noch Erkrankungen der Leber nachzuweisen sind und bei denen im Vordergrunde des klinischen Bildes ein gesteigerter Blutuntergang und eine hierdurch ausgelöste Steigerung der Gallenfarbstoffbildung steht, der gegenüber sich das Ausscheidungsvermögen der Leber als unzureichend erweist (hämolytischer Ikterus, pleiochromer Ikterus).

Diese Einteilung sucht die Mannigfaltigkeit der menschlichen Ikterusformen in erster Linie von pathophysiologischen Gesichtspunkten, daneben unter einer anatomischen Betrachtungsweise zu ordnen. Wenn auch dieses, wohl zuerst von MINKOWSKI aufgestellte Schema sich als ordnendes Prinzip bewährt, so begegnet doch am Krankenbette die Einreihung einer bestimmten klinischen Ikterusform nach diesem Einteilungsprinzip häufig praktischen Schwierigkeiten. Man muß nämlich berücksichtigen, daß zahlreiche Ikterusbilder nur am Beginn durch eine einzige einigermaßen scharf erkennbare Ursache ausgelöst werden; mit der weiteren Ausbildung des Krankheitsbildes gesellen sich aber weitere Vorgänge hinzu, die ihrerseits die Pathogenese des Ikterus komplizieren, so daß bei dem vollentwickelten Krankheitsbilde die Frage oft schwer zu beantworten ist, welche von den komplexen zum Ikterus führenden Vorgängen als primär oder sekundär anzusehen sind. So spielen bei den mechanischen Ikterusformen auch Funktionsstörungen der Leberzellen eine wichtige Rolle, da die Gallenstauung die Leberzellen sekundär zu schädigen vermag. Es pfropft sich somit in solchen Fällen auf einen mechanischen Ikterus ein hepatocellulärer Ikterus auf. Ebenso können aber auch bei den hepatotoxischen Ikterusformen sich mechanische Störungen des Gallenabflusses hinzugesellen. So können primäre Erkrankungen der Leberzellen zur Absonderung einer eiweiß- und fibrinreichen Galle führen, in deren Gefolge es — ähnlich der Bildung von Harnzylindern — zu Gerinnselbildungen in den Abflußkanälen, zu den Gallenthromben oder Gallenzylindern kommt, die ihrerseits den Abfluß der Galle mechanisch behindern. Andere Formen der Gelbsucht sind von vornherein Mischformen, indem Leberzellschädigungen und mechanische Vorgänge gleichzeitig miteinander vergesellschaftet sind. Dies kann z. B. für cholangitische Krankheitsprozesse zutreffen, bei welchen Verlegungen der Gallengänge und Schädigungen des Leberparenchyms in ihrem Zusammenspiel häufig schwer gegeneinander abgegrenzt werden können. Ähnliches gilt auch für die verschiedenen Kombinationsformen der von Milzerkrankungen gleichzeitig begleiteten Ikterusformen, bei welchen eine kaum entwirrbare Vereinigung von hämolytischen Vorgängen, Leberzellschädigungen und Behinderungen des Gallenabflusses durch Gallenthromben das klinische Bild des Ikterus zusammensetzen.

Diese fließenden Übergänge zwischen einer großen Reihe von Ikterusbildern, bei denen verschiedenartige primäre Ursachen und sekundäre Folgezustände in verwickeltem Wechselspiel ineinander greifen können und schließlich zur Ausprägung klinisch ähnlicher, pathogenetisch aber verschiedenartiger Krankheitsbilder führen, erschweren natürlich im Einzelfalle die klinische Klassifizierung des Ikterus. Sie können den primären Entstehungsmechanismus einer Ikterusform oft so verschleiern, daß eine klinische Scheidung nach der Entstehungsweise nicht eindeutig durchzuführen ist. Solche Schwierigkeiten werden auch durch andere Gruppierungsversuche der Ikterusformen nicht behoben. Bei ihnen allen muß man sich bewußt bleiben, daß jede Klassifizierung stets auch eine Schematisierung bedeutet, die sich gegenüber der Formenfülle der klinischen Wirklichkeit häufig als zu eng erweist.

Die Krankheitszeichen, die im Verlaufe der verschiedenen Ikterusformen auftreten, teilen wir ein in:

A. Veränderungen in den Geweben und im Blut.
B. Veränderungen im Darmkanal.
C. Veränderungen im Urin und in anderen Körperflüssigkeiten.

A. Veränderungen in den Geweben und im Blut.

Die Verfärbung der Haut beim Ikterus kann in Stärke und Tönung recht verschieden sein. Bald ist sie schwefelgelb bis citronengelb, bald macht sich eine mehr rötliche Tönung bemerkbar. Bei lang bestehendem mechanischem Ikterus kann die Haut eine grüne Farbe annehmen, und bei sehr langem Bestehen eines schweren Ikterus kann es zu einer grüngrauen bis grünschwarzen Hautfärbung, zum sog. Melasikterus kommen. Die allmählich auftretende grünliche Verfärbung der Haut dürfte auf einer Oxydation des abgelagerten Bilirubins in Biliverdin beruhen. An der ikterischen Verfärbung beteiligen sich in sehr ausgeprägter Weise auch die Konjunktiven der Augen, nicht, wie immer fälschlicherweise angegeben wird, die Skleren.

Bilirubinophile und bilirubinophobe Gewebe. Das Elastin

Man hat sich bisher vorgestellt, daß Ikterus im frischen Stadium eine diffuse Durchtränkung der Gewebe des Körpers mit Gallenfarbstoff darstellt, und daß die Gelbfärbung der äußeren Bedeckungen nur der gleichsinnige Ausdruck der auch im Körperinneren sich abspielenden Imbibitionsvorgänge sei. Im Gegensatz zu dieser üblichen Betrachtungsweise drängt sich auf dem Sektionstische immer wieder die Tatsache auf, daß bestimmte Gewebe mit einer ausgesprochenen Affinität den Gallenfarbstoff in sich aufnehmen und andere Organsubstrate bei noch zu starkem Ikterus eine erheblichere Bilirubinaufnahme verweigern. Es gibt also bilirubinophile und bilirubinophobe Gewebe im Körper. Neben der Haut und den Bindehäuten der Augen sind es von inneren Geweben die Intima der Gefäße, die Klappen des Herzens, das Nackenband, das von elastischen Fasern durchzogene Bindegewebe sowie das

Fettgewebe, die durch stärkere Affinität zum Gallenfarbstoff gekennzeichnet sind. Ebenso wie der Conjunctivalikterus ein Frühsymptom des Ikterus an der Außenfläche ist, so ist die Gelbfärbung der Gefäßintima, der Herzklappen und des Lig. nuchae ein Frühsymptom der Gelbsucht in der Tiefe. Demgegenüber gehören zu den bilirubinophoben Geweben: die Cornea, Muskulatur, Herzmuskel, Milz und Nervengewebe. Ikterus kann somit nicht allein auf einer einfachen Durchtränkung der Gewebe mit Gallenfarbstoff beruhen, sondern bei der Aufnahme des Bilirubins spielen auch bisher wenig beachtete Gewebsaffinitäten eine wichtige Rolle. Ein wesentlicher Träger solcher beim Ikterus in die Erscheinung tretenden Bilirubinaffinitäten ist das *Elastin*. Es stellt in fast allen Geweben mit ausgesprochener Bilirubinophilie einen vorherrschenden Bestandteil des Gewebssubstrates dar, und auch die Bindehäute der Augen sind besonders reich an elastischen Fasern. Die Gelbfärbung von Haut und Augen beim Ikterus beruht mithin zum wesentlichen auf der Bilirubinfärbung des Elastins. Hier findet eine stärkere Verfestigung des Gallenfarbstoffes statt, die im Experiment darin zum Ausdruck kommt, daß der von Elastin aufgenommene Gallenfarbstoff durch die üblichen Extraktionsmittel nur schwer entzogen werden kann. Auf diese feste Verankerung des Bilirubins im Elastin dürfte es daher zurückzuführen sein, daß die ikterische Verfärbung der Haut und der Augen den bereits abgeklungenen Blutikterus eine gewisse Zeit zu überdauern vermag.

Mit der längeren Dauer des Ikterus kommt es auch zu körnigen Ablagerungen von Gallenfarbstoff, die sich im Bereich der Haut zwischen und in den Zellen des Rete Malpighi niederschlagen. Damit es zur sichtbaren Gelbfärbung der äußeren Bedeckungen kommt, muß der Gallenfarbstoff aus dem Blut durch die Gefäßendothelien in die Haut übertreten. Der Gallenfarbstoff muß mithin beim Eintritt von Ikterus zweimal das Lymphgefäßsystem passieren: Zunächst innerhalb der Leber beim Übertritt aus dem Leberparenchym in die perivasculären Lymphräume, die sich zwischen Leberzellbalken und Blutcapillaren einschieben, und dann wieder beim Übertritt des Gallenfarbstoffes durch die Wandungen der Blutcapillaren in die Haut oder die anderen umgebenden Gewebe (EPPINGER). Die Bedeutung der Durchlässigkeit der Gefäßendothelien für die Ausprägung des Hautikterus ergibt sich auch aus der ikterischen Hautschrift: Bestreicht man bei schwach ausgeprägtem Ikterus mit mäßigen Reibebewegungen die Haut, so kann man nach dem Abklingen der Rötung und einer hieran sich anschließenden Quaddelbildung einen sich deutlich von der Umgebung abhebenden gelben Streifen im Bereich der Reibefläche beobachten. Dieses Phänomen erklärt sich daraus, daß der Gallenfarbstoff — entsprechend ähnlichen Erfahrungen bei Vitalfarbstoffen — durch die erweiterten Capillaren leichter als bei normaler Zirkulation hindurchtritt. Auf dem gleichen Mechanismus beruht die intradermale Histaminprobe (KLEIN): Wird bei einem Ikteruskranken durch intradermale Injektion von 0,1—0,2 ccm Histamin eine kleine Hautquaddel erzeugt, so färbt sich der in der Umgebung der Einstichstelle entstehende hyperämische Hof infolge der gesteigerten Permeabilität der Blutcapillaren für Gallenfarbstoff rasch gelb.

Nach intracutaner Injektion von 1%iger Ferricyankaliumlösung in die ikterische Haut kommt zu einer umschriebenen Blaufärbung der Haut, die auf einer Oxydation des Bilirubins durch Ferricyankalium beruht (BRUGSCH, DIETRICH, HIJMANS VAN DEN BERGH).

Die Bilirubinbestimmung im Serum nach HIJMANS VAN DEN BERGH

Bereits im gesunden Organismus lassen sich Spuren von Gallenfarbstoff nachweisen. Zu klaren Vorstellungen über den Gehalt des Blutes an Gallenfarbstoff unter normalen und pathologischen Bedingungen ist man durch die Bilirubinbestimmung im Blut nach dem Verfahren von HIJMANS VAN DEN BERGH gelangt. Gegenüber diesem Verfahren und seinen Modifikationen treten alle anderen Methoden an Bedeutung so sehr in den Hintergrund, daß diese Methode als die Standardmethode der Gallenfarbstoffbestimmung in der Klinik bezeichnet werden darf.

Neben ihr gelangt manchmal die einfache colorimetrische Methode von MEULENGRACHT zur Verwendung, die auf einem direkten Vergleich der gelben Serumfarbe mit einer Standardlösung von Kaliumbichromat beruht. Zur Bestimmung dient ein dem SAHLISCHEN Hämoglominometer ähnlicher colorimetrischer Apparat (erhältlich bei P. Altmann, Berlin, Linienstr. 52). HIJMANS VAN DEN BERGH lehnt diese Methode als ungenau ab, da die Gelbfärbung des Serums auch durch die lipochromen Pigmente des Serums hervorgerufen wird, die sich in ihrer Gelbfärbung vom Gallenfarbstoff nicht unterscheiden. Gerade bei niedrigen Bilirubinwerten im Serum, für deren Nachweis diese Methode vorzugsweise eine Existenzberechtigung hat, sind die gewonnenen Zahlen wenig genau.

Die große Bedeutung der Gallenfarbstoffbestimmung im Blut nach HIJMANS VAN DEN BERGH liegt darin, daß sie nicht nur eine quantitative Bestimmung des Gallenfarbstoffes im Blut ermöglicht, sondern daß sie auch Reaktionsunterschiede des Blutbilirubins aufdeckt, die für die Klassifikation der verschiedenen Ikterusformen eine erhebliche diagnostische Bedeutung besitzen. Die Methode knüpft an die EHRLICHSCHE Beobachtung an, daß Bilirubin in neutralen, schwach sauren oder alkalischen alkoholischen Lösungen mit dem EHRLICHSCHEN Diazoreagens eine charakteristische Verbindung mit Farbencharakter eingeht: Im neutralen Medium entsteht ein rotvioletter Farbenton, im sauren Milieu wird der Farbenton blau, im alkalischen blaugrün. Diese Farbreaktion ist zu einer quantitativen colorimetrischen Bestimmungsmethode des Gallenfarbstoffes im Serum ausgebaut worden. Ihre Empfindlichkeit ist so erheblich, daß sie bereits leichtere Störungen der Gallensekretion aufzudecken vermag.

Die Ausführung der Reaktion im Blutserum geschieht in folgender Weise: Eine bestimmte klare Serummenge wird mit der doppelten Menge 96%igem Alkohol in einem Zentrifugenröhrchen gemischt und zentrifugiert. Die klare oder nahezu klare alkoholische Flüssigkeit gießt man in ein zweites Röhrchen, pipettiert hiervon 1 ccm in ein anderes Röhrchen ab und fügt 0,2 ccm der frisch bereiteten Diazolösung sowie 0,5 ccm Alkohol hinzu. Hierauf wird die rasch sich färbende Flüssigkeit in den Trog des HELLIGESCHEN Colorimeters gegossen und nach frühestens 2 Minuten mit dem geeichten Farbkeil verglichen. Falls die Farbe der untersuchten Lösung stärker ist als die, die der Vergleichskeil zuläßt, so wird die diazotierte Bilirubinlösung mit einem Gemisch von 2 Volumen Alkohol und 1 Volumen Wasser entsprechend verdünnt. Der gefundene Farbwert muß entsprechend den Verdünnungen mit 5 multipliziert werden. — Ein Nachteil der Methode liegt darin, daß bei der Alkoholfällung des Serumeiweißes eine oft nicht unbeträchtliche Bilirubinmenge von dem Eiweißniederschlag mitgerissen wird. Am einfachsten kann man diesen Adsorptionsfehler dadurch verkleinern, daß man vor der Alkoholfällung das ikterische Serum mit bekannten Wassermengen so stark verdünnt, daß eine gerade noch gut erkennbare Gelbfärbung der Serumverdünnung bestehen bleibt. Tritt in einem solchen mit Wasser vorher verdünnten Serum nach Alkoholzusatz überhaupt noch eine Eiweißfällung auf, so ist sie zum mindesten wesentlich geringer als beim unverdünnten Serum, so daß auch die Menge des mitgerissenen Bilirubins gering bleibt.

Nach dieser colorimetrischen Methode enthält das Blutserum des gesunden, ausgewachsenen Menschen gewöhnlich nur Spuren von Gallenfarbstoff bis höchstens 1—1,5 Bilirubineinheiten. Als Bilirubineinheit wird hierbei die Farbintensität einer Bilirubinlösung gerechnet, die 1 mg Bilirubin in 200 ccm Flüssigkeit enthält. Bei einer Reihe von Tieren z. B. Rind, Schwein und Hund ist das Serum frei von Gallenfarbstoff, während sich im normalen Pferdeserum höhere Bilirubinwerte um 5 Einheiten finden. Bei schwerer Gelbsucht können Bilirubinwerte bis zu 60 Einheiten und mehr erreicht werden, die einer prozentualen Bilirubinkonzentration von 30 mg-% entsprechen. Klinisch deutlich wird der Ikterus an den äußeren Bedeckungen, gewöhnlich bei einem Bilirubinspiegel von 4 Einheiten. Stets findet sich der Gallenfarbstoff ausschließlich im Blutserum, während die roten Blutkörperchen frei von Gallenfarbstoff bleiben.

Durch diese Methode werden auch leichtere krankhafte Störungen der Gallenfarbstoffausscheidung, d. h. Zustände von *latentem* Ikterus erfaßt, bei denen es nicht zu einer deutlich sichtbaren allgemeinen Gelbsucht kommt. In solchen Fällen bewegt sich der Bilirubinspiegel zwischen 1,5—3 Einheiten im Blutserum. Solche Bilirubinämien finden sich bei leichteren und schwereren Leberparenchymschädigungen, bei Stauungsleber, bei Infektionskrankheiten und Blutkrankheiten. Bei unklaren Schmerzzuständen im Leibe kann der Nachweis von erhöhten Bilirubinwerten die Diagnose auf Erkrankungen des Gallengangssystems stützen und eine Abgrenzung gegenüber klinisch ähnlichen Krankheitsprozessen ermöglichen. Während der Schwangerschaft besteht in 30—50% der Fälle ein erhöhter Bilirubinspiegel. Bei allen Neugeborenen besteht gleichfalls schon bei der Geburt ein latenter Ikterus, der in den ersten Lebenstagen mit einer weiteren Erhöhung des Bilirubinspiegels einhergeht, ohne daß es immer zu einem sichtbaren Icterus neonatorum kommen braucht.

Noch wichtiger als diese quantitative Erfassung der Bilirubinwerte im Blut, die für Entwicklung und Ablauf des Ikterus von erheblicher diagnostischer Bedeutung ist, ist die Feststellung des *qualitativen* Verhaltens des Serumbilirubins bei den verschiedenen Ikterusformen. Seit der Methode von HIJMANS VAN DEN BERGH wissen wir, daß der Gallenfarbstoff im menschlichen Serum in zwei verschiedenen Reaktionsformen auftreten kann, die sich jedoch spektroskopisch völlig gleich verhalten. So zeigen die ikterischen Sera bei mechanisch bedingten Ikterusformen und beim hepatocellulären Ikterus — ebenso wie die menschliche Galle — auf Zusatz des Diazoreagens ohne vorherige Alkoholfällung sofortige Rotfärbung; ferner zeigt sich bei ihnen eine stärkere Adsorption des Gallenfarbstoffes an den Eiweißniederschlag bei der Alkoholfällung, eine leichte Oxydation des Bilirubins zu Biliverdin nach mehrstündigem Stehenlassen, eine Unlöslichkeit des Serumbilirubins im Chloroform und eine leichte Dialysierbarkeit des im Serum vorhandenen Gallenfarbstoffes durch Kollodiumsäckchen. Im Gegensatz hierzu zeigen ikterische

Sera von Fällen mit hämolytischem Ikterus und perniziöser Anämie bei unmittelbarem Zusatz des Diazoreagens zum nativen Serum keine Rotfärbung; ferner wird ihr Bilirubin schwer zu Biliverdin oxydiert, eine Dialyse des Bilirubins durch Kollodiumhäutchen findet nicht statt, und der in diesem Serum enthaltene Gallenfarbstoff wird bei Eiweißfällung durch Alkohol nur wenig mitgerissen.

Erfolgt bei Zusatz des Diazoreagens zum nativen Serum eine prompte, rasch maximal werdende Rotfärbung, so spricht man von Seren mit *direkter Diazoreaktion*. Tritt die Rotfärbung bei Mischung der Diazolösung mit dem nativen ikterischen Serum überhaupt nicht auf, sondern erst im Extrakt des mit Alkohol gefällten Serums, so spricht man von einem ikterischen Serum mit *indirekter Diazoreaktion*. Beginnt die Farbreaktion im nativen Serum zwar rasch, verstärkt sich aber erst nach längerem Stehen, so spricht man von einer zweiphasigen oder *verzögerten direkten Reaktion*. Sie ist als eine Übergangsstufe zwischen direkter und indirekter Diazoreaktion zu betrachten. Man stellt die direkte Diazoreaktion im nativen Serum so an, daß man zu 1 ccm frischem, klarem Serum 2 ccm physiologische Kochsalzlösung hinzufügt, von dieser Verdünnung 1 ccm entnimmt und diesen mit 0,25 ccm des Diazoreagens und weiteren 0,5 ccm physiologischer Kochsalzlösung versetzt.

<p style="margin-left:2em">Diagnostische Bedeutung der verschiedenen Reaktionsformen des Serumbilirubins

Ganz allgemein gilt die Tatsache, daß bei allen Formen der Gallenstauung und bei allen hepatotoxischen Ikterusformen, sofern der Bilirubinspiegel des Blutes über 3—4 Bilirubin-Einheiten hinausgeht, die Kuppelungsreaktion des Bilirubins direkt, d. h. schon nach Zusatz der Diazolösung zum nativen Serum stattfindet, während bei den reinen Formen des hämolytischen Ikterus, im bilirubinreichen Serum der perniziösen Anämie, beim Icterus neonatorum nur die indirekte Diazoreaktion besteht, d. h. die Farbreaktion erst nach Alkoholfällung des ikterischen Serums auftritt. Letzteres gilt auch für den in hämorrhagischen Punktionsflüssigkeiten und Blutergüssen lokal anhepatisch gebildetem Gallenfarbstoff.

Man kann somit über die diagnostische Bedeutung der qualitativen Bilirubinreaktion im Blute für die Klassifizierung der Ikterusformen folgendes zusammenfassend sagen: Sofern im Serum mehr als 3—4 Bilirubin-Einheiten nachzuweisen sind, spricht das Fehlen der direkten Diazoreaktion für hämolytische Ikterusformen. Erscheint die direkte Diazoreaktion bei solchen Mindestwerten biphasisch verzögert, so ist mit dem Bestehen hämolytischer Begleitprozesse zu rechnen. Das Auftreten der prompten direkten Diazoreaktion spricht für mechanische und hepatocelluläre Ikterusformen. Liegt der Bilirubingehalt des Serums unter 3—4 Einheiten, so ist der Ausfall der Bilirubinreaktion diagnostisch nur mit Vorsicht zu verwerten, da hier die indirekte Diazoreaktion oder die verzögerte Diazoreaktion selbst bei Ikterusformen auftritt, die bei stärkerer Ausprägung eine prompte direkte Diazoreaktion liefern. So kann z. B. bei abklingenden mechanischen Ikterusformen mit Blutbilirubinwerten unter 3 Einheiten die ursprünglich prompte direkte Diazoreaktion in eine stark verzögerte oder sogar in eine ausschließlich indirekte Reaktion übergehen. Ebenso kann auch bei beginnendem

Stauungsikterus und bei beginnendem und abklingendem Icterus simplex bei einem Bilirubinspiegel im Bereich der genannten Werte eine indirekte oder direkte verzögerte Diazoreaktion bestehen. Gleiches gilt für die meisten geringfügigen Bilirubinämien, die im Verlaufe von akuten Infektionskrankheiten, Gallensteinkoliken und bei dekompensierten Herzfehlern beobachtet werden. Andererseits darf man feststellen, daß das Auftreten der raschen direkten Diazoreaktion im ikterischen Serum die Existenz von reinen hämolytischen Ikterusformen mit Sicherheit ausschließt, bzw. auf hinzutretende Krankheitsprozesse, z. B. Cholangitis, hinweist, die das klinische Bild dieser Ikterusformen komplizieren können.

Diese Befunde klinischer Pathologie finden auch in Experimenten ihre Analogie: So hat sich ergeben, daß eine Stunde nach Unterbindung des Choledochus und Cysticus bei gleichzeitig nephrektomierten Hunden in der Lymphe des Ductus thoracicus zunächst indirekt reagierendes Bilirubin auftritt. $1^1/_2$ Stunden nach der Gallengangsunterbindung erscheint auch im Blute der indirekte Reaktionstypus des Gallenfarbstoffes. Nach $2^1/_2$ Stunden gibt das Bilirubin in der Lymphe eine zweiphasisch verzögerte Diazoreaktion, und nach $2^3/_4$ Stunden nimmt auch im Blute der Gallenfarbstoff die gleiche Reaktion an. $4^1/_2$ Stunden nach dem Gallengangsverschluß zeigt im Blut und in der Lymphe die inzwischen erheblich angestiegene Gallenfarbstoffmenge die prompte direkte Diazoreaktion entsprechend der mechanischen Entstehung des Ikterus (GUSSMANN-BARRON und BUMSTEAD). Ähnliches kann man auch bei Hunden beobachten, denen nach der Methode von MANN und MAGATH die Leber entfernt ist: Wenn mit der längeren Lebensdauer dieser Hunde die sich entwickelnde anhepatische Bilirubinämie allmählich ansteigt, so geht die ursprünglich rein indirekte Diazoreaktion in die verzögerte direkte Diazoreaktion über.

Man hat versucht, diese verschiedenen Reaktionsformen des Blutbilirubins mit dem verschiedenartigen chemischen Blutmilieu der einzelnen Ikterusformen in engeren Zusammenhang zu bringen. So besteht bei den reinen hämolytischen Ikterusformen ein sog. *bilirubinämischer* Ikterus, der allein mit einer Gallenfarbstoffvermehrung, aber ohne Cholesterinvermehrung im Blute und höchstwahrscheinlich auch ohne ein Übertreten von Gallensäuren in den Kreislauf einhergeht. Demgegenüber besteht bei den mechanisch bedingten und hepatotoxischen Ikterusformen ein sog. *cholämischer* Ikterus, bei welchem neben dem Gallenfarbstoff auch das Cholesterin im Serum erhöht ist und auch Gallensäuren in geringen Mengen im Blute vorhanden sind. Es läge also an sich nahe, die prompte direkte Diazoreaktion mit dem Vorhandensein von Gallensäuren und der Erhöhung des Cholesterinspiegels im Blut in Zusammenhang zu bringen, um so mehr, als auch die menschliche Galle eine rasche direkte Farbreaktion mit der Diazolösung liefert. Sicherlich bestehen aber zwischen dem chemischen Blutmilieu der verschiedenen Ikterusformen und den verschiedenen Reaktionsweisen des Serumbilirubins keine einfach erfaßbaren Beziehungen. So nimmt z. B. das Serum eines hämolytischen Ikterus mit indirekter Diazoreaktion auch nach Zusatz von Cholesterin und gallensauren Salzen keine direkte Diazoreaktion an. Ferner liefert z. B. bei Pferd und Ratte, die keine Gallenblase besitzen, die Choledochusgalle nur die indirekte Diazoreaktion, während bei manchen Tieren der Gallenfarbstoff in der Gallenblase die direkte Diazoreaktion, der Gallenfarbstoff in den Gallenwegen nur die indirekte Diazoreaktion aufweist (ASCHOFF). Nach solchen

Ergebnissen kann der Ausfall der Diazoreaktion nicht von der Anwesenheit von Gallensäuren und Cholesterin bestimmt werden.

ASCHOFF sieht in dem Bilirubin mit indirekter Diazoreaktion den aus den Reticuloendothelien unverändert in die Blutbahn abgegebenen Gallenfarbstoff, während das Bilirubin mit direkter Diazoreaktion bei der Ausscheidung durch die Leberzellen in die Gallenwege bereits Abwandlungen unbekannter Art erfahren haben soll. Nach ASCHOFF stellt das Serumbilirubin mit indirekter Diazoreaktion den im Reticuloendothel gebildeten Gallenfarbstoff „vor der Leberzelle" dar, der noch nicht die Leberzelle passiert hat; das Bilirubin mit direkter Diazoreaktion ist der Gallenfarbstoff „hinter der Leberzelle", der bereits durch die Leberzellen zur Ausscheidung gelangt war. Solange man über die Ursache des verschiedenen Reaktionsverlaufes zwischen Bilirubin und Diazolösung nichts Sicheres auszusagen vermag, dürfte die Art der Diazoreaktion nicht zu entscheidenden Rückschlüssen über den Entstehungsort des Gallenfarbstoffes und über die Frage einer nachträglichen Abwandlung beim Durchtritt durch die Leberzelle berechtigen.

Über die Diazoreaktion des Serumbilirubins eröffnet sich zugleich auch ein gewisses Verständnis für die mangelnde Harnfähigkeit des Gallenfarbstoffes beim hämolytischen Ikterus. Es ist recht wahrscheinlich, daß das Ausbleiben des Übertritts von Gallenfarbstoff in den Harn beim hämolytischen Ikterus mit der hier vorhandenen indirekten Diazoreaktion in engerer Beziehung steht, und daß die gleichen Serumsubstanzen oder Bindungen, die bei den hämolytischen Ikterusformen die direkte Reaktion des Gallenfarbstoffes verhindern, auch den Gallenfarbstoff für die Niere ausscheidungs*un*fähig machen.

In diagnostischer Hinsicht kann die Diazoreaktion im Blute auch zur Differentialdiagnose zwischen sekundären und perniziösen Anämien herangezogen werden: Normale Bilirubinwerte sprechen bei niedrigen Blutkörperchenzahlen gegen perniziöse Anämie, ein erhöhter Bilirubinspiegel des Serums stützt die Diagnose der perniziösen Anämie. Auch beim Ulcus duodeni kann sich im Stadium stärkerer Schmerzattacken eine vermehrte Bilirubinämie finden, da die vom Ulcus ausgehenden Reizzustände zu Choledochusspasmen und damit auch zu leichten Hemmungen des Gallenabflusses führen können.

Hautjucken bei Ikterus und sein Entstehungsmechanismus   Ein sehr lästiges, häufiges, aber keineswegs konstantes Begleitsymptom der mechanischen und hepatocellulären Ikterusformen ist das *Hautjucken*. Es kann schon bei geringer Ausprägung der Gelbsucht im stärksten Grade vorhanden sein, es kann aber auch selbst bei stärkstem Ikterus und bei langer Dauer des Krankheitsprozesses fehlen. Nur bei den reinen Formen des hämolytischen Ikterus fehlt Hautjucken gesetzmäßig. Häufig begleitet es nur den Beginn der Gelbsucht und läßt nach einiger Zeit wieder nach, auch wenn der Ikterus an Stärke weiter zunimmt. In anderen Fällen kann das Jucken als Prodromalerscheinung noch vor der klinischen Ausprägung des Ikterus auftreten. Oft ist es wiederum in auffälliger Weise von der Stärke des Ikterus abhängig; es wird mit ihm stärker und schwächer und nicht selten geht die Zunahme des Hautjuckens der Zunahme der Gelbsucht voraus. Engere Zusammenhänge zwischen Hautjucken und Krankheitsintensität und Krankheitsstadium bestehen somit nicht.

So wenig berechenbar demnach das Auftreten des Hautjuckens ist, so vielgestaltig kann es in seinen klinischen Varianten sein. Bald ist es nur auf einzelne Hautstellen wie Achselhöhlen, Leistengegend, Hand-

und Fußflächen, Innenseite von Fingern und Zehen beschränkt, bald ist es über die ganze Haut ausgebreitet. Bald äußert es sich nur als leichtes, wenig belästigendes Juckgefühl, bald tritt es so intensiv und besonders zur Nachtzeit auf, daß es dem Patienten Ruhe und Schlaf raubt und die Anwendung von Narkotica erforderlich macht. Durch Sekundärinfektionen von zerkratzten Hautstellen können sich papulöse, pustulöse und selbst Hautgeschwüre ausbilden. Trotz der geschilderten, nur lockeren Zusammenhänge zwischen Hautjucken und Ikterusablauf mußte es für die klinische Betrachtungsweise ursprünglich als das Nächstliegende erscheinen, das Hautjucken in kausale Beziehungen zu der Ablagerung von Gallensäuren in der Haut zu bringen. Man dachte hierbei an einen Reizzustand sensibler Hautnervenendigungen durch Gallensäuren, weil man ihre toxische Wirkung auf das Zentralnervensystem im Tierexperiment kannte, und weil man in der Bradykardie bei Ikterischen eine Reizwirkung der Gallensäuren auf die Nervenendigungen des Vagus im Herzen sah. Dazu kam das konstante Ausbleiben des Hautjuckens beim klassischen hämolytischen Ikterus, bei dem es nur zu einer Überschwemmung des Kreislaufs mit Bilirubin, nicht aber mit Gallensäuren kommt. Gegen die Bedeutung der Gallensäuren spricht jedoch, daß eine noch so übertriebene Gallensäureneinfuhr beim Tier keinen nachweisbaren Juckreiz auszulösen vermag, und daß auch die intracutane und subcutane Einverleibung aller in Betracht kommenden Gallensäuren keinerlei Juckempfindung hervorzurufen vermag. Ebensowenig gelingt es, durch orale Zufuhr großer Gallensäurenmengen bei ikterischen Kranken das Hautjucken zu verstärken oder erst hervorzurufen. Eine ursächliche Rolle der Gallensäuren beim Hautjucken der Ikterischen ist somit durch nichts gestützt.

Da das Hautjucken nur ein inkonstantes Begleitsymptom ikterischer Krankheitsprozesse ist, so ist es ferner wenig wahrscheinlich, daß ein in der Galle konstant vorhandener Stoff an der Auslösung des Juckreizes beteiligt sit. Will man trotzdem als Arbeitshypothese einen direkten Zusammenhang zwischen Gallenretention und Hautjucken weiter aufrecht erhalten, so wird man vor allem an solche Gallenbestandteile zu denken haben, die bei den verschiedenen Menschen in wechselnden Mengen in der Galle vorkommen. So hat man das Hautjucken mit photodynamischen Wirkungen von eisenfreien Blutfarbstoffderivaten, den Porphyrinen in Verbindung gebracht, die bei Störungen der Gallenausscheidung in den Kreislauf übertreten sollen. Wenn auch Porphyrine in der menschlichen Galle nachgewiesen worden sind, so ist doch die Lichtgiftigkeit des in der menschlichen Galle vorhandenen Hämatoporphyrins nur sehr gering. Bemerkenswerterweise lassen sich in der sterilisierten menschlichen Leichengalle nach Intracutaninjektion photosensibilisierende Eigenschaften in Form lokaler Hautentzündungen nachweisen. Ebenso konnten nach Belichtung von Gallenfarbstoff in ikterischen Seren schädigende Wirknng der Lösungen auf das Froschherz in Form von Störungen der Reizleitung bis zum totalen Herzblock beobachtet werden (KAEMMERER). Bei allem Interesse, daß solche Feststellungen über lichtsensibilisierende Eigenschaften der Galle beanspruchen dürfen, sind solche unter ganz besonderen experimentellen Bedingungen gewonnenen

Befunde doch nicht geeignet, ein Verständnis für die Entstehung des Hautjuckens bei Gelbsüchtigen zu eröffnen. Neben dem Einwande, daß ein Einfluß des Lichtes auf die Ausbildung und die Stärke des ikterischen Hautjuckens klinisch nicht nachzuweisen ist, spricht gegen eine Bedeutung von *Gallen*bestandteilen überhaupt, daß Hautjucken in stärkster Ausprägung auch bei Leberkrankheiten bzw. Erkrankungen der Gallenwege selbst bei völligem Fehlen von Ikterus auftreten kann. Zwar haben französische Kliniker die These von einer isolierten Gallensäureretention im Kreislauf ohne Bilirubinämie, die Lehre von dem sog. Icterus dissociatus vertreten, doch befinden sich ihre Angaben auf so unzulänglichen methodischen Grundlagen, daß bisher die deutsche Klinik sich mit Recht hiergegen ablehnend verhalten hat. Unter den ohne Ikterus einhergehenden Erkrankungen sind es namentlich Gallensteinleiden und Lebercarcinome, die mit heftigem Hautjucken einhergehen können. Man wird daher eher daran zu denken haben, daß das Hautjucken nicht von Bestandteilen der Galle, sondern von frei gewordenen *Substanzen der Leber* verursacht werden kann. Von dieser Betrachtungsweise aus dürften histaminähnliche Substanzen möglicherweise eine Rolle spielen, die in den Geweben des Körpers leicht frei gemacht werden können und denen eine starke juckenerregende Wirkung zukommt. Gerade die Leberzellen sind besonders histaminreich. Histaminähnliche Substanzen (H-Substanzen) scheinen immer dann im Organismus in Freiheit gesetzt zu werden, wenn es zu Zellschädigungen kommt. Man wird daher für das Hautjucken beim Ikterus zu erwägen haben, ob nicht aus den erkrankten Leberzellen solche H-Substanzen in den Kreislauf entlassen werden und sekundär in der Haut in Form des Juckreizes zur Wirkung gelangen.

Brady-
kardie bei
Ikterus

Mit größerem Rechte als das Hautjucken wird die Verlangsamung der Schlagfolge des Herzens, die Bradykardie beim Ikterus auf die Wirkung von im Blut retinierten Gallensäuren zurückgeführt. Wenigstens ist die Verlangsamung der Schlagfolge des Herzens im Experiment bereits durch kleine Gallensäurendosen gesichert. Sie kann durch Atropin beseitigt werden und kommt sowohl durch eine periphere wie zentrale Vagusreizung zustande. Die Bradykardie bei Ikterus wird auch mit einem gesteigerten Gehalt von Cholin im Blut in Zusammenhang gebracht, der bei Ikterusfällen ohne Pulsverlangsamung angeblich vermißt wird.

Ikterus und
Blutungs-
neigung

Bei lang bestehendem mechanischen Ikterus, bei Phosphor- und Chloroformvergiftung, beim WEILschen infektiösen Ikterus, bei terminalen atrophischen Lebercirrhosen und verschiedenen Formen der hepatolienalen Erkrankungen kann es zu schweren hämorrhagischen Diathesen kommen, welche bald mehr das Bild der WERLHOFschen Blutfleckenkrankheit, bald mehr das Bild der Hämophilie mit profusen Blutungen aus Nase, Magen und Darmkanal und mit Nachblutungen aus Gewebswunden nachahmen können (Pseudohämophilia hepatica). Diese sog. „cholämischen“ Blutungen werden von den Chirurgen bei allen schweren ikterischen Lebererkrankungen gefürchtet. Analysiert man diese Fälle näher, so ergibt sich ein wechselvolles Bild: nur in den Fällen von hepatolienalen Erkrankungen werden manchmal kritische Verminderungen der

Blutplättchen beobachtet, die für das Zustandekommen dieser thrombopenischen Blutungsneigungen verantwortlich zu machen sind. In einer Reihe von anderen Fällen lassen sich im Reagensglasversuch komplizierte Störungen des Gerinnungsprozesses feststellen, in anderen Fällen finden sich jedoch völlig normale Blutgerinnungszeiten. Über den Mechanismus der Störungen der Blutgerinnung kann nur das eine mit Sicherheit gesagt werden, daß sie nicht „cholämischer" Natur sind, und daß ihre Zurückführung auf Gallensäuren im Blute nicht zutreffend ist. Wenn auch die Gallensäuren im Reagensglas in höheren Konzentrationen einen hemmenden Einfluß auf die Blutgerinnung auszuüben vermögen, so sind doch hierzu mindestens Konzentrationen von 0,2—0,5% notwendig, die niemals auch bei schwersten Ikteruszuständen erreicht werden. Nicht die Cholämie, sondern das Versagen der in den Gerinnungsprozeß eingreifenden Leberfunktionen ist eine der wesentlichen Ursachen dieser Blutungen. Worauf sie im einzelnen beruhen, ist noch nicht befriedigend geklärt. Fibrinogenmangel des Plasmas oder die Ausschüttung gerinnungshemmender Substanzen, der sog. Antithrombine aus der Leber, welche die Bildung des Fibrinfermentes aus seinen Vorstufen oder die Wirkung des fertigen Thrombins zu hemmen vermögen, und welche die Leber auf gewisse Reize, z. B. nach intravenöser Peptoninjektion oder im anaphylaktischen Shock, in den Kreislauf entläßt, reichen nicht aus, um die Blutungsneigung bei schweren Lebererkrankungen zu erklären. Bisher ist es nicht gelungen, durch schwerste experimentelle Parenchymschädigungen der Leber eine hämorrhagische Diathese im Tierversuch zu erzielen. Selbst bei der Phosphorvergiftung der Leber, bei der ein hochgradiger Fibrinogensturz im Plasma auftritt, sind bisher niemals petechiale oder profuse Blutungen experimentell erzeugt worden. Andererseits braucht selbst bei den mit schwerer hämorrhagischer Diathese einhergehenden Leberkrankheiten ein Fibrinogenmangel nicht zu bestehen.

HARTMANN hat die Verzögerung der Blutgerinnung beim Icterus gravis bzw. bei schweren Leberparenchymschädigungen darauf zurückgeführt, daß im Blute der Kranken ein Übermaß von hemmenden Substanzen vorhanden ist, die die Aktivierung und die Überführung des einen Gerinnungsfaktors, des Proserocyms in Serocym verzögern. Wenn die Leberzellen erkrankt sind, sollen sie die Fähigkeit verlieren, solche gerinnungshemmenden Stoffe zurückzuhalten, und das Blut wird daher von ihnen überschwemmt. HARTMANN erblickt somit das Wesen der „cholämischen" Gerinnungsstörung in der Unfähigkeit der erkrankten Leberzelle, die übermäßige Ausschüttung solcher gerinnungshemmenden Substanzen aus der Leber in das Blut zu verhindern.

Solche Befunde zeigen zur Genüge, wieweit entfernt wir noch von einer Einsicht in das Wesen der Blutungsneigung bei schweren Leberkrankheiten sind. Wie verwickelt der Entstehungsmechanismus der Hämorrhagien ist, zeigt sich besonders deutlich auch darin, daß selbst die Analyse der Blutgerinnung und der Blutungszeit keinen sicheren Maßstab für die Blutungsbereitschaft bei schweren Leberkranken abgibt. So sind Fälle von subakuter Leberatrophie beschrieben worden, bei welchen trotz normaler Blutungszeit (aus der Ohrstichwunde) bei der Operation eine starke Blutung im Bereich des Bauchschnittes auftrat, und andererseits sind bei akuten Leberatrophien mit beträchtlicher Verzögerung der Blutgerinnungszeit Laparotomien vorgenommen worden, ohne daß es überhaupt zu irgendwelchen Nachblutungen kam. Es kann sogar in verschiedenen Gefäßgebieten des Leberkranken eine unterschiedliche Blutungsneigung bestehen. Aus solchen klinischen Beobachtungen wird man daher den Schluß ziehen müssen, daß Schädigungen der Leberfunktion, soweit sie zu dem Gerinnungsprozeß des Blutes in Beziehung stehen, nur *einen* wichtigen Faktor für die hämorrhagische Diathese bei Leberkrankheiten darstellen dürften. Die Blutungen stellen offenbar eine recht komplexes Phänomen dar, bei welchem neben Funktionsstörungen der Leber auch Hemmungen und Schädigungen der Gerinnungskomponenten des Blutes sowie Schädigungen der Endothelfunktion der Blutgefäße in Rechnung zu ziehen sind. An häufigsten sind nach einer Statistik EPPINGERS die Spontanblutungen bei der akuten Leberatrophie und den von Ikterus begleiteten splenomegalen Cirrhosen.

„Cholämie" ist Hepatargie

Die Mattigkeit und Kraftlosigkeit ikterischer Menschen, sowie die schweren, bis zum Koma gesteigerten Zustände von Benommenheit bei terminalen Lebererkrankungen haben mit einer Giftwirkung der Gallensäuren nichts zu tun. Sie erklären sich zum Teil aus den schweren Störungen der Verdauungs- und Resorptionsvorgänge im Magen-Darmkanal infolge Fehlens der Galle, vor allem aber aus zunehmenden Störungen der lebenswichtigen Leberleistungen im intermediären Stoffwechsel. Es bedeutete daher schließlich nur eine Folgerung aus einem großen klinischen und experimentellen Beweismaterial, als QUINCKE den irreführenden Begriff der Cholämie durch die Bezeichnung der Hepatargie, der Autointoxikation durch Leberinsuffizienz ersetzte. Soweit die Bezeichnung „Cholämie" überhaupt noch im klinischen Sprachgebrauch zur Anwendung kommt, dient sie nur noch zur chemischen Kennzeichnung einer cholämischen Zusammensetzung des Blutes, in welchem mit der Vermehrung aller charakteristischen Gallenbestandteile zu rechnen ist.

Xanthelasmen

Als Folge des erhöhten Cholesterinspiegels im Blut bei Leberkranken entwickeln sich öfters, besonders am oberen Augenlid kleine, gelbe, etwas erhabene Hautverfärbungen, die Xanthelasmen. Sie enthalten in den sog. Xanthomzellen Anhäufungen von Cholesterin und Cholesterinestern neben Neutralfetten. Bei ihrer Ausbildung ist auch mit einem lokalen Dispositionsfaktor der Haut zu rechnen.

B. Veränderungen im Darmkanal.

Die Bedeutung der Urobilinkörper im Stuhl für die Diagnose des vollständigen und unvollständigen Choledochusverschluß

Bei stärkeren Behinderungen des Gallenabflusses nach dem Darm tritt eine auffällige Entfärbung der Stühle ein, die sich bei kompletten Choledochusverschluß zu einer toniggrauen Beschaffenheit der Faeces steigert. Sie ist darauf zurückzuführen, daß das im Darm gebildete Reduktionsprodukt des Gallenfarbstoffs, das Urobilin, infolge des verminderten Übertrittes von Gallenfarbstoff nur wenig oder gar nicht dem Darminhalte beigemischt wird. Die große diagnostische Bedeutung des Urobilinnachweises im Stuhl ist hieraus ohne weiteres ersichtlich: Die Bestimmung der Urobilinkörper im Stuhl entscheidet über die praktisch wichtige Frage, ob ein vollständiger oder unvollständiger Verschluß des Choledochus anzunehmen ist. Kann nämlich Galle überhaupt nicht in das Duodenum übertreten, so fehlen naturgemäß Urobilinkörper im Stuhl. Ist der Abfluß der Galle nach dem Darm jedoch noch nicht vollständig aufgehoben, so kann noch in begrenztem Umfange Urobilin aus Gallenfarbstoff im Darm entstehen, und der Urobilinnachweis entscheidet alsdann zugunsten eines unvollständigen Choledochusverschlusses. Der Zeitpunkt eines operativen Eingriffes zur Beseitigung eines mechanischen Gallengangshindernisses wird damit wesentlich durch den Ausfall der Urobilinprobe bestimmt: Erweist sich durch das Fehlen oder durch die hochgradige Armut des Stuhles an Urobilin das Gallenabflußhindernis als maximal, so soll man das Fortbestehen des schweren mechanischen Ikterus — sofern ein operativer Eingriff überhaupt in Betracht kommt — nicht über 4—6 Wochen hinaus abwarten, da erfahrungsgemäß nach Ablauf dieses Zeitraums mit schwer reparablen Leberschädigungen und mit Narkosegefahren zu rechnen ist. Andererseits gestattet der Nachweis eines reichlicheren Urobilingehaltes im Stuhl ein längeres Zuwarten, falls nicht durch Komplikationen wie Fieber, Schüttelfröste, sehr schmerzhafte Gallensteinkoliken die Anzeige zur baldigen Operation gegeben ist. Die makroskopische Beschaffenheit der Stühle läßt keine Rückschlüsse über den Urobilingehalt zu: So können die Stühle nach starkem Fleischgenuß durch veränderten Blutfarbstoff dunkel sein und ein selbst rein grauer Darminhalt kann urobilinhaltig sein, da gelegentlich fast ausschließlich Urobilinogen in den Stühlen vorhanden sein kann, welches ohne Färbekraft ist. Bei lang bestehendem kompletten Choledochusverschluß können geringe Urobilinmengen im Stuhl wieder auftreten, weil aus dem mit Gallenfarbstoff überladenen Blute Bilirubin durch die Darmgefäße in den Darmkanal diffundieren und hier zu Urobilin reduziert werden kann.

Zum qualitativen Nachweis des Urobilins im Stuhl wird eine Stuhlprobe mit gleichen Teilen des SCHLESINGERschen Reagens (10%ige alkoholische Zinkacetatlösung) in der Reibschale vermischt und filtriert. Bei reichlichem Urobilingehalt des Stuhles zeigt alsdann das Filtrat im auffallenden Licht gegenüber einem dunklen Hintergrunde eine eosinähnliche grünliche Fluorescenz, die durch Zusatz von einem Tropfen Jodtinktur oft verstärkt werden kann.

Je größer die Menge des nach dem Darm zu überfließenden Gallenfarbstoffes ist, desto dunkler erscheint infolge der reichlichen Urobilinbildung die Kotfarbe. Man findet daher bei allen mit gesteigertem Blutuntergang einhergehenden Krankheiten, beim hämolytischen Ikterus, bei der perniziösen Anämie, bei Malariaanfällen und paroxysmalen Hämoglobinurien einen auffällig dunkel gefärbten Stuhl.

Der ranzige Geruch der Stühle bei Aufhebung des Gallenabflusses nach dem Darm beruht auf dem Gehalt an höheren Fettsäuren. Ihr vermehrtes Auftreten kommt dadurch zustande, daß als Folge des gestörten Gallenabflusses die Resorption der Fette beträchtlich leidet und im Darmkanal eine bakterielle Spaltung der Neutralfette in erheblichem Umfange erfolgt. Bei mikroskopischer Untersuchung des Stuhles finden sich oft massenhaft kürzere und längere farblose Nadeln, einzeln oder in Büscheln oder Drusen, die sog. Fettsäurenadeln, die meist aus Natron-, Kalk- und Magnesiaseifen bestehen. Sie können den Faeces bei reichlicher Anwesenheit einen schillernden perlmutterähnlichen Glanz verleihen.

Die Störungen der Fettresorption bei schweren Beeinträchtigungen des Gallenabflusses veranschaulichen wir durch ein Negativ die große

Bedeutung der Galle als Verdauungssekret. Bei fehlender Galle im Darmkanal kann die Fettresorption so hochgradig herabgesetzt sein, daß etwa 55—78% des eingenommenen Fettes im Kot wiedergefunden werden können, und daß der Kot bis zu 74% aus Fett bestehen kann. Demgegenüber erscheinen beim Gesunden selbst nach reichlichster Fetteinnahme höchstens nur 10% im Stuhl wieder. Bei diesem Einflusse der Galle auf die Fettverdauung sind nach unseren heutigen Kenntnissen folgende Teilvorgänge zu unterscheiden:

1. Die Galle aktiviert nicht nur das Zymogen, die inaktive Vorstufe des Steapsins, sondern auch die fettspaltende Wirkung des fertigen Pankreasfermentes wird gefördert.

2. Die Gallensäuren und in geringerem Maße auch das in der Galle enthaltene Cholesterin und Lecithin vermögen freie Fettsäuren und ihre Seifen in Lösung zu halten.

3. Die Emulgierung der Neutralfette im Darm wird dadurch begünstigt, daß die bei der Fettspaltung freigewordenen Fettsäuren sich mit den Alkalien der Galle sowie des Darm- und Pankreassaftes zu Seifen verbinden.

Cholein-
säureprinzip4. Nach WIELAND vermögen die Gallensäuren, besonders die Desochycholsäure mit höheren Fettsäuren und zahlreichen anderen organischen Verbindungen wasserlösliche Additionsprodukte zu bilden, die leicht resorbiert werden können. Diese Fähigkeit der Desoxycholsäure, mit an sich wasserunlöslichen Stoffen, z. B. Cholesterin, Fetten, wasserlösliche Körper zu bilden, hat WIELAND als Choleinsäureprinzip bezeichnet. Hiernach kommt den Gallensäuren eine wichtige Bedeutung für die Resorption solcher Stoffe zu, die im Darmkanal für sich allein nicht gelöst werden können. Dementsprechend gelingt es auch, durch Zugabe von Gallensäuren die Fett- und Cholesterinresorption durch die Darmwand beträchtlich zu steigern.

C. Veränderungen im Urin und in anderen Körperflüssigkeiten.

Bilirubin-
urie und
AcholurieStärkere Grade der Gallenfarbstoffausscheidung sind im Harn leicht durch die bräunlich-gelbe Verfärbung des Urins zu erkennen, die sich mit wachsendem Ikterus bis zur bierbraunen Färbung steigern kann. In solchen Fällen zeigt sich beim Schütteln des Urins ein gelber Schüttelschaum, der bei anderen abnormen Verfärbungen des Harns zu fehlen pflegt. Die Harnschwelle, bei welcher der Gallenfarbstoff in den Urin überzutreten pflegt, liegt bei etwa 4 Bilirubineinheiten des Serums. Ausnahmen von dieser Regel bilden diffuse Erkrankungen des Nierenparenchyms sowie der hämolytische Ikterus, bei welchem auch selbst bei einem über diese Werte hinaus erhöhten Bilirubinspiegel eine Gallenfarbstoffausscheidung durch den Urin ausbleibt. MINKOWSKI hat bereits in der Erkenntnis dieses gesetzmäßigen Verhaltens den familiären hämolytischen Ikterus als acholurischen Ikterus bezeichnet. Das Auftreten von Gallenfarbstoff im Harn spricht somit diagnostisch gegen das Bestehen einer reinen Form des hämolytischen Ikterus, nicht aber gegen Kombinationsformen, bei welchen neben einem gesteigerten Blutuntergang auch Schädigungen des Leberparenchyms eine Rolle spielen.

Für den Nachweis größerer Bilirubinmengen im Harn reicht zur groben Orientierung neben der Erzeugung des gelben Schüttelschaumes im allgemeinen eine mehrfache Ausschüttelung des Harns mit Chloroform im Reagensglase aus, wobei der Chloroformextrakt sich durch Aufnahme von Gallenfarbstoff gelb färbt. Exakter erfolgt der Gallenfarbstoffnachweis im Harn durch die GMELINsche Reaktion: man unterschichtet aus einer Pipette den Urin mit konzentrierter Salpetersäure, der einige Tropfen rauchende Salpetersäure zugesetzt sind. Bei vorsichtiger Unterschichtung treten an der Berührungsfläche charakteristische Farbenringe auf, die von oben nach unten über grün, blau, violett, rot verlaufen. Entscheidend ist das Auftreten des grünen Ringes, während die anderen Farbringe sich auch ohne Anwesenheit von Gallenfarbstoff bilden können. Will man subjektive Beobachtungsfehler ausschalten, so empfiehlt sich die ROSENBACHsche Modifikation der GMELINschen Probe: der zu untersuchende Harn wird je nach dem Grade seines Gallenfarbstoffgehaltes mehrmals durch ein Filter hindurchgeschickt, das bei Anwesenheit von Gallenfarbstoff eine deutliche Gelbfärbung annimmt. Hierauf wird das Filter vom Trichter entfernt, flach auf eine Glasplatte ausgebreitet und mit einem Tropfen konzentrierter Salpetersäure, der ein Tropfen rauchender Salpetersäure zugesetzt war, betupft. Die Farbenringe heben sich jetzt deutlich getrennt voneinander ab, wobei wiederum das Auftreten des grünen Farbenringes im Filterpapier entscheidend ist.

Neben diesen Proben wird auch die ROSINsche Probe mit verdünnter Jodtinktur häufig angewendet: der Harn wird mit 10fach durch Wasser verdünnter Jodtinktur vorsichtig überschichtet, worauf bei Anwesenheit von Gallenfarbstoff ein grüner Ring an der Berührungsschicht auftritt, der besonders gut gegen einen hellen Hintergrund sichtbar ist. Oder man benutzt auch die HUPPERTsche Reaktion: der Urin wird mit Kalkmilch und einigen Tropfen 10%iger Chlorcalciumlösung gefällt; den Niederschlag sammelt man auf dem Filter, preßt ihn zwischen Filtrierpapier gut ab und kocht ihn mit salzsaurem Alkohol, der sich bei Gegenwart von Gallenfarbstoff deutlich grün färbt.

Bei Anwesenheit von Gallenfarbstoff im Harn nehmen die im Harn vorhandenen Epithelien, weißen Blutkörperchen und die bei stärkerem Ikterus öfters auftretenden Harnzylinder eine deutliche Gelbfärbung an.

Die Bedeutung der Urobilinkörper im Harn und ihr qualitativer Nachweis ist bereits im Kapitel IV B geschildert worden.

Die Angaben über die Gallensäurenausscheidung im Harn beim Ikterus stehen zumeist auf methodisch völlig unzulänglichen Grundlagen. In der französischen Literatur wird der Gallensäurengehalt des Urins indirekt durch den Nachweis einer herabgesetzten Oberflächenspannung ermittelt, wobei für den qualitativen Nachweis die HAYsche Schwefelblumenprobe benutzt wird:

Auf den in einer flachen Schale ausgegossenen Harn wird in feiner Verteilung Sulfur depuratum geschüttet. Bei Anwesenheit oberflächenaktiver Substanzen sinken im Verlaufe von etwa 20 Minuten die aufgestreuten Schwefelstäubchen großenteils zu Boden, außerdem bildet sich gleichzeitig ein Randschleier an der Oberfläche.

Die HAYsche Probe ist sicherlich keine spezifische Reaktion auf Gallensäuren, da auch andere im Harn vorkommende oberflächenaktive Substanzen einen positiven Ausfall der Probe bewirken können. Nach exakten Gallensäurenbestimmungen im Harn werden bei schweren mechanischen und hepatocellulären Ikterusformen höchstens 0,2—0,25 g pro die ausgeschieden. Da gleichzeitig der Gallensäurenspiegel des Blutes bei diesen Krankheitsprozessen sehr niedrig liegt, so beweisen solche Harnanalysen, daß im Verlaufe von schweren Ikteruszuständen die Gallensäurenproduktion bis auf geringe Werte absinkt.

Gallenfarb-
stoffgehalt
anderer
Körper-
flüssig-
keiten

Transsudate und Exsudate enthalten bei bestehendem Ikterus stets Gallenfarbstoff, wobei im Exsudat öfters der Bilirubingehalt höher als im zugehörigen ikterischen Serum sein kann. Die übrigen Körperflüssigkeiten enthalten selbst im Verlaufe schwerer Ikteruszustände keinen Gallenfarbstoff oder inkonstant geringe Bilirubinmengen. Der Schweiß, die Milch, Tränen und Speichel enthalten keinen Gallenfarbstoff, nur bei der sog. biliösen Pneumonie kann das Sputum eine gelbe bis grüne Färbung annehmen, die auf dem Auftreten von anhepatischen, in der Lunge selbst gebildetem Gallenfarbstoff beruht. In den Liquor geht der Gallenfarbstoff nur sehr unregelmäßig und nur bei lang bestehendem schwerem Ikterus über. Ein Parallelismus zwischen der Blut- und Liquorkonzentration des Gallenfarbstoffes besteht nicht, und der Bilirubinwert überschreitet selbst bei hochgradigstem Ikterus nicht eine Bilirubineinheit.

Eine Cholesterinausscheidung im Harn findet selbst bei schweren Ikterus und stark erhöhtem Cholesterinspiegel im Blute nur ganz ausnahmsweise statt, obwohl durch die Ausscheidung von Gallensäuren begrenzte Löslichkeitsbedingungen für Cholesterin im Harnwasser gegeben sein können. —

Sonder-
stellung der
sog. hämo-
lytischen
Ikterus-
formen

Am Anfang dieses Kapitels wurden folgende drei Gelbsuchtgruppen unterschieden: 1. Die mechanischen Ikterusformen, 2. die hepatocellulären Ikterusformen und 3. die Ikterusformen infolge abnormer Vermehrung der Gallenfarbstoffbildung bei einem gesteigerten Blutuntergang. Von diesen drei Formengruppen gehören die letztgenannten, die hämolytischen Ikterusformen, soweit sie reine Typen sind, nicht in die Darstellung einer Klinik der Leberkrankheiten. Ikterus ist hier nicht Symptom einer Lebererkrankung, sondern Zeichen eines gesteigerten Blutunterganges aus mannigfachen Ursachen, der mit und ohne Verknüpfung mit einer Milzerkrankung abläuft. Hierher sind der hämolytische Ikterus, der Subikterus bei der perniziösen Anämie, der Icterus neonatorum, der Ikterus bei den toxischen und paroxysmalen Hämoglobinurien zu rechnen, und alle diese Erkrankungen finden, wenn man von den Besonderheiten des Icterus neonatorum absieht, ihre klinische Stellung bei den Blutkrankheiten und Milzerkrankungen. Hier kommt der Ikterus nicht auf der Grundlage einer Leberschädigung zustande, sondern infolge eines Überangebotes von vermehrt gebildetem Gallenfarbstoff ist die an sich normal funktionierende Leberzelle den an sie gestellten excretorischen Anforderungen im Sinne einer *relativen* Ausscheidungsinsuffizienz nicht gewachsen. Dementsprechend werden auch Leberveränderungen wesentlicher Art bei den meisten der genannten Erkrankungsformen vermißt.

So bleibt nur für die mechanischen und hepatocellulären Ikterusformen die Frage zu beantworten, welche pathologisch-anatomischen Veränderungen sich innerhalb der Leber darbieten, und welche Einblicke sich hieraus für das Verständnis des Übertritts der Gallenflüssigkeit in den Kreislauf ergeben. Hierbei bedarf es noch einiger Vorbemerkungen über die Ausbreitung und Struktur des Gallengangssystems innerhalb
Normale
Histologie
der Gallen-
capillaren
der Leber und über die räumlichen Beziehungen der Gallencapillaren zu Leberzellen und Blutcapillaren: Während die Gallen*gänge* vor ihrem Eintritte in das Leberläppchen von einem einschichtigen Zylinder-

epithel ausgekleidet sind, weisen die innerhalb des Leberläppchens sich ^{einschließ-lich ihrer} ausbreitenden Gallen*capillaren* keinen Epithelbelag mehr auf, so daß ^{räumlichen} die eigentliche Wand der Gallencapillaren von den Leberzellen gebildet ^{Bezie-hungen zu} wird. Innerhalb des Leberläppchens halten sich die Gallencapillaren ^{Lymph-räumen und} ganz an den radiären Verlauf der Leberzellbalken, weshalb EPPINGER ^{Blut-} sie als *trabeculäre* Gallencapillaren bezeichnet hat. Die Gallencapillaren ^{capillaren} liegen innerhalb des Leberacinus derartig, daß sie von den Blutcapillaren durch die Leberzellbalken getrennt sind. Auf diese Weise sind die zarten Sekretkanälchen den mechanischen Einwirkungen, die bei den oft und schnell auftretenden Volumenveränderungen der Blutgefäße und den damit verbundenen Formveränderungen der Leberzellen zustande kommen, am ehesten entrückt. Auch ist bei dieser Anordnung die Leberzelle zwischen Blut-capillaren und Gallencapillaren eingelagert, was für die Stoffwechselvorgänge vor-teilhaft ist: Auf der einen Seite der Leberzelle werden Stoffe aus dem Blute aufgenommen, auf der anderen Seite der Leberzelle werden die gallenfähigen Stoffe abgegeben, so daß Aufnahmetätigkeit und Ausscheidungstätigkeit der Leberzelle in gewissem Grade räumlich gesondert sind. Von den trabeculären Gallencapillaren zweigen sich, rechtwinkelig abbiegend, *inter-celluläre* Sekretkanälchen ab (Abb. 3 und 4), die immer zwischen zwei Leberzellen liegen und bis in die Nähe der Blutcapillaren sich ausdehnen, ohne jemals unter normalen Verhältnissen den Gefäßrand des Leber-zellbälkchens zu erreichen. Diese inter-

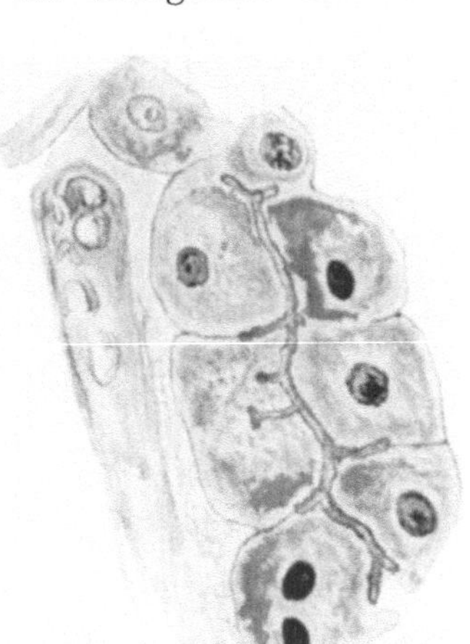

Abb. 3. Verlauf der trabeculären Gallencapillaren und intercellulären Sekretkanälchen. Capillarwand von den Leberzellen abgehoben. Sektionsmaterial (nach EPPINGER).

cellulären Gallencapillaren endigen blind zwischen den Leberzellen, so daß Gallencapillaren und Blutgefäßräume der Leber normalerweise stets voneinander abgeschlossen bleiben. Ob entsprechend der Darstellung EPPINGERs von diesen intercellulären Gallencapillaren noch kleinste Sekretcapillaren in die Leberzellen eindringen, ist noch nicht eindeutig entschieden. Es wäre nicht ausgeschlossen, daß es sich bei ihnen nur um Sekrettröpfchen handelt, die sich in die intercellulären Gallencapillaren entleeren. Damit würde gut übereinstimmen, daß diese intracellulären Endausläufer der Gallencapillaren nicht regelmäßig nachzuweisen sind.

Während die trabeculären Gallencapillaren zwischen den Leber-zellbalken, also auf ihrer Innenseite verlaufen, begleiten die Blut-capillaren und Lymphräume die Außenseite der Leberzellbalken. Zwischen die roten Blutkörperchen der Blutcapillaren und die Leber-zellen lagert sich somit die Endothelwand der Blutcapillaren, so daß die Leberzellen nicht unmittelbar vom Blutstrom bespült werden. Damit ergibt sich ein Spaltraum zwischen Leberzellen und Blutcapillaren, der von EPPINGER und anderen Autoren als Lymphraum angesehen wird (DISSEscher perivasculärer Lymphraum) (Abb. 3 und 4).

Histologische Veränderungen beim mechanischen Ikterus

Bei starker mechanischer Behinderung des Gallenabflusses pflanzt sich die Gallenstauung sehr bald in die intercellulären Gallencapillaren fort. Besonders deutlich macht sich im histologischen Bilde die Gallenstauung an den trabeculären Gallencapillaren bemerkbar. Hier kommt es zu varikösen Ausbuchtungen und Verbreiterungen der immer mehr sich schlängelnden Gallencapillaren. Die sich auch auf die intercellulären Gallencapillaren fortsetzende Stauung bewirkt eine zunehmende Dehnung dieser Endausläufer, die schließlich an der Außenseite der Leberzellbalken die pericapillären Lymphräume und die Wand der Blutcapillaren erreichen. Mit fortschreitender Überdehnung kommt es zu einem Einreißen der normalerweise blinden Endigungen der intercellulären Gallencapillaren und damit zu einem Übertritt von gestauter Galle in den Säftestrom. Der Übertritt von Galle erfolgt zunächst zwischen Blutcapillarwand und Leberzellbalken, und EPPINGER sieht hierin einen wichtigen Hinweis, daß in diesen perivasculären Räumen die Anfänge des Leberlymphsystems zu erblicken sind. Durch den gesteigerten Gallendruck und durch die Auseinanderdrängung der Leberzellen infolge der Erweiterung der intercellulären Gallencapillaren kommt es weiter zu multiplen kleinen Leberzellnekrosen, die all-

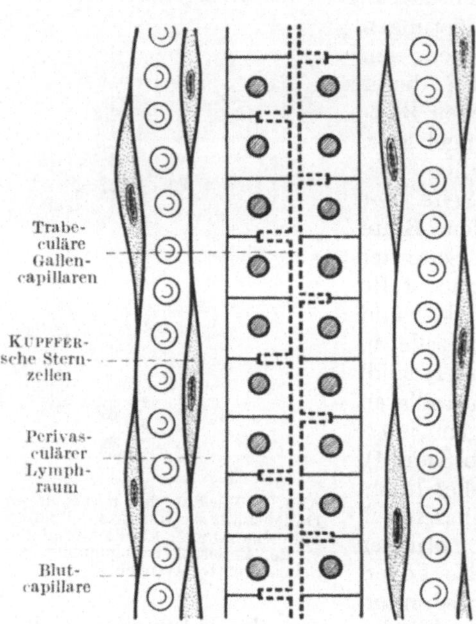

Abb. 4. Schema des Aufbaues eines Lebertrabekels (nach EPPINGER).

mählich auch zu größeren Nekroseherden zusammenfließen können. Mit dem Untergange von Leberzellen wird der trennende Grenzwall zwischen Gallencapillaren und Blutcapillaren sowie Lymphräumen in wachsendem Maße durchbrochen, so daß breite Verbindungsbrücken zwischen Blut- und Lymphbahnen einerseits und den geplatzten und überstauten Gallencapillaren andererseits geschaffen werden.

Man hat sich lange Zeit über die Eintrittswege der gestauten Galle in den Kreislauf gestritten, ob sich nämlich nach dem Einreißen der Gallencapillaren und dem Auftreten von Leberzellnekrosen die Galle zunächst nur in die perivasculären Lymphräume und von da aus über den Ductus thoracicus in die Blutbahn ergieße, oder ob noch innerhalb des Leberbettes ein Übertritt der Galle in das Blut erfolge. Für die erstere Annahme sprachen experimentelle Beobachtungen, wonach der Stauungsikterus stark verzögert auftreten oder sogar ausbleiben soll, wenn der Ductus thoracicus unterbunden bzw. durch eine Fistel nach außen abgeleitet wird. Solche Beobachtungen sind inzwischen widerlegt worden, so daß heute angenommen werden kann, daß die sich zurückstauende Galle sowohl über die Lymphwege wie direkt über die Blutcapillaren in den großen Kreislauf übertritt. Schon aus Analogieschlüssen ist kein anderes Ergebnis zu erwarten, da z. B. der von den Leberzellen abgegebene Zucker und Harnstoff nicht erst durch den großen Lymphstamm, sondern direkt durch die Lebercapillaren in den Blutkreislauf gelangt.

Mit den histologisch nachweisbaren Leberzellschädigungen, die sich bis zur Ausbildung von nekrotischen Parenchyminseln steigern können, gewinnt ein bei der Pathogenese der mechanischen Ikterusformen beteiligter Faktor sichtbare Gestalt: Die durch die Gallenstauung sekundär ausgelöste *Funktionsschädigung* der Leberzellen. Je mehr man die histologischen Veränderungen mit der klinischen Entwicklung des mechanischen Ikterus in Parallele setzt, desto bedeutsamer erscheint der Anteil, den man neben der Gallenstauung den Schädigungen der Leberzellen auch beim Zustandekommen der primär mechanischen Gelbsuchtformen zuschreiben muß. So tritt der Allgemeinikterus nach Choledochusunterbindung beim Hunde schon zu einer Zeit auf, wo noch keine nachweisbaren Zerreißungen und offenen Verbindungen der Gallencapillaren mit dem Lymph- und Bluträumen bestehen. Man darf hieraus wohl den Schluß ableiten, daß im Anfangsstadium des mechanischen Ikterus der Übertritt des Gallenfarbstoffes in das Blut noch vor dem Bersten der Gallencapillaren einzusetzen beginnt, daß also die Anhäufung des Gallenfarbstoffes im Kreislauf nicht notwendigerweise ein Einreißen der Gallencapillaren zur Voraussetzung hat. Welche Vorstellungen man im einzelnen mit diesem Vorgange verbinden mag, ob man annimmt, daß auch ohne Einrisse die erweiterten Gallencapillaren infolge des gesteigerten Gallendruckes durchlässig werden, ob man einen Übertritt des Gallenfarbstoffes aus den geschädigten Leberzellen in den Kreislauf oder eine mangelhafte Ausscheidung des andernorts gebildeten Bilirubins infolge der Schädigung des Leberparenchyms zur Erklärung heranzieht, in jedem Falle weisen solche Befunde darauf hin, daß die Gallenstauung allein zur Erklärung der primär mechanischen Ikterusformen nicht ausreicht, und daß sich dem mechanischen Ikterus im Verlaufe seiner Weiterentwicklung auch ein hepatocellulärer Ikterus beigesellt. In diesem Sinne spricht auch, daß bei länger bestehendem Stauungsikterus in den Gallenwegen die Gallenthromben oder Gallenzylinder anzutreffen sind. Sie sind der histologische Ausdruck einer im Verlauf des mechanischen Ikterus eintretenden sekundären Leberzellschädigung, in deren Gefolge durch ·die kranke Leberzelle Eiweiß, Fibrinogen und Fibrinferment in die Gallenwege entlassen werden, wo sie zu Gallenzylindern gerinnen.

Bei den hepatocellulären Ikterusformen ist die Gelbsucht Ausdruck einer durch Gifte, durch toxisch-infektiöse Schädigungen oder durch Kreislaufstörungen erzeugten primären Lebererkrankung, bei welcher bald reine degenerative Schädigungen an den Leberepithelzellen, bald eine Kombination von entzündlichen Prozessen mit Schädigungen des Leberepithels in die Erscheinung treten. Das Bild, das sich hier bei ausgeprägten Prozessen darbietet, ist das des von EPPINGER beschriebenen

Icterus per destructionem. Wie beim rein mechanischen Ikterus kommt es auch hier zu einer Aufsplitterung der Leberstruktur. Aber beim mechanischen Ikterus sieht man eine starke Erweiterung der Gallencapillaren, und der Leberzellmantel, der sich um die Gallencapillaren legt, wird durch den Druck im Gallencapillarsystem gleichsam von innen nach außen auseinandergesprengt. Bei ausgeprägten Formen des hepatocellulären Ikterus wird im Gegensatz hierzu das Geflecht der Gallencapillaren von außen nach innen eröffnet, indem die Leberzellen, die die Gallencapillaren umgeben und ihre Wandung bilden, primär zerfallen und so zu einer Eröffnung der Gallencapillaren führen. Der Endeffekt ist auch hier — ähnlich wie beim mechanischen Ikterus — eine Kommunikation zwischen Gallen- und Lymphräumen; während aber beim mechanischen Ikterus in den Gallencapillaren eine deutliche Erweiterung als Folge der Gallenstauung zu sehen ist, kann sie beim hepatocellulären Ikterus völlig fehlen.

Ikterus nur Krankheitssymptom   Durch die vorangehende Darstellung dürfte hinreichend gezeigt sein, daß Ikterus keine selbständige Krankheit, sondern nur ein Krankheitssymptom ist, und daß die Feststellung der Gelbsucht keine Diagnosenstellung, sondern nur einen bestimmten Hinweis für weiteres diagnostisches Suchen bedeutet. Die Feststellung des Symptomes Ikterus steht somit am Anfange der Diagnose. Erst die Analyse des Ikterusmechanismus zeigt den Weg zur Behandlung der hinter diesem Symptom stehenden Krankheitsform. Bald kommt durch die Gelbsucht eine Erkrankung der extrahepatischen Gallenwege, bald ein primäres Leberleiden, bald eine Blutkrankheit zum Ausdruck, bald handelt es sich — und dies sind häufige klinische Typen — um Mischformen, bei welchen Gallenwegserkrankungen, Parenchymschädigungen der Leber, auch Milz- und Bluterkrankungen in verwickeltem Zusammenspiel kombiniert sein können. So hängt die richtige Therapie des Ikterus von der richtigen Klassifikation des ihn auslösenden Krankheitsprozesses ab. Daher erscheint eine selbständige Darstellung der Therapie des Ikterus an dieser Stelle nicht gerechtfertigt, da sie mit der Behandlung des Grundleidens zusammenfällt. Liegt dem Ikterus ein mechanisches Hindernis in den Abflußwegen der Galle zugrunde, so wird die Behandlung von dem Bestreben der Lösung dieses Hindernisses geleitet. Handelt es sich bei dem Ikterusbilde um das Begleitsymptom eines primären Leberschadens, so deckt sich seine Behandlung mit den Richtlinien für die Therapie der Erkrankungen des Leberparenchyms, für die Ikterus ein Kardinalsymptom, aber kein obligates darstellt. Spielt schließlich im Rahmen des Ikterusbildes ein gesteigerter Blutuntergang eine maßgebende Rolle, so fällt seine Behandlung zusammen mit der Therapie der hepatolienalen Erkrankungen, wo Leber, Milz und Knochenmark zu Krankheitskomplexen mit mannigfachen klinischen Bildern zusammengeschweißt sind. Von der wesenhaften Erfassung des Grundleidens hängt es also ab, ob die Behandlung des Ikterus in die Richtung einer Beseitigung eines mechanischen Gallenabflußhindernisses, einer Desinfektion und Durchspülung der Gallenwege, einer Therapie im Sinne eines Parenchymschutzes der Leber oder nach einer Milzexstirpation zielt.

VII. Einführung in das Hepatose-Hepatitis-Problem.

Wie auf allen Gebieten klinischer Pathologie muß auch das Ziel einer Klinik der Leberkrankheiten darauf gerichtet sein, die klinischen Bilder in möglichst enge Beziehungen zu den im kranken Organ sich abspielenden histologischen Vorgänge zu setzen. Während die Einteilung der doppelseitigen Nierenerkrankungen in degenerative und entzündliche Formen, in Nephrosen und Nephritiden mit fruchtbarem Erfolge für die Klinik durchgeführt erscheint, begegnet die entsprechende Trennung bei den Leberkrankheiten in Hepatose und Hepatitis und in ihre Mischformen nicht bloß klinischen, sondern auch außerordentlichen histologischen Schwierigkeiten. Man ist über diese Schwierigkeiten in den bisherigen klinischen Darstellungen gewöhnlich einfach dadurch hinweggegangen, daß man den Begriff der Leberentzündungen ohne Rücksicht auf das Wesen des histologischen Prozesses zu einem Sammelbegriff machte, in welchem man wahllos Leberkrankheiten verschiedenartiger Entstehung hineinzwängte. Man identifizierte den diffusen Charakter von Lebererkrankungen mit „Leberentzündung“, man meinte aber in Wirklichkeit damit wesensverschiedene Prozesse, die nur in einer Eigenschaft, nämlich in ihrer Ausdehnung über das ganze Organ übereinstimmten, im übrigen aber bald toxisch-degenerative, bald entzündliche Prozesse, bald Kombinationsformen aus beiden Vorgängen umfaßten. Man wird sich daher die Frage vorlegen müssen, warum nicht auf dem Gebiete der Leberpathologie die Scheidung von degenerativen und entzündlichen Vorgängen mit ähnlichem Erfolge wie auf dem Gebiete der Nephropathien durchgeführt werden kann. Die Gründe für diese Schwierigkeiten liegen vom klinischen Standpunkte darin, daß die Gesamtleistungen der Nieren einfacher und methodisch exakter zu erfassen sind als die überaus verwickelten Stoffwechselfunktionen und excretorischen Leistungen der Leber. Noch wesentlicher ist jedoch, daß der Aufbau der Leber erheblich komplizierter ist als der der Niere. Nicht allein das Epithelgewebe der Leber nimmt mit seinen verwickelten arteriellen und venösen Durchblutungsverhältnissen, seinen Verknüpfungen mit den Gallencapillaren und mit seiner hochdifferenzierten Zellstruktur eine Sonderstellung ein, sondern auch das Mesenchymgewebe der Leber trägt das Gepräge eines spezifisch differenzierten Zellsystems mit besonderen und wohl auch hoch differenzierten Leistungen. Daher stellt ROESSLE, dem wir für das histologische Verständnis des Hepatose-Hepatitis-Problems neue wichtige Anregungen verdanken, dem spezifischen drüsigen *epithelialen Parenchym* das spezifische *vasculäre Parenchym* der Leber an die Seite. Unter vasculärem Zellparenchym der Leber ist derjenige Teil der Capillarwandzellen zu verstehen, welcher zu den KUPFFERschen Sternzellen differenziert ist. Manches spricht dafür, daß dieser Sternzellenapparat nicht einfach als ein in der Leber eingeschlossener Teil des gesamten reticuloendothelialen Zellapparates des Körpers anzusehen ist, sondern daß er innerhalb des Reticuloendothels besonders differenziert und daher auch mit besonderen Leistungen betraut ist.

Betrachtet man den Vorgang der Entzündung als eine biologische Reaktion, die sich im wesentlichen an den mesenchymalen Bestandteilen eines Organs vollzieht, und stellt man sich mit Rössle den Entzündungsprozeß als eine gesteigerte Verdauungstätigkeit des Mesenchyms, d. h. des Bindegewebes und des Blutgefäßsystems vor, so bedeutet dies für die Leber, daß eine Entzündung, eine Hepatitis ihren Sitz entweder in der Glissonschen Scheide, d. h. interlobulär oder innerhalb des spezifischen Lebergewebes, d. h. intralobulär haben kann. Wenn man in der Glissonschen Kapsel Entzündungsvorgänge nur ziemlich selten antrifft, so dürfte dies an der Armut dieses Gewebes an Blutcapillaren liegen, da hier nur größere Blutgefäße, die Verzweigungen der Pfortader und der Leberarterie verlaufen. Diffuse Entzündungsprozesse können hier nicht zur hinreichenden Ausprägung kommen, weil die wesentlichen Teilvorgänge der Entzündung, insbesondere die Ansammlung hämatogener Wanderzellen an das Vorhandensein eines reichlichen Blut*capillar*systems und kleinster, das Capillarblut abführender Venen gebunden sind. Aber auch intralobulär innerhalb des capillarreichen Leberparenchyms begegnet man den typischen Vorgängen der echten Entzündung in ihrer charakteristischen histologischen Ausprägung nicht. Die Gründe hierfür sind nach Roessle in dem besonderen Bau des intralobulären Mesenchyms zu suchen, das aus den Blutcapillaren, den Kupfferschen Sternzellen und den Gitterfasern sich zusammensetzt. Über den feineren Bau der Gitterfasern mag die beistehende Abb. 5 orientieren.

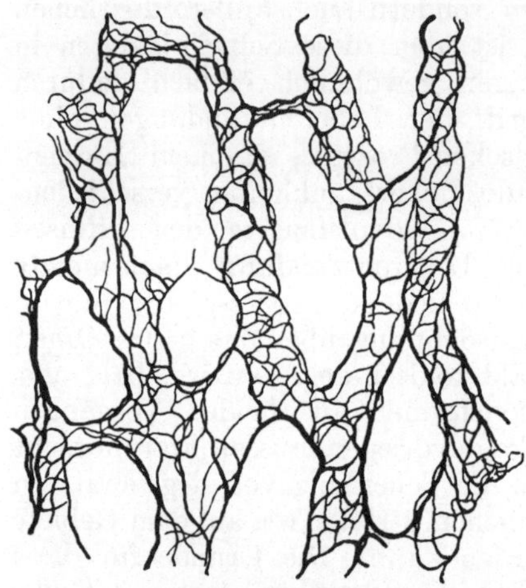

Abb. 5. Gitterfasergerüst der Leber (nach Oppel).

Die Gitterfasern können durch Gold- und Silberimprägnation sehr charakteristisch zur Darstellung gebracht werden. Ihre chemische Zusammensetzung ist noch nicht geklärt. Sie geben dem Endothel den notwendigen Halt, so daß sie als die eigentliche Stützsubstanz der Leberläppchencapillaren anzusehen sind. Bindegewebe im gewöhnlichen Sinne ist also innerhalb der Leberläppchen so gut wie gar nicht vorhanden. So wird es verständlich, daß bei einer solchen organeigentümlichen Differenzierung ein im intralobulären Mesenchym sich abspielender Entzündungsvorgang auch seine besonderen Eigentümlichkeiten aufweisen muß. Hieraus folgt, daß die histologische Diagnose einer Hepatitis vor besonderen Aufgaben steht und beträchtlichen Schwierigkeiten begegnen kann. Diese Schwierigkeiten werden noch dadurch erhöht, daß der Entzündungsvorgang sich nicht allein am vasculären Parenchym abspielt, sondern sehr häufig auch mit degenerativen Veränderungen am Leberepithel verbunden ist. Es hängt dies damit zusammen, daß der Streukreis der die Leber treffenden entzündungserregenden Schädlichkeiten sich häufig nicht auf das vasculäre Parenchym allein beschränkt, sondern auch auf das epitheliale Leberparenchym übergreift. Hierbei kann es sich ereignen, daß der Entzündungsvorgang am Lebermesenchym histologisch zurücktreten kann, während die degenerativen Veränderungen am Leberepithel das mikroskopische Bild beherrschen. Dann kann sich, wenn man in Analogie zur Nephrose die degenerativen Schädigungen am epithelialen Leberparenchym als Hepatose bezeichnet, histologisch vorwiegend das Bild einer Hepatose ergeben, obwohl es sich primär um einen Entzündungsvorgang, um eine Hepatitis mit begleitender epithelialer Schädigung gehandelt hat.

Auch über die Diagnose der Hepatose, die an den Schädigungen der Leberepithelzellen orientiert werden muß, ist nach dem Stande unserer heutigen Kenntnisse nichts Abschließendes zu sagen. Wenn man früher in der trüben Schwellung, in der Zellverfettung, in dem nekrotischen Zerfall verschiedene Stufen der Zellschädigung gesehen hat, so wissen wir heute, daß nur die Zellnekrose ein sicheres extremes Zeichen degenerativer Veränderungen darstellt, daß aber z. B. die Verfettung nicht allein Ausdruck einer Zellschädigung, sondern vielleicht auch Zeichen einer sogar erhöhten Zellaktivität sein kann. So weist ROESSLE darauf hin, daß die schwersten Formen der Fettleber, wo jede Zelle fast völlig von Fett erfüllt ist, doch keine klinischen Zeichen einer Leberstörung darbieten brauchen. Histologische „Degeneration" bedeutet mithin keineswegs zwangsläufig funktionellen Zellschaden und Verminderung der Zelleistung. Man versteht so das Wort ROESSLEs, daß das, was über Hepatose zu sagen ist, gegenwärtig mehr als dürftig ist: Es ist fast nichts.

Solche einleitenden Bemerkungen müssen den folgenden Kapiteln über die speziellen Lebererkrankungen vorausgeschickt werden, um zu zeigen, wie schwer eine histologische Entscheidung über den entzündlichen oder rein degenerativen Charakter von Krankheitsprozessen in der Leber sein *kann*. Man versteht so die Stellungnahme v. BERGMANNs, der in der Erkenntnis der zur Zeit schwierigen klinischen Trennung der Lebererkrankungen nach ihrem degenerativen oder entzündlichen Charakter die Leberkrankheiten mit dem absichtlich farblosen Fremdwort der Hepatopathien umschreibt. Trotzdem bleibt die hinreichende exakte Trennung von Hepatosen und Hepatitiden und ihren Mischformen Ziel der Forschung, dem wir erst näherkommen werden, wenn Klinik und pathologische Anatomie uns weitere Kriterien für die Erkennung degenerativer Zellveränderungen und echter Entzündungsvorgänge in der Leber schenken werden.

Besonderer Teil.

VIII. Die leichteren Formen der akuten diffusen Lebererkrankungen. Der sog. katarrhalische Ikterus, der Icterus simplex.

Dank ihrer anatomischen Lage ist die Leber Schädigungen mannig-facher Art im besonderen Grade ausgesetzt. Sie nimmt über die Pfort-ader das abfließende Blut des Magendarmkanals und der Milz in sich auf, durch die Leberarterie steht sie mit dem großen Kreislauf in Verbindung, als Drüse mit äußerer Sekretion wird sie von allen Erkrankungen bedroht, die hämatogen absteigend oder enterogen aufsteigend das Gallenwegssystem befallen. Durch diese Verbindungen sind die Eintrittspforten für alle Schädigungen der Leber gegeben: Die vom Darm über die Pfortader eintretenden Lebergifte können mit der Nahrung präformiert aufgenommen werden, wie z. B. der Alkohol, der Phosphor, die Toxine der Giftpilze, teils dürften die zu den akuten diffusen Leberschäden führenden Gifte durch abnorme Zersetzungen der Nahrungssubstanzen erst sekundär im Verdauungskanal entstehen. Von der Milz in ihrer Eigenschaft als Fangstätte von Bakterien und Toxinen können Giftstoffe über die Milzvene in die Leber eindringen, die Leberarterie führt toxische Substanzen und Bakterien von fern gelegenen Krankheitsherden der Leber zu, und die aus dem Kreislauf in die Galle ausgeschiedenen Bakterien und Giftstoffe oder die bei Gallenstauung aufsteigenden Gallengangsinfektionen können das Leberparenchym in ihren Krankheitsprozeß einbeziehen.

Krankheitsbegünstigende Faktoren
    Der Angriffsmechanismus solcher die Leber treffenden Schädigungen kann dadurch erleichtert und in seiner Wirkung gesteigert werden, daß die Leber bereits in ihrer vitalen Widerstandskraft beeinträchtigt sein kann. Unter solchen prädisponierenden Schädigungen sind neben schon bestehenden Lebererkrankungen z. B. chronische Unterernährung und die Schwangerschaft zu nennen. Die klinischen Erfahrungen über die Häufung schwerer akuter diffuser Lebererkrankungen in den Jahren chronischer Unterernährung nach dem Weltkriege haben gelehrt, daß einem Glykogenmangel der Leber eine bedeutsame Rolle bei der verminderten Widerstandskraft des Leberparenchyms zuzuschreiben sein dürfte. Die Neigung der Schwangeren zur Acetonurie, die in den letzten Schwangerschaftsmonaten und beim Schwangerschaftserbrechen oft deutliche Erhöhung des Bilirubinspiegels des Blutes und der Urobilinkörper im Urin, das Auftreten von Massennekrosen im Leberparenchym bei Eklampsie sind ein deutlicher Hinweis auf die während der Schwangerschaft bestehende Krankheitsdisposition der Leber. Auch bei den gewerblichen Leberschädigungen mit und ohne Gelbsucht z. B. im Verlaufe chronischer Bleivergiftungen dürfte es sich nicht um eine primäre Bleiwirkung auf das Leberparenchym handeln, sondern um eine durch die Bleischädigung der Leber herbeigeführte Herabsetzung der Widerstandskraft, auf deren Grundlage andere Lebergifte zu einer klinisch ausgeprägten Lebererkrankung führen.

Pathologisch-anatomische Veränderungen
    Das makroskopische Bild akuter diffuser Lebererkrankungen kann, abgesehen von einer stärkeren Blutfülle des Organs und einer unscharfen Läppchenzeichnung, sehr uncharakteristisch sein. In ausgesprochenen Fällen begegnet man mikroskopisch Veränderungen des Leberepithels im Sinne der trüben Schwellung, der Fettinfiltration, zu denen multiple kleinfleckige Nekrosen des Leberparenchyms hinzutreten können. Je mehr sich entzündliche Vorgänge an der Ausbildung des akuten diffusen Leberschadens beteiligen, desto deutlicher kann das von ROESSLE beschriebene Ödem der pericapillären Lymphräume zwischen der Wand der Blutcapillaren und den Leberzellbalken in die Erscheinung treten.

Man findet dieses Ödem beim Scharlach, bei der Pneumonie, beim frischen
Typhus, vor allem bei der Diphtherie und bei der Malaria (Schwarz-
wasserfieber). Durch die Entwicklung dieses toxisch-entzündlichen
Ödems werden die Wände der Blutcapillaren von den Leberzellen ab-
gedrängt, so daß sie wie „leicht geblähte Segel" abgehoben erscheinen.
In diesem entzündlichen Ödem ist nach ROESSLE der histologische Ausdruck einer serösen Hepatitis zu sehen [1]. In dem gleichen Sinne spricht
ferner die Lage des Exsudates außerhalb der Capillarwände, die Schwellung und reaktive Vermehrung des Capillarendothels und die trübe
Schwellung der Leberepithelien. Die Abdrängung der Capillarwände
von den Leberzellbalken durch das entzündliche Ödem kann manchmal
so stark sein, daß die Wände der Blutcapillaren bis zur völligen Blutleere
komprimiert werden können. Die Folge hiervon können Leberzellnekrosen durch Ernährungsstörungen und Sauerstoffmangel sein. Als
Begleiterscheinung der Entzündung kann es weiter zu einer Auflösung
der Gitterfasern und der Verkittungen zwischen den einzelnen Leberepithelien kommen. Hierdurch und durch das Auftreten von Epithelnekrosen werden abnorme Verbindungen zwischen den Gallencapillaren
einerseits und den pericapillären Lymphräumen und Blutcapillaren
andererseits geschaffen, die normalerweise durch die Leberzellbalken
voneinander getrennt sind. Damit sind die Bedingungen für einen unmittelbaren Übertritt von Galle nach den Lymphräumen und Blutcapillaren geschaffen: es entsteht der Icterus per destructionem (EP-
PINGER). Diese Entzündungsvorgänge innerhalb des intralobulären
Mesenchyms werden nur selten durch diffuse Entzündungsvorgängen
innerhalb der GLISSONschen Kapsel begleitet. Man findet im allgemeinen
höchstens lokale Zellanhäufungen im interstitiellen Gewebe, die besonders
bei Infektionskrankheiten in Form von umschriebenen Herden auftreten können.

Das klinische Bild der akuten diffusen Lebererkrankungen ist, falls
Ikterus fehlt, nur wenig ausgeprägt. Subjektive Beschwerden wie un-
bestimmtes Spannungsgefühl in der Lebergegend, Übelkeitsgefühl,
Appetitlosigkeit und Hinfälligkeit können die einzigen klinischen Symptome bleiben. Als objektive Zeichen der akuten Lebererkrankungen
können Vergrößerung und stärkere Druckempfindlichkeit des Organs
hinzutreten. Fieber ist nur vorhanden, wenn die akuten diffusen Leberschäden mit cholangitischen Prozessen zusammenhängen, bzw. Teilsymptom von allgemeinen Infektionskrankheiten sind. Bei diesem Mangel
an objektiv erfaßbaren klinischen Zeichen ist der Nachweis einer Urobilinurie und besonders die Feststellung eines vermehrten Bilirubingehaltes im Blute von diagnostischer Bedeutung: Erhöhungen des Bilirubinspiegels über 2 Einheiten sprechen für das Bestehen einer diffusen
Leberschädigung. Je nach dem infektiösen Charakter des Krankheitsbildes kann auch eine Milzvergrößerung vorhanden sein. Das Blutbild
zeigt bei den fieberfreien Fällen keine Auffälligkeiten.

Klinisches Bild der akuten anikterischen diffusen Lebererkrankungen

---

[1] Nach EPPINGER kann das toxische Ödem zwischen Leberzellbalken und Blutcapillaren experimentell durch wiederholte massive Histamininjektionen erzeugt
werden.

Erst wenn mit dem wachsenden Grade der Leberschädigung sich eine deutliche Gelbsucht entwickelt, gelangen die diffusen akuten Lebererkrankungen zur deutlichen klinischen Ausprägung. Jetzt entwickelt sich das Bild des sog. katarrhalischen Ikterus, des Icterus simplex, der hepatocellulären Form der Gelbsucht. Mit dem heute nur noch historisch zu verstehenden Namen des „katarrhalischen" Ikterus verbinden sich ältere klinische Vorstellungen, die inzwischen in der Hauptsache als überlebt anzusehen sind. Sie knüpfen an die seinerzeit von Virchow vertretene Anschauung an, daß dieser Ikterus durch Übergreifen eines Duodenalkatarrhs auf die Schleimhaut des Ductus choledochus zustande kommt, daß die Behinderung des Gallenabflusses durch einen Schleimpfropf und durch Schwellung der Gallengangsschleimhaut verursacht werde, und daß somit diese Ikterusform als ein mechanischer Ikterus anzusehen sei. Heute wissen wir, daß der farblose Schleimpfropf Virchows im unteren Choledochusende nur der Ausdruck für die fehlende Spülung der Gallenwege ist, und daß der Icterus duodenalis nur in sehr seltenen Fällen anzutreffen ist. So fand Eppinger bei einem Fall von sog. Icterus catarrhalis, der im Stadium der ausgeprägten Gelbsucht durch Selbstmord endete, eine Verlegung der Papilla Vateri durch entzündlich geschwollenes lymphadenoides Gewebe. Auf Grund dieser Beobachtungen wird man also einen mechanischen Ikterus als Folge einer „Angina der Tonsille des Choledochus" als Seltenheit anerkennen müssen. Hinter den meisten Fällen von Icterus catarrhalis bergen sich jedoch mehr oder minder schwere Leberveränderungen, die alle Grade der Zellschädigung zwischen der trüben Schwellung bis zu Zellnekrosen aufweisen. Hiermit stimmen auch die klinischen Beobachtungen über die begleitenden Störungen der Leberfunktionen überein: So fällt die Galaktoseprobe hier besonders häufig positiv aus, weiter finden sich hier Störungen der Harnstoffbildung, öfters auch der Aminosäurenausscheidung und des Wasserhaushaltes, die sämtlich auf das Bestehen einer schweren Leberparenchymschädigung hinweisen. Daß dieser Ikterusform eine mechanische Behinderung des Gallenabflusses nicht zugrunde liegt, geht auch daraus hervor, daß selbst bei schwerer Gelbsucht mit hohem Bilirubinspiegel des Blutes der Abfluß der Galle nach dem Darm meist nicht völlig aufgehoben ist, und daß gewöhnlich mit der Duodenalsonde gallig verfärbte Duodenalflüssigkeit gewonnen werden kann. Dementsprechend sind auch häufig die Stühle nur mäßig entfärbt, und in ihnen ist Urobilin oft sogar reichlich nachweisbar; ebenso enthält der Harn neben Gallenfarbstoff gewöhnlich auch Urobilinkörper in größeren Mengen.

Mit der Feststellung des eigentlichen Wesens des sog. katarrhalischen Ikterus eröffnet sich ein Verständnis für die fließenden Übergänge dieser Ikterusform zu der akuten Leberatrophie und zu den Lebercirrhosen. Der Ikterus ist hier Ausdruck eines durch toxische oder infektiöse Einwirkungen erzeugten Leberschadens, der nach seinem histologischen Charakter in der Regel eine Kombinationsform von degenerativen und entzündlichen Vorgängen, einer Hepatitis mit Hepatose darstellt. Ob diese Hepatitis leicht oder schwer, akut oder mehr chronisch verläuft, ob sie unter dem Bilde der ikterischen oder der anikterischen

Hepatopathie in Erscheinung tritt, ob sie in den schwersten Ikterus bei akuter Leberatrophie übergeht oder in chronischen Leberentzündungen, den Lebercirrhosen endet, all dies wird unter dem einheitlichen Gesichtspunkt verständlich, daß hinter diesen klinischen Bildern eine diffuse primäre Leberparenchymschädigung steht. Mit anderen Worten: Viele Fälle von sog. katarrhalischem Ikterus sind gewissermaßen abortive Fälle von Leberatrophie. Viele Fälle von Leberatrophie sind Endstadien eines als Icterus simplex beginnenden diffusen Leberschadens, viele Fälle von Lebercirrhosen sind Endausgänge einer akuten diffusen Leberentzündung, die — mit oder ohne Ikterus verlaufend — nicht zur Ausheilung gelangt ist, und über ein langes chronisches Latenzstadium in eine chronische Leberentzündung übergegangen ist.

Aus einer solchen Betrachtungsweise folgt zugleich, daß der Begriff des Icterus catarrhalis nur für die Ausnahmefälle von entzündlichen Prozessen am unteren Choledochusende eine Existenzberechtigung besitzt, und daß er im übrigen dem heutigen Stande unserer Erkenntnisse nicht mehr entspricht. An seine Stelle hat man den Namen des *sog.* katarrhalischen Ikterus gesetzt, doch erscheint es angebracht, wenn auch diese Bezeichnung aus der klinischen Namensgebung verschwindet. Auch der Icterus simplex hat als Begriffsbezeichnung Schwächen, wenn man berücksichtigt, daß trotz des klinisch gewöhnlich scheinbar harmlosen Krankheitsbildes schwere histologische Leberveränderungen bestehen können, und daß die Möglichkeit eines Überganges des einfachen Ikterus in die akute Leberatrophie oder in den chronischen Endausgang der Lebercirrhose ins Auge gefaßt werden muß. Legt man sich die Frage vor, warum trotz der starken histologischen Veränderungen das klinische Bild des Icterus simplex gewöhnlich nicht als schwer imponiert, so sind die Gründe hierfür darin zu suchen, daß das Leberparenchym, wie dies im I. Kapitel ausgeführt wurde, bereits mit einem geringen Restbestande von funktionierendem Parenchym seine lebenswichtigen Leistungen zu erfüllen vermag, und daß das geschädigte und untergehende Leberparenchym dank der gewaltigen Regenerationskraft des Organs durch frisch gebildetes funktionsfähiges Parenchym ersetzt werden kann.

Über die Ätiologie der unter dem Bilde des Icterus simplex verlaufenden Lebererkrankung ist das gleiche zu sagen, was zu Beginn dieses Kapitels ganz allgemein über die akuten diffusen Lebererkrankungen dargelegt worden ist. In einer nicht unbeträchtlichen Zahl von Fällen dürfte der Icterus simplex auf die Giftwirkung von noch unbekannten Infektionserregern zurückzuführen sein. So sind in Deutschland, in anderen europäischen Ländern und auch in Amerika besonders in den ersten Jahren nach dem Weltkriege Epidemien von Icterus simplex beschrieben worden, bei welchen vielfach die Inkubationszeit auf 3 bis 4 Wochen berechnet werden konnte. Auch RUGE vertritt auf Grund des statistischen Materials der deutschen Marine, das von 1919—1923 1331 Fälle umfaßt, den Standpunkt, daß die sog. katarrhalische Gelbsucht als eine Infektionskrankheit anzusehen sei. Bisher ist es jedoch nicht gelungen, innerhalb eines großen klinischen Materials einen charakteristischen Erreger nachzuweisen.

Zur Frage der infektiösen Natur des Icterus simplex

Je nach der Schwere der Leberschädigung kann die Dauer des Ikterus beträchtlich schwanken. Durchschnittlich pflegt der Ikterus in leichten bis mittelschweren Fällen etwa 3 Wochen anzudauern. Auch abortive Fälle mit geringer Ausprägung des Ikterus, die nicht mehr als 8—10 Tage andauern, kommen vor, ebenso wie sehr verschleppt verlaufende Erkrankungen, die viele Wochen anhalten können. Im allgemeinen ist die Prognose des Icterus simplex günstig, doch bleibt es immer unberechenbar, ob nicht unerwartet ein scheinbar gutartiger Fall mehr oder minder rasch sich zum Bilde der akuten Leberatrophie wandeln oder selbst bei Rückbildung des Ikterus in ein chronisches Krankheitsstadium übergehen kann. So hat KALK mit der Bilirubinbelastungsprobe nach BERGMANN-EILBOTT festgestellt, daß der Icterus simplex einen Leberschaden zurücklassen kann, der monate-, vielleicht sogar jahrelang. bestehen kann. In anderen Fällen ließ sich die auch nach dem Schwinden des Ikterus nicht ausheilende diffuse Lebererkrankung durch Dyspepsien, durch eine subikterische Färbung, durch Verzögerung der Bilirubinausscheidung nach intravenöser Bilirubinzufuhr, durch Ausbleiben des Pituitrinreflexes der Gallenblase noch viele Jahre nach Bestehen des ikterischen Krankheitsprozesses nachweisen.

Veränderungen des Blutes

Auf der Höhe der Gelbsucht findet man öfters eine Vermehrung der roten Blutkörperchen, ein Absinken des Blutdruckes und eine Verminderung der zirkulierenden Blutmenge. Die Verminderung des Plasmavolumens, die zu der Bluteindickung führt, beruht nicht auf einer Eindickung des Plasmas, da der Eiweißgehalt des Plasmas unverändert bleibt. Nach EPPINGER dürften diese Veränderungen Folge des entzündlichen Ödems sein, das sich als Ausdruck der serösen Hepatitis in den Spalträumen zwischen Blutcapillaren und Leberzellbalken ansammelt und zu einer Abwanderung von eiweißhaltiger Flüssigkeit aus dem Kreislauf in die Leber Veranlassung gibt. Die osmotische Resistenz der Erythrocyten gegen hypotonische Kochsalzlösung ist bei längerer Dauer des hepatocellulären Ikterus ähnlich wie beim mechanischen Ikterus gesteigert. Die weißen Blutkörperchen zeigen gewöhnlich keine auffälligen Veränderungen gegenüber der Norm; sofern sie stark vermehrt sind, kann eine Abgrenzung des Icterus simplex gegenüber cholangitischen Prozessen großen Schwierigkeiten begegnen. Die Sedimentierungsgeschwindigkeit der roten Blutkörperchen schwankt entsprechend der verschiedenartigen Natur der krankheitsauslösenden Ursachen: Häufiger findet sich eine Beschleunigung als eine Verlangsamung der Senkungsgeschwindigkeit. Schwerere Ikterusgrade gehen öfters mit einer Verlangsamung des Senkungsverlaufes einher. Wie beim mechanischen Ikterus ist auch der Icterus simplex durch eine prompte direkte Diazoreaktion des Serumbilirubins und durch Bilirubinurie gekennzeichnet.

Differentialdiagnose

Die differentialdiagnostische Abgrenzung des hepatocellulären Ikterus gegenüber Entzündungsprozessen der Gallenwege oder mechanischen Ikterusformen mit inkompletten Gallengangsverschluß kann im Einzelfalle recht schwierig sein. Im allgemeinen ist bei mechanischen Ikterusformen das Allgemeinbefinden erheblich weniger als bei hepatotoxischen Ikteruszuständen beeinträchtigt. Fieber und stärkere Leukocytosen sprechen für die Anwesenheit von Cholangitis. Weitere Aufklärungen kann die Untersuchung der Duodenalgalle bringen, die bei Cholangitis bakterienhaltig sein kann und mikroskopisch zuweilen Eiterkörperchen zeigt; beim unkomplizierten hepatocellulären Ikterus ist die Duodenalgalle, abgesehen von einer Verringerung des Farbstoffgehaltes, gewöhnlich ohne Auffälligkeiten. Positiver Ausfall der Galaktoseprobe, Störungen des Aminosäurenstoffwechsels sprechen mehr für eine Leberparenchymschädigung, während beim mechanischen Ikterus die Galaktoseprobe in der Regel negativ ausfällt. Eine negative Galaktoseprobe spricht jedoch nicht beweiskräftig gegen das Bestehen einer mit Ikterus einhergehenden diffusen Lebererkrankung. Häufig vermag eine sorgfältige Aufnahme der Vorgeschichte weitere differentialdiagnostische Anhaltspunkte zu liefern: So lassen schmerzhafte Koliken in der Anamnese an das Bestehen eines Steinverschlusses, an eine rezidivierende Cholecystitis mit Cholangitis denken, während die schleichende, schmerzlose Entwicklung des Ikterus und vorausgehende Magen-Darmstörungen für einen hepatocellulären Ikterus sprechen. Höheres Alter erweckt bei den gleichen Symptomen den Verdacht eines sich langsam entwickelnden Neoplasmas der Gallenwege.

Aus den Feststellungen über das Wesen des Icterus simplex ergibt sich für das therapeutische Handeln die Schlußfolgerung, daß das Krankheitsbild auch in scheinbar leichteren Fällen nicht als harmlos bewertet werden darf. Wie die Bettruhe bei der akuten Nierenentzündung zu einem grundlegenden Prinzip der Behandlung geworden ist, so erscheint auch in gleicher Weise bei den akuten diffusen ikterischen Lebererkrankungen eine weitgehende körperliche Schonung geboten. Daneben steht eine diätetische Schonung des Organs im Mittelpunkte der Therapie. Eine Verminderung der Eiweißzufuhr, besonders des Fleisches erscheint deswegen begründet, weil die Leber als Hauptort der Desamidierung und Synthese der Eiweißbausteine eine entscheidende Rolle im Eiweißstoffwechsel spielt, der bei dem erkrankten Organ nach Möglichkeit geschont werden soll. Zur Vermeidung von Reizwirkungen auf die kranke Leberzelle empfiehlt sich ferner die Beschränkung von Salzen und Gewürzstoffen. Gegen eine Fettzufuhr in mittleren Mengen ist, sofern ein Gallenabfluß nach dem Darm noch leidlich vorhanden ist, nichts einzuwenden. Man kann im übrigen die Resorption der Fette durch Zufuhr von Gallensäurenpräparaten wie Decholin, Bilival u. a. per os begünstigen. Dagegen erscheint die intravenöse Injektion von Gallensäuren (Decholin) mit der Absicht einer Anregung der Gallensekretion nach dem Prinzip der Schonung eines kranken Organs nicht angebracht. Das Hauptgebiet dieser Therapie sind die mit cholangitischen Erkrankungen kombinierten diffusen Leberschäden, bei welchen durch die Anregung eines stärkeren Gallenflusses die Ausschwemmung von Bakterien und ihren Giften gefördert werden kann.

Nicht allein zur Deckung des Calorienbedarfes, sondern ganz besonders auch zum Zwecke der Glykogenmästung der Leberzellen ist eine reichliche Zufuhr von Kohlehydraten, besonders von Zucker, vor allem Traubenzucker in den Vordergrund der diätetischen Ernährung zu rücken. In der Glykogenmast der kranken Leber ist ein wichtiger Behandlungsweg zur Steigerung der Widerstandskraft der Leberzellen zu sehen. Zu diesem Zwecke sind in die Kost reichlich zuckerhaltige Nahrungsmittel wie

Mehlspeisen, stark gesüßte Kompotts und Fruchtsäfte einzufügen; in schwereren Fällen soll man die Zuckerzufuhr durch öftere intravenöse Injektionen von 20 ccm 25—50%iger Traubenzuckerlösung steigern. Durch Verbindung einer Insulinbehandlung mit Traubenzuckerzufuhr läßt sich im Sinne UMBERs und RICHTERs die Glykogenmästung der Leber erheblich fördern: Man geht so vor, daß man anfangs täglich 2mal 5 Insulineinheiten morgens und abends einspritzt und etwa $^1/_2$ Stunde später eine stark kohlehydratreiche Mahlzeit in Form von Zwieback oder Semmel mit reichlich Marmelade oder Honig, ferner Eier, gequirlt mit 20—30 g Traubenzucker oder stark gezuckerte Omelettes verabreicht. Man pflegt die Insulindosen allmählich auf 2mal täglich 10 Einheiten zu steigern. Der Erfolg dieser Behandlung ist ein sehr günstiger, so daß diese Methode zur Behandlung der hepatocellulären Ikterusformen immer in Anwendung gebracht werden soll.

Nach MORAWITZ soll sich im Sinne einer Leberzellschutzbehandlung auch die orale Verabreichung von Lecithin oder lecithinreichen Nahrungsmitteln bewähren. Man kann das Lecithin in der Praxis am einfachsten und billigsten als Eigelb (3—5 Eigelb täglich) oder nach folgendem Rezepte geben: Lecithin (WITTE) 20,0, Vitellum ovi unius I, Aq. dest. ad 100,0, Sacch. alb. 15,0, Benzaldehyd gtt. I. M. f. emuls. 3mal tgl. 1 Eßlöffel. Dieser Vorschlag einer Lecithintherapie zum Zwecke des Leberschutzes gründet sich auf Beobachtungen von BEST, daß die bei pankreaslosen Hunden im Laufe der eintretende Leberschädigung nicht durch Insulin allein, wohl aber durch gleichzeitige Verabfolgung von Lecithin verhindert werden kann[1]. In mehreren Fällen von schwerem sog. Icterus catarrhalis gravis mit drohender Gefahr der Leberatrophie, in denen es weder durch Traubenzucker noch Insulin möglich gewesen war, das Fortschreiten der Leberzerstörung aufzuhalten, soll sich diese Behandlung bei längerer Durchführung gut bewährt haben.

Da die Eintrittspforte der zu diffusen Lebererkrankungen führenden Gifte oftmals der Darm sein dürfte, so empfiehlt es sich durch Darmspülungen, durch Zufuhr von leicht abführenden Brunnen, z. B. von Karlsbad, Marienbad, Kissingen, Mergentheim, Salzbrunn, Vichy, Montecatini u. a. für eine regelmäßige Darmtätigkeit zu sorgen. Auch künstliches Karlsbader Salz und die SCHERINGschen Karlsbader und Marienbader Tabletten leisten hier Nützliches. Neben ihrer abführenden Wirkung dürften diese Brunnen auch einen günstigen Einfluß auf die Entspannung der hyperämischen Leber durch Hyperämieerzeugung im Darmkanal, ferner auf Stauungskatarrhe des Magens und Darmes sowie auf die Steigerung der Gallensekretion und die Entleerung der Gallenblase ausüben.

EPPINGER empfiehlt im Beginn der Gelbsucht eine Kalomelbehandlung durch 2—3 Tage in Form von 4—5 Pulvern zwischen 0,05 und 0,1 g pro die, um eine energische Darmdesinfektion herbeizuführen. Bei Eintritt von Durchfällen soll man zu Tannalbin, Dermatol und zu Tierkohle greifen. Bei längerem Bestehen des Ikterus gibt EPPINGER 3—5 Tage

---

[1] Der biologische Mechanismus dieser Therapie ist schwer verständlich, da Lecithin im Darm fermentativ zerstört wird und daher eine Lecithinmästung der Leber vom Darm experimentell nicht gelingt.

kleinere Kalomeldosen (3 × 0,03 pro die), auch bei geschwächtem Kräftezustand. Von der Anwendung der Atophanpräparate, besonders von
intravenösen Atophaninjektionen, die im Experiment eine starke gallentreibende Wirkung entfalten, ist abzuraten, weil sie unberechenbar selbst
schwere Leberschädigungen hervorzurufen vermögen.

Bei der Behandlung des ikterischen Hautjuckens kommt man manchmal mit protrahierten heißen oder kühlen Bädern aus, wobei ein Zusatz
von $^1/_2$ oder 1 Liter Essig auf ein Wannenvollbad zweckmäßig ist. Ferner
kommen Brom- und Baldrianpräparate, Pyramidon, Aspirin und Antipyrin und besonders Kalkpräparate in Betracht, die bei sehr lästigem
Juckreiz auch intravenös (Afenil, Calcium Sandoz) oder intramuskulär
(Calcium Sandoz) gespritzt werden. Oft wirken heiße Bäder mit Zusatz
von $^1/_2$ bis 1 kg Stärkemehl, Weizenkleie oder Bolus beruhigend, ebenso
allgemeine Puderungen des Körpers mit Kartoffelmehl, Fissanpuder und
Lenicetpuder. Lokale juckstillende Mittel verordnet man in alkoholischer
Lösung, auch mit Zusatz von Äther, Aceton oder Chloroform, bzw. als
Schüttelmixtur. Die abkühlende Wirkung der sich verflüchtigenden
Lösungsmittel oder die Kühlwirkung des verdunstenden Wassers in der
Schüttelmixtur tragen zur Linderung des Juckreizes bei. Folgende
Lösungen und Mixturen seien empfohlen: 0,5—2% Menthol-Thymolspiritus, 1% Formalinspiritus; 1—2% Epicarinspiritus. Als Schüttelmixtur: Tumenol 5,0, Zinc. oxydat., Amyl. āā 20,0, Glycerin, 30,0
Aqu. dest. ad 100,0. Ferner 4—10% Kalmitholspiritus oder Kalmithol
5,0—10,0, Zinc. oxyd., Ol. ratae āā ad 100,0. Narkotica sind besonders
bei nächtlichem Jucken häufig nicht zu entbehren. Atropin subcutan
in der Maximaldosis von 1 mg, Suprarenininjektionen von 1 ccm 1:1000
können manchmal wirksam sein. Auch Einreibungen mit dem organischen
Schwefelpräparat Mitigal werden empfohlen.

IX. Die schwere Form der akuten diffusen Lebererkrankungen, die sog. akute gelbe Leberatrophie und ihre Verlaufsformen.

Schwerer Ikterus, abnehmende Leberdämpfung und zunehmende allgemeine Vergiftungserscheinungen sind die Trias, mit der die schwere Form der akuten diffusen Lebererkrankungen klinisch in die Erscheinung tritt. Wie im vorigen Kapitel bei der Besprechung des Icterus simplex dargelegt wurde, ist die akute Leberatrophie nicht eine Krankheit sui generis, sondern fließende Übergänge verbinden sie mit allen Formen der ikterischen und anikterischen akuten diffusen Lebererkrankungen. Ihr Ausbruch ist nicht Folge eines spezifischen krankheitsauslösenden Giftes, sondern vor allem bedingt durch die Intensität und die Dauer der Giftwirkung der auf die Leber wirkenden Schädigung. Nicht qualitative, sondern mehr quantitative Unterschiede trennen die sog. Leberatrophie von den übrigen akuten diffusen Parenchymerkrankungen des Organs. Sie ist Ausdruck des höchsten Grades einer hepatischen Schädigung, die in eine autolytische Nekrose und in den Zusammenbruch vitaler Leberfunktionen hinüberführt. So wird es verständlich, daß sie

Ausklang verschiedenartiger Leberschädigungen ist, und daß sie ebenso im Anschluß an verschiedene Infektionskrankheiten, besonders Lues, Gelbfieber, wie im Gefolge von Icterus simplex, Phosphor-, Arsen- und Chloroformintoxikation, akuten Alkoholvergiftungen, Nahrungsmittelvergiftungen und im Verlaufe der Gravidität auftritt. Aus den gleichen Gründen erklärt sich die vorübergehende Zunahme der akuten Leberatrophie zugleich mit der Häufung der Gelbsuchtfälle in den Nachkriegsjahren. Während der Kriegsjahre haben sich auch noch andere Gifte als fähig erwiesen, akute gelbe Leberatrophie hervorzurufen: das dem Chloroform nahestehende Tetrachloräthan, das bei der Abdichtung der Tragflächen von Flugzeugen verwendet wurde, ferner das Trinitrotoluol, das zur Bereitung von Sprengstoffen diente, und in England eine starke Häufung von Ikteruserkrankungen unter Munitionsarbeitern verursachte. Ein nicht unerheblicher Prozentsatz solcher Ikterusfälle ging unter dem Bilde der akuten Leberatrophie tödlich aus.

Sympto-
matologie Die Symptomatologie des Krankheitsbildes ist im Beginn die gleiche wie beim Icterus simplex, öfters mit dem Unterschiede, daß der Ikterus bald schwere Grade annimmt und mit starker Hinfälligkeit einhergeht. In diesem Initialstadium kann die oft druckempfindliche Leber noch deutlich vergrößert sein. Nach Ablauf einer Woche, aber auch nach wesentlich längerer Zeit treten dann Erscheinungen einer schweren Vergiftung ein, bei der cerebrale Symptome (Bewußtlosigkeit, Delirien, Konvulsionen, Erbrechen, starke motorische Unruhe) und die Erscheinungen der hämorrhagischen Diathese mit Blutungen in alle möglichen Organe im Vordergrunde stehen. Begleitet wird dieses 2. Stadium von einer deutlich fortschreitenden Verkleinerung der Leber, erkennbar an dem zunehmenden tympanitischen Schall, der an die Stelle des satten Klopfschalles der normalen Leberdämpfung tritt. Im hepatargischen Koma bei schwerstem Ikterus erfolgt dann der Tod. Die Krankheitsdauer beträgt in den akut verlaufenden Fällen seit Beginn des Ikterus etwa 2 Wochen. In Fällen von mehr subakuten Verlauf tritt das Ende in 3—4 Wochen und länger nach Auftreten des Ikterus ein; aber auch im Verlaufe scheinbar fortschreitender Rekonvaleszenz nach Überstehen eines Icterus simplex kann plötzlich erneut ein schwerer Ikterus einsetzen, der rasch zum Tode führt.

Patholo-
gisch-ana-
tomische
Verände-
rungen:
Gelbe,
gefleckte
und rote
Atrophie.
Ausgang
in grob-
knotige
Hyperplasie
(MAR-
CHAND) In den sehr seltenen Fällen mit stürmischem Verlaufe, bei denen innerhalb weniger Tage mit rapide sich entwickelndem Ikterus das Ende eintreten kann, kann die Leber normal groß oder sogar noch vergrößert sein. Die makroskopische Diagnose kann dann großen Schwierigkeiten begegnen, so daß erst die histologische Untersuchung die sog. Leberatrophie erkennen läßt. In den weniger akut verlaufenden Fällen mit einer Krankheitsdauer von 3—4 Wochen bietet sich die Leber stets im Zustande deutlicher Verkleinerung dar. Die Leberkapsel ist schlaff, und infolge der Volumenabnahme des Organs gerunzelt. Die Konsistenz der Leber ist weich elastisch, welk bis fast fluktuierend. Die Farbe der Leber ist anfangs gelb, bzw. gelbgrün, hervorgerufen durch Verfettung, Gallenstauung und gallige Durchtränkung des Gewebes. Mit dem zunehmenden Zerfall des Lebergewebes wird das zunächst diffus gelb gefärbte Parenchym von mehr oder weniger ausgedehnten, meist unregelmäßigen *roten* Herden durchsetzt, in deren Bereich die Leberzellen untergegangen und in einen körnigen Detritus umgewandelt sind. Das Bild der *gelben* Leberatrophie geht damit in das Stadium der *gefleckten* Atrophie und mit immer weiterer Ausdehnung der nekrotischen Bezirke schließlich auch in das Stadium der *roten* Atrophie über. Die sog. rote Atrophie stellt mithin ein vorgeschrittenes Stadium der Leberatrophie dar, in welchem bereits ein großer Teil des zerfallenden Lebergewebes auf dem Lymphwege entfernt ist. Es bleibt dann das den roten Farbenton bestimmende Leberstroma mit seinen erweiterten und stark gefüllten Blutcapillaren zurück, wobei gleichzeitig eine Durchsetzung des Leberstromas mit Blutungen stattfinden kann. In diesem Stadium ist die acinöse Zeichnung der Leber fast völlig aufgehoben; man kann sie am ehesten noch im Bereich der gelben Leberbezirke erkennen, während sie an den roten Stellen des völligen Parenchymschwundes naturgemäß überhaupt nicht mehr sichtbar ist. Trotz dieser schweren Zerstörungen des epithelialen Leberparenchyms bleiben die Gitterfasern an den Capillarwänden der Leberläppchen gut erhalten; wenn sie im Bereich der nekrotischen Partien scheinbar vermehrt erscheinen, so ist diese Vermehrung nur durch das Zusammenrücken der Gitterfasern infolge des Ausfalls von spezifischem Leberparenchym hervorgerufen. Auch die KUPFFERschen Sternzellen, die gewöhnlich reichlich Gallenpigment und Fetttröpfchen in sich speichern, zeigen keine auffälligen Schädigungen. An den der Vernichtung entgehenden Leberzellen lassen sich schon frühzeitig typische Kernteilungsvorgänge und atypische Kernvermehrungen als Ausdruck rasch einsetzender Parenchymregeneration nachweisen. Läßt man solche Lebern längere Zeit liegen, so kann sich auf der Schnittfläche ein weißlicher, reifähnlicher Belag aus Krystallen von Tyrosin und Leucin (Nadelbüschel und Kugeln) bilden. Sie sind Zeichen eines beschleunigten autolytischen Zerfalls des toten Organs und finden sich — wenn auch nicht so reichlich und häufig — auch bei anderen schweren diffusen Leberschädigungen, z. B. bei der Phosphorleber und Infektionskrankheiten. Bemerkenswerterweise wird von dem intravitalen Zelluntergange vor allem der linke Leberlappen befallen; hier findet sich auch das Bild der roten Atrophie besonders ausgeprägt.

Mit zunehmender Krankheitsdauer und mit der Zunahme von Ausheilungsvorgängen kommt es zu fortschreitender Resorption der Gewebstrümmer, zu einer echten Vermehrung der Gitterfasern und zu einem Überwiegen der Gewebsregeneration. Makroskopisch sind die Leberregenerate als größere, gelbgrün gefärbte Knoten und Höcker zu erkennen, die oft wie tumorartige Knotenbildungen aussehen. Mikroskopisch findet man in ihrem Bereich große Leberzellen, die nicht mehr im Sinne einer Acinusstruktur angeordnet sind. Daneben können sich frischere Zerfallsherde finden, die als neue Schübe eines Zellunterganges zu deuten sind und auf ein Fortbestehen der Giftwirkung auf das Leberparenchym hinweisen. Außerdem fallen — meist in sehr großer Zahl — unregelmäßige Neubildungen von Epithelschläuchen auf. Bei diesen „Pseudogallengängen" oder „Pseudotubuli", in denen man früher Gallengangswucherungen mit Anschluß an noch vorhandene Reste des Leberparenchyms gesehen hat, handelt es sich wahrscheinlich um stehengebliebene Stränge von Leberzellen, die dem allgemeinen Zelluntergang entgangen sind.

Hört die Giftwirkung auf das Leberparenchym auf, und überstehen die Kranken in seltenen Fällen die Leberzerstörung, dann entwickelt sich allmählich als Endzustand der ausgeheilten Leberatrophie das Bild der von MARCHAND beschriebenen großknotigen Lebercirrhose oder eine gewöhnliche atrophische Cirrhose. Auf dieses Endstadium wird bei der Besprechung der Cirrhoseformen und der ihnen nahe stehenden Krankheitsbilder näher eingegangen werden.

Von UMBER ist die Anschauung vertreten worden, daß die Leber, die man bei der Sektion an akuter gelber Leberatrophie gestorbener Menschen zu sehen bekommt, „ein postmortales Verdauungsprodukt darstellt, welches der lebenden, akut atrophischen Leber unähnlich geworden ist". Wie E. FRÄNKEL und HERXHEIMER demgegenüber ausführen, läßt sich für die Leberatrophie mit ihren verschiedenen Verlaufsstadien kein Schema des Aussehens aufstellen, „und es wäre verkehrt, wenn man in jedem Falle von akuter gelber Leberatrophie ein schlaffes, verrunzeltes Organ erwarten sollte". Vergleichsuntersuchungen der während des Lebens entnommenen Leberstückchen und der Leichenleber zeigen keine wesentlichen Verschiedenheiten im histologischen Befunde, mag auch manchmal der autolytische Zellzerfall im toten Organ mikroskopisch stärker in die Erscheinung treten. Wir brauchen also unsere Anschauungen über das wirkliche Aussehen der Leberatrophie in vivo nicht zu ändern, und die Befunde am Leichenorgan sind mit unwesentlichen Einschränkungen Wirklichkeitsbefunde, und nicht irreleitende Leichenbilder.

Das histologische Bild der akuten Leberatrophie wird somit im wesentlichen von degenerativen Parenchymveränderungen und hieran sich anschließenden Zerfallsvermögen am Leberepithel beherrscht. Soweit entzündliche Vorgänge zu beobachten sind, sind sie vorwiegend als sekundäre Prozesse anzusehen, die sich teils als Reaktion auf den Zelluntergang entwickeln, teils durch Sekundärinfektionen im kranken Organ ausgelöst werden. Dem Wesen des Krankheitsprozesses wird somit am ehesten die Bezeichnung der diffusen nekrobiotischen Leberdegeneration oder der nekrotisierenden Hepatose gerecht. Für den auf ROKITANSKY (1842) zurückgehenden Begriff der akuten gelben Leberatrophie ist daher eigentlich wenig Raum. Die Bezeichnung der Leberatrophie ist unzutreffend, es handelt sich vielmehr um eine Leberdegeneration; ferner ist die Gelbfärbung der Leber nur für ein frischeres Stadium des Krankheitsprozesses kennzeichnend, während in fortgeschrittenen Krankheitsstadien die Farbe der roten Atrophie im Vordergrunde steht. Wird auch dieses Stadium überwunden und tritt der Krankheitsprozeß in das Aufräumungsstadium, in das Stadium der Resorption der Gewebstrümmer und der Leberregeneration ein, so herrscht eine bräunliche bis graue Färbung des Organs vor. Und schließlich braucht der Verlauf der Krankheit nicht immer ein akuter zu sein, sondern es gibt auch Formen mit subakutem bis chronischem Verlauf. Mit Recht betont daher HERXHEIMER, daß es wohl am besten wäre, man ließe die ganze Bezeichnung „akute gelbe Leberatrophie" beiseite.

Trotzdem wird der historische Name der akuten gelben Leberatrophie trotz seiner Unzulänglichkeit nicht so leicht aus der klinischen Nomenklatur verschwinden; man muß sich bei ihm aber klar bleiben, daß diese Bezeichnung den heutigen pathologisch-anatomischen Erfahrungen und den hierher gehörigen klinischen Bildern nicht mehr voll gerecht wird.

Der durch den intravitalen Leberzerfall bewirkte Zusammenbruch des Stoffwechsels hat zur Folge, daß die Krankheitsveränderungen nicht allein auf die Leber sich beschränken, sondern auch regelmäßig in anderen Organen auftreten. So findet man Verfettungen der Nieren, wachsartigen Zerfall und Fettinfiltrationen des Herzens und der Körpermuskulatur, Verfettungen der Magendrüsen, die manchmal ebenso stark wie bei der Phosphorvergiftung ausgeprägt sein kann. Meist ist, wenn auch in mäßigem Grade, die Milz vergrößert. Dieser Milztumor begleitet gewöhnlich schon in den Anfangsstadien die Lebererkrankung, so daß er wohl nicht als eine Stauungsmilz, sondern als Ausdruck einer koordinierten Milzschädigung zu erklären ist. Außerdem finden sich in den verschiedensten Organen als Folge der bestehenden Blutungsneigung Blutaustritte verschiedenen Ausmaßes. Auch im Gehirn, besonders im Linsenkerngebiete finden sich öfters sekundäre Gewebsveränderungen.

Ascites ist kein ganz seltenes Begleitsymptom der Leberatrophie. Gewöhnlich hält sich seine Menge unter oder gerade an der Grenze der klinischen Nachweisbarkeit; doch können die Flüssigkeitsmengen in vereinzelten Fällen auch beim Lebenden erheblich sein (bis zu 10 Litern).

In den geschilderten Auflösungserscheinungen des Leberparenchyms, wie sie sich im histologischen Bilde darbieten, tritt das Wesen des Krankheitsprozesses klar zutage. Ein Selbstauflösungsprozeß der lebendigen Leber läuft hier ab, der sein Analogon in der fermentativen Selbstverdauung toter Organe, in der postmortalen Autolyse findet. Zur Auslösung dieses intravitalen autolytischen Prozesses bedarf es offenbar sehr verwickelter Vorbedingungen, da die Selbstzerstörung der Leberzellen nicht nur eine besonders intensive Giftwirkung, sondern auch Überwindung der regenerativen Kräfte des Leberparenchyms voraussetzt. Berücksichtigt man, mit welch großer Erneuerungsfähigkeit die Leber Schädigungen ihres Parenchyms durch kompensatorische Neubildung von spezifischem Epithel auszugleichen vermag, so wird die Schlußfolgerung nahegelegt, daß die akute Leberatrophie erst nach Aufhebung eines komplizierten Schutzmechanismus die Kraft zur Parenchymerneuerung einbüßt. Einer der Faktoren, die die Autolysetendenz der Leber begünstigen, dürfte in einer Glykogenverarmung der Leberzellen zu suchen sein. Die Anwesenheit des Glykogens in der Leber bedeutet, wie dies bereits bei der Pathogenese des Icterus simplex ausgeführt wurde, einen gewissen Giftschutz für die Leberzelle, die unter den Bedingungen eines reichlichen Kohlehydratvorrats ihre vitalen Funktionen normal vollzieht. Für den verminderten Schutz der Leberzelle gegenüber den verschiedensten Lebergiften bei chronischer Glykogenverarmung spricht die starke Steigerung nicht nur der Fälle von Icterus simplex, sondern auch von Leberatrophie am Schlusse des Weltkrieges, und die therapeutischen Erfolge der Glykogenmästung der kranken Leberzelle durch die Traubenzucker-Insulinbehandlung sind geeignet, diese Vorstellungen gewichtig zu stützen. Möglicherweise bestehen auch gewisse Zusammenhänge zwischen Leberregeneration und Schilddrüsenfunktion; wenigstens zeigen Kaninchen, die ihrer Schilddrüse beraubt sind, eine sehr starke Herabsetzung der Leberregeneration. Ferner ergeben sich aus dem Tierexperiment eigentümliche Verknüpfungen der Milz mit intravitalen Vorgängen des Eiweißabbaues in der Leber: Bei milzhaltigen Tieren tritt nach Injektion von artfremdem Eiweiß ein Eiweißabbau in der Leber auf, bei entmilzten Tieren bleibt er aus.

Auftreten und Nachweis von Tyrosin und Leucin

Als Zeichen des schweren intravitalen Leberzerfalls erfolgt eine beträchtlich gesteigerte Ausscheidung von Aminosäuren durch den Harn, unter denen Leucin und Tyrosin wegen ihrer charakteristischen Krystallbildung (Nadelbüschel und Kugeln) eine große diagnostische Bedeutung zukommt. Größere Mengen von Tyrosin im Harn kann man mit dem MILLONschen Reagens nachweisen:

Das MILLONsche Reagens wird in folgender Weise hergestellt: 1 Teil Quecksilber wird in 2 Teilen Salpetersäure vom spezifischen Gewicht 1,42 unter leichten Erwärmen gelöst, mit dem doppelten Volumen Wasser verdünnt und nach einigen Stunden zur Beseitigung des gebildeten Niederschlages filtriert. Zu 2 Teilen enteiweißten Urin wird 1 Teil des Reagens zugesetzt und bis zum Sieden erhitzt. Es bildet sich dann eine Rosarotfärbung, die beim Stehen tiefrot wird. Erheblichere Tyrosinmengen führen eine Trübung und einen rötlich gefärbten Niederschlag herbei. Da die MILLONsche Reaktion nur bei Anwesenheit größerer Tyrosinmengen positiv ausfällt, so beweist ein negativer Ausfall der Probe nichts gegen das Vorhandensein kleinerer Tyrosinmengen im Harn.

Dann ist es erforderlich, die Aminosäuren Leucin und Tyrosin aus dem Harn zu isolieren. Zu diesem Zwecke werden etwa 500 ccm Harn nach Enteiweißung durch Kochen erst mit neutralem, dann mit basischem Bleiacetat gefällt, bis kein Niederschlag mehr auftritt. Der Niederschlag wird abfiltriert, das Filtrat durch Einleiten von Schwefelwasserstoff entbleit, das Filtrat wird auf dem Wasserbade sehr stark eingeengt und abgekühlt. Hierbei scheidet sich nach längerem Stehen das Tyrosin in feine Nadelbüschel von regelmäßiger Form aus, die sich bei Zusatz von Salzsäure leicht lösen und bei gelindem Erwärmen des Objektträgers nicht schmelzen (Unterschied von Fettsäurenadeln). Leucin krystallisiert in dem eingeengten Filtrat in Form von gelblich verfärbten Kugeln mit konzentrischer und radiärer Streifung aus, die sich von den ihm ähnlichen Krystalle des Ammoniumurats durch das Fehlen von Stacheln an der Peripherie unterscheiden.

Stoffwechselstörungen

Selbst bei Anwendung dieser Anreicherungsmethode ist die Anwesenheit von Leucin und Tyrosin keineswegs ein häufiger Befund im Urin der akuten Leberatrophie. Nach den vorliegenden Beobachtungen treten sie nur in etwa der Hälfte der Fälle im Harn auf. Ein negativer Befund beweist somit nichts gegen das Bestehen einer Leberatrophie. Die quantitative Bestimmung der Aminosäuren im Harn bleibt den klinischen Laboratorien vorbehalten; hier muß auf die Handbücher der Laboratoriumskunde verwiesen werden. Während normalerweise der Anteil der Aminosäurenstickstoffs innerhalb des Gesamtstickstoffs des Harns etwa 2,5% beträgt, kann der prozentuale Anteil des Aminosäurenstickstoffs bei der Leberatrophie 12 bis weit über 30% betragen. Entsprechend dieser gesteigerten Aminosäurenausfuhr sinkt die Harnstoffausscheidung im Urin ab, weil mit der Verminderung der Desaminierung der Aminosäuren auch die Quelle der Harnstoffbildung aus Ammoniak versiegt. Dazu kommt, daß ein Teil des aus den Aminosäuren noch abgespaltenen Ammoniaks zur Neutralisation pathologischer Säuren herangezogen und damit der Umwandlung in Harnstoff entzogen wird. Solche

Säuren sind Milchsäure, Oxymandelsäure, Acetessigsäure, β-Oxybuttersäure, die infolge des gestörten Kohlehydrat- und Fettstoffwechsels in vermehrter Menge im Kreislauf erscheinen. Als Folge der hierdurch bewirkten Azidose kommt es zu einer Verminderung der Alkalireserve des Blutes. Ferner tritt im Harn eine starke Vermehrung der Harnsäureausscheidung und anderer Purinkörper auf, die auf den starken Zellzerfall des an Nucleinkörpern reichen Leberparenchyms zurückzuführen ist.

Entsprechend der vermehrten Ausscheidung von Aminosäuren im Harn steigt auch der Aminosäurenspiegel im Blute beträchtlich an: Während das Nüchternblut gesunder Menschen 3—10 mg.-% Aminostickstoff enthält, sind in Fällen von Leberatrophie 115—617 mg.-% Aminostickstoff gefunden worden. Es kann also der Aminosäurenspiegel des Blutes bei der Leberatrophie 10—60mal größer als in der Norm sein. Berücksichtigt man die Maximalwerte, die in einem Falle von NEUBERG und RICHTER gefunden wurden, und die auf die Anwesenheit von etwa 30 g frei im Blute kreisender Aminosäuren schließen lassen, so erscheint diese Menge so enorm groß, daß die Einschmelzung der Leber allein nicht die Ursache des so reichlichen Auftretens von Aminosäuren sein kann. Aus diesem Grunde haben bereits NEUBERG-RICHTER als weitere Quelle der gesteigerten Aminosäurenbildung den Zerfall von Muskelfleisch angenommen, auf dessen schwere Schädigung die bereits oben beschriebenen histologischen Zerfallsprozesse (wachsartiger Zerfall) hinweisen. Hiernach erscheint die Leberatrophie nicht als ein allein auf die Leber begrenzter Prozeß, sondern in ihrem Endausgange als eine allgemeine Eiweißzerfallstoxikose, bei welcher neben der Leber auch andere Gewebe in den intravitalen Auflösungsprozeß einbezogen werden. Die Leberinsuffizienz, die sich zwangsläufig mit dem autolytischen Leberzerfall verbindet, ist sicherlich hochgradig, aber nicht maximal. Hierfür spricht, daß das Bild des totalen Leberausfalles, wie es uns das Tierexperiment gelehrt hat, bei der akuten Leberatrophie nicht reproduziert wird. So ist im Gegensatz zum leberlosen Hunde die Harnstoffbildung nicht völlig aufgehoben, sondern nur stark geschädigt, und in vereinzelten Beobachtungen (NEUBERG und RICHTER) war die Harnstoffbildung sogar in fast normalem Umfange vorhanden. Vor allem werden aber die schweren Störungen der Blutzuckerregulation, wie sie als Frühsymptom des totalen Leberausfalles in Form des Blutzuckersturzes beim leberlosen Hunde in Erscheinung treten, bei der Leberatrophie fast nie beobachtet. Wohl liegen vereinzelte Feststellungen über niedrige Blutzuckerwerte bei der Leberatrophie z. B. von UMBER vor, doch finden sich in zahlreichen Beobachtungen gewöhnlich sogar erhöhte Blutzuckerspiegel gegen das Ende der Krankheit.

Für den Entstehungsmechanismus des Symptoms „Ikterus" bei der Leberatrophie gilt das gleiche, was bereits über den Icterus simplex ausgeführt worden ist. Im Mittelpunkte seiner Pathogenese steht — unabhängig von allen Anschauungen über die Bildungsstätten des Gallenfarbstoffes — die in ihren Ausscheidungsfunktionen aufs Schwerste beeinträchtigte Leberzelle. Hierzu kommen als weitere Faktoren für eine Behinderung des Gallenabflusses die sekundäre Bildung von Gallenthromben, die übrigens nicht in erheblichem Ausmaße festzustellen sind, und vor allem der Zusammenbruch der Leberarchitektur: Mit dem Untergange der Leberzellen schwindet die Scheidewand zwischen Gallencapillaren und Lymph- und Bluträumen, so daß die Gallencapillaren im Sinne des EPPINGERschen Icterus per destructionem ihren Inhalt direkt in die eröffneten Lymph- und Blutcapillaren ergießen. Dazu können sich cholangitische Prozesse hinzugesellen. Der Ikterus bei der Leberatrophie ist somit sehr verwickelter Natur. Ob neben diesen den Ikterus auslösenden Vorgängen auch hämolytische Prozesse eine gewisse Rolle spielen, die vielleicht mit der vergrößerten Milz in Beziehung stehen könnten, bleibt noch zu klären; Eisenbefunde in der Leber und Milz (LEPEHNE) dürfen nach dieser Richtung Beachtung beanspruchen.

Vorkommen und Ursachen der Leberatrophie   Von der Leberatrophie werden Frauen öfters als Männer ergriffen. Man bringt dieses Überwiegen des weiblichen Geschlechtes mit Schwangerschaft und Wochenbett in Zusammenhang, doch spricht das vorliegende statistische Material an über 61000 Kranken (BRAUN und SPÄTH) nicht dafür, daß diese Ereignisse im Leben der Frau eine entscheidende Rolle spielen. So kommt in der Statistik von BRAUN auf 28000 Schwangere nur ein Fall von Leberatrophie und nach SPÄTH auf 33000 Schwangere 2 Fälle. Die größte Zahl der Krankheitsfälle liegt zwischen 16—40 Jahren, aber auch vor Kindern und selbst vor Neugeborenen macht die Leberatrophie nicht Halt. In 78 Fällen bei Kindern, die HERXHEIMER aus der Literatur zusammengestellt hat, fanden sich 11 Fälle im ersten Lebensjahre, 55 bis zu 10 Jahren, 8 bis zu 13 Jahren, 4 mit nicht genau angegebenem Alter, wobei ein Überwiegen des weiblichen Geschlechtes im Kindesalter nicht festzustellen war.

Beim Erwachsenen stellt der chronische Alkoholismus einen wichtigen Dispositionsfaktor für die Leberatrophie dar. Die Zusammenhänge liegen hier offenbar so, daß die in den alkoholischen Getränken enthaltenen Giftstoffe teils direkt die Leberzelle zu schädigen vermögen, teils durch die Erzeugung von chronischen Magen-Darmerkrankungen das Eindringen von Darmgiften durch die geschädigte Darmwand in die Leber begünstigen.

Unter den chronischen Infektionen spielt besonders die Syphilis, vor allem im Sekundärstadium eine wichtige Rolle. Die durch sie hervorgerufenen Fälle von Leberatrophie dürften etwa 20% aller Erkrankungen betragen. Die Überleitung zur Leberatrophie erfolgt meist über den syphilitischen Ikterus des Sekundärstadiums, der als ein hepatocellulärer Ikterus zu betrachten ist und unter dem Bilde des sog. katarrhalischen Ikterus auftritt.

Ebenso wie die Lues können alle Gifte und Erreger, die das Leberparenchym auf das Schwerste zu schädigen vermögen, zum Bilde der Leberatrophie führen. Unter ihnen ist vor allem die Phosphorvergiftung und die Knollenblätterschwammvergiftung zu nennen, die durch Verwechslung mit dem eßbaren Champignon zustande kommt. Auch die schwere akute Alkoholvergiftung sowie in vereinzelten Fällen auch chronische Vergiftungen mit Blei und Arsen können Leberatrophie hervorrufen. Die Leberatrophie im Anschluß an die Chloroformnarkose dürfte heute seit der Verdrängung des Chloroforms als Narkosemittel kaum noch beachtet werden. Unter den akuten Infektionskrankheiten ist in erster

Linie das Gelbfieber hervorzuheben, ferner die septischen Erkrankungen, vor allem die puerperalen Erkrankungen. Der Einfluß der Schwangerschaft und der Schwangerschaftstoxikosen für die Auslösung von Leberatrophien ist noch fraglich. Die Benutzung des Phosphors als Abtreibungsmittel erklärt die frühere Häufigkeit von Phosphorvergiftungen gerade bei Schwangeren, und hiermit mag es vielleicht zusammenhängen, daß die hiernach auftretenden Leberatrophien auf das Konto der Schwangerschaft anstatt auf das zugeführte Gift gesetzt wurden.

Man spricht von primären Leberatrophien, wenn die schwere Schädigung der Leber in einer vorher gesunden Leber erfolgt, und von sekundären Leberatrophien, wenn der autolytische Leberzerfall in Lebern Platz greift, welche bereits durch vorangehende Krankheitsprozesse (Lebercirrhose, chronische Gallenstauung) geschädigt sind.

Auch bei Tieren kommen Lebererkrankungen vor, die histologisch der Leberatrophie des Menschen nahestehen. So tritt bei Schafen nach Aufnahme von Lupinen die Lupinose auf, an welcher die Tiere gewöhnlich im Stadium einer hochgradigen Fettleber zugrunde gehen. Bei länger überlebenden Tieren kann sich eine der Leberatrophie ähnliches Bild entwickeln, wobei die Sektion ausgedehnte Bezirke von roter Atrophie in der Leber ergibt.

Wenn die Verkleinerung der Leber rasch in Form einer zunehmenden tympanitischen Aufhellung der Leberdämpfung fortschreitet und ein komatöser Zustand sich entwickelt, ist die Prognose gewöhnlich als infaust anzusehen. Nur in den Fällen mit subakutem bis subchronischem Verlauf, bei welchem die Verkleinerung der Leber sich langsam und mäßig entwickelt, kann manchmal mit einer allmählichen Besserung und mit einem Übergang in Heilung gerechnet werden. Solche Fälle, die auch in der über Monate sich hinziehenden Rekonvaleszenz nicht vor bedrohlichen Verschlimmerungen mit erneut zunehmendem Ikterus gesichert sind, münden schließlich bei der Ausheilung meist in die grobknotige Hyperplasie der Leber ein, die hierbei erhebliche Gestaltsveränderungen erfährt.

Die Therapie der Wahl ist bei drohender Leberatrophie und im Stadium des ausgeprägten Krankheitsbildes die fortgesetzte massive Überschwemmung des Körpers mit Traubenzucker. Im Bestreben einer Glykogenmästung der geschädigten Leberzelle sollen große Mengen von Traubenzucker sowohl in Speisen und Flüssigkeiten wie auch intravenös zugeführt werden. Diese Traubenzuckerzufuhr ist zweckmäßig 2—3mal täglich mit der Injektion von 5 Insulineinheiten zu verbinden, die etwa 30 Minuten vor der Zufuhr des Zuckers intramuskulär zu verabreichen sind. Wenn mit zunehmender Benommenheit die Nahrungsaufnahme wachsenden Schwierigkeiten begegnet, sind intravenöse Traubenzuckerinjektionen (20—40 ccm) in 25—50%iger Konzentration unter Kombination mit 5 Insulineinheiten öfters am Tage zu wiederholen. Ferner kann 10%ige Traubenzuckerlösung in Mengen von 1—2 litr. als Tropfklistiere zugeführt werden. Man gewinnt bei dieser intensiven Traubenzuckertherapie den Eindruck, daß hierdurch auch in sehr schweren Fällen eine günstige Wendung herbeigeführt werden kann. Ganz besonders erscheint eine lang fortgesetzte Insulin-Traubenzuckerbehandlung bei den subakuten bis subchronischen Verlaufsformen der Krankheit geboten, deren Heilungsvorgänge hierdurch günstig beeinflußt werden. Neben dieser Therapie kann im ausgebrochenen Koma ein Versuch mit intravenösen Milchsäureinjektionen (5 g Acid. lacticum auf 100,0 Kochsalzlösung) gemacht werden (ADLER), und auch die von MORAWITZ empfohlene Lecithinzufuhr nach dem früher angegebenen Rezept (S. 70) ist empfehlenswert.

Von allen gallentreibenden Mitteln wie Decholin und anderen Gallensäurenpräparaten, Atophan ist abzusehen, da bei der schweren Schädigung des Leberparenchyms jede stärkere Leistungsbeanspruchung des Organs von weiterem Schaden sein kann; außerdem kommt dem Atophan eine unberechenbare schädliche Wirkung auf das Leberparenchym zu.

Auf Vorschlag von EPPINGER ist bei einer Reihe von Fällen mit akuter Leberatrophie die Milzexstirpation ausgeführt worden, ohne daß hierdurch in den allermeisten Beobachtungen ein günstiger Einfluß zu verzeichnen war. Von BRAUN-TIETZE ist in Fällen von subakuter Leberatrophie die vorübergehende Hepaticusdrainage empfohlen worden. Es ist schwer vorstellbar, wie bei einer so hochgradigen sekretorischen Insuffizienz des auf schwerste geschädigten Organs durch diesen Eingriff ein Gallenabfluß in Gang kommen soll. Übertragen auf die Nierenpathologie, würde diese Operation bedeuten, daß schwere Oligurien bei diffusen Nierenerkrankungen durch eine Drainage der Ureteren zu beeinflussen wären.

Im übrigen kann die Therapie der Leberatrophie nur eine rein symptomatische sein. Bei Verdacht einer syphilitischen Erkrankung ist eine milde spezifische Behandlung mit Jodkali zu versuchen. Zwecks Fernhaltung weiter Schädigungen der Leber durch Darmgifte sind tägliche hohe Darmspülungen wünschenswert. Weiter ist, um eine Ausscheidung von Giftstoffen durch die Harnwege zu befördern, eine ausgiebige Flüssigkeitszufuhr zu unterhalten, die bei stark benommenen Patienten durch intravenöse 5,4%ige Traubenzuckerinfusionen in Mengen von 1 Liter und mehr erfolgen kann. Bei schwerer hämorrhagischer Diathese sind lokale Tamponaden, intravenöse 10%ige Kochsalzinjektionen (10—20 ccm), Kalkinjektionen, orale und intramuskuläre Zufuhr von Gelatine, Klaudeninjektionen und die subakute oder intravenöse Injektion von Koagulen anzuwenden. EPPINGER empfiehlt im Hinblick auf die geschilderten experimentellen Beobachtungen über das Ausbleiben der Leberregeneration bei schilddrüsenberaubten Tieren größere Thyreoidingaben zwecks Anregung der Regenerationstätigkeit der Leber. Im übrigen muß sich die Behandlung auf die Erhaltung der Herzkraft durch Cardica beschränken.

So weitgehend sich auch die Endausgänge der Phosphor-, Chloroform- und Knollenblätterschwammvergiftung mit dem Bilde der genuinen Leberatrophie decken, so sind doch in den Anfängen wesentliche Unterschiede festzustellen. Man kann nach HERXHEIMER das Gleichartige und Trennende bei diesen Krankheitsbildern in folgenden Leitsätzen zusammenfassen:

1. Der Phosphor-, Chloroform- und Knollenblätterschwammvergiftung ist die Glykogenverarmung der Leberzellen und die Ausbildung der Fettleber gemeinsam, und erst dann erfolgt der Zelluntergang (Nekrosen).

2. Bei der akuten gelben Leberatrophie treten von vornherein die Nekrosen des Leberparenchyms auf, wobei Verfettungen zurücktreten. Hierin liegt ein wesenhafter Unterschied der Leberatrophie gegenüber den genannten Vergiftungen. Er weist darauf hin, daß trotz der Übereinstimmung in den Endbildern der Mechanismus der Giftwirkung auf die Leberzelle bei der genuinen Leberatrophie und den angeführten toxischen Hepatosen ein verschiedener sein muß.

X. Einführung in das Gebiet der chronischen diffusen Leberentzündungen, der Lebercirrhosen.

Wer die Lehre von den Lebercirrhosen bis zu ihren Anfängen zurückverfolgt, wird zunächst feststellen müssen, daß der im Jahre 1819 durch LAENNEC in die Literatur eingeführte Name einen an Inhaltslosigkeit und Unklarheit kaum zu übertreffenden Begriff darstellt. Er war nichts mehr als eine nichtssagende Farbenbezeichnung ($\varkappa\iota\varrho\varrho\acute{o}\varsigma$ = schmutziggelb), die nur ein unwesentliches, und nicht einmal konstantes makroskopisches Zeichen des Krankheitsprozesses festhielt, und der Name war auch wegen seines sprachlichen Anklanges an den Scirrhusbegriff unglücklich gewählt; denn LAENNEC lehnte den Scirrhus für das Wesen des cirrhotischen Prozesses ausdrücklich ab, obwohl er noch durchaus in der Anschauung eines echten Neubildungsvorganges befangen war. So fügt LAENNEC der Beschreibung seines Falles folgende Fußnote bei: „Dies ist eine Art derjenigen Neubildungen, welche man unter dem Namen Scirrhus zusammenwirft. Ich glaube sie ihrer Farbe wegen als Cirrhose bezeichnen zu müssen. In dem Maße, wie die Cirrhosen sich entwickeln, wird das Lebergewebe absorbiert und schwindet vollständig. Das Organ wird dabei verkleinert. Diese Neubildung entwickelt sich auch in anderen Organen und erweicht schließlich wie alle anderen Neubildungen." Der Schöpfer des Cirrhosebegriffes hat somit das eigentliche Wesen des anatomischen Prozesses völlig verkannt.

Im Mittelpunkte der späteren Untersuchungen stand für lange Zeit ausschließlich das von LAENNEC gezeichnete Bild der kleinen, harten, höckrigen, geschrumpften Leber, für die die Bezeichnung der Lebercirrhose zunächst vorbehalten blieb: Hier ergab die genauere histologische Untersuchung eine mächtige Zunahme des interlobären, periportalen Bindegewebes, in welchem neben starker Vermehrung der Gallengänge auch lymphocytäre Infiltrate oft größeren Umfanges nachzuweisen waren. Dem Krankheitsprozeß schienen also in erster Linie chronisch entzündliche Veränderungen der GLISSONSCHEN Kapsel bzw. deren Folgezustände zu beherrschen. So entwickelte sich die Lehre von der diffusen interstitiellen chronisch-produktiven Hepatitis, wonach die von LAENNEC beschriebene Verhärtung und Schrumpfung der Leber im wesentlichen auf einer *primären* entzündlichen Bindegewebsproliferation beruht. Durch die narbige Schrumpfung des Bindegewebes

Entwicklung und Wandlung des Cirrhosebegriffes

Die Lehre von der primären interstitiellen Hepatitis

soll es zu einer Erdrosselung und Atrophie der Leberzellen kommen, in entsprechender Weise werden durch Schrumpfungsprozesse die Pfortaderverzweigungen in der GLISSONschen Scheide verengt, und die Abschnürung gesunder Zellbezirke soll zur Ausbildung der charakteristischen Körnelung der Leberoberfläche führen. Der Endausgang dieser chronischen produktiven Hepatitis ist die Verkleinerung des ganzen Organs mit zunehmender Stauung im gesamten Portalkreislauf.

Die KRETZsche Lehre des primären Parenchymunterganges

Gegenüber dieser Lehre von der entzündlichen Genese der Lebercirrhose, die der Endausgang einer primären entzündlichen Bindegewebsentwicklung mit sekundärem Parenchymuntergang sei, gewinnt in den 80iger Jahren des vorigen Jahrhunderts die Lehre von KRETZ immer mehr Boden, wonach die LAENNECsche Lebercirrhose auf einem primären Parenchymuntergang mit schließlich völligem Umbau der Leberstruktur beruhe. Was ihr Wesen charakterisiert, ist ein primärer degenerativer Zelluntergang des spezifischen Parenchyms, der von der Peripherie auf das Zentrum der Läppchen übergreift und durch „eingeschobene Regenerationen des Parenchyms" wieder teilweise ersetzt wird. Diese schubweise erfolgende Wiederholung von Degeneration und Regeneration des Parenchyms führt „langsam hin- und herwandernd" schließlich zu einer Aufhebung der acinösen Leberarchitektur, zum Umbau der normalen Acini. Die Fortdauer der generativen Parenchymschädigung bewirkt schließlich ein Überwiegen des Zellunterganges über die Zellerneuerung; es kommt zu einer zunehmenden Verödung von Leberbezirken, die von einer starken vicariierenden Bindegewebsproliferation mit hauptsächlich — aber nicht ausschließlich — interlobärer periportaler Lokalisation begleitet wird.

Es ist sicher nicht zu bezweifeln, daß die LAENNECsche Cirrhose in ihrer Gesamtheit durch das Ineinandergreifen von Parenchymschädigung, Umbau der Leberläppchen und mächtiger Bindegewebsproliferation gekennzeichnet ist. Es muß aber andererseits auch betont werden, daß, obwohl die KRETZsche Lehre maßgebenden Einfluß auf die klinischen Anschauungen gewonnen hat, ihre Deutung von dem zeitlichen Ablauf der bei der Cirrhose spielenden Vorgänge revisionsbedürftig erscheint. Ihre Schwächen liegen darin, daß sie ebenso wie die ihr vorangehende Lehre von der primären interstitiellen Hepatitis in den Fehler verfällt, daß sie das „Nebeneinander" von Vorgängen beim Endausgange der LAENNECschen Cirrhose in willkürlicher Konstruktion im Sinne eines „Nacheinander" zu deuten versucht, daß sie mit anderen Worten aus dem histologischen Zustandsbilde des finalen Prozesses den kausalen Mechanismus des zur Cirrhose führenden primären Geschehens abzuleiten wagt. So ist für die KRETZsche Lehre die Bindegewebsproliferation *sekundärer* Natur. Sie schließt sich als Folgezustand an die im Mittelpunkte der Pathogenese stehende primäre Parenchymschädigung an, sei es, daß sie kompensatorisch zur Deckung von Parenchymdefekten dient, sei es, daß Zerfallsprodukte des untergehenden Parenchyms einen zur entzündlichen Bindegewebsentwicklung führenden Reiz ausüben. Wie wenig aber die Theorien der primären interstitiellen Hepatitis und ebenso des primären degenerativen Parenchymunterganges in ihrer extremen Fassung dem Wesen des cirrhotischen Organprozesses gerecht werden, ergibt sich ohne weiteres daraus, daß selbst ausgedehnte Bindegewebswucherungen keinen Epithelschwund und keine narbige Schrumpfung des Organs notwendigerweise zur Folge haben müssen, und daß nicht jedem Epitheluntergange in der Leber zwangsläufig eine Vernarbung folgt (ROESSLE). Selbst Massennekrosen, wie sie bei der akuten gelben Leberatrophie auftreten, können zur Ausheilung gelangen, ohne daß ihnen eine vicariierende Bindegewebsneubildung folgt. Aus dieser Erkenntnis heraus hat auch MARCHAND den Endausgang der in Heilung übergehenden Leberatrophie nicht als Cirrhose, sondern als multiple, knotige Leberhyperplasie bezeichnet. Die KRETZsche Lehre von der primären Leberzellendegeneration als Ausgangspunkt der formalen Pathogenese der Lebercirrhosen steht mithin mit einer Reihe von histologischen Grundbeobachtungen im Widerspruch.

Im Laufe weiterer Entwicklung hat sich der Begriff der Cirrhose allmählich über das LAENNECsche Bild der Schrumpfleber hinaus gedehnt. Er wird heute nicht nur für *verkleinerte* Lebern mit narbiger Bindegewebsschrumpfung, sondern auch für dauernd *vergrößerte*, harte Lebern mit Bindegewebsvermehrung ohne ausgesprochene Schrumpfungsneigung angewendet. So kam es zur Aufstellung des Krankheitsbildes der hypertrophischen Cirrhosen, bei denen gegenüber der atrophischen Leber eine Vergrößerung der verhärteten Leber als Dauerzustand bestand, und die durch die klinische Trias von Ikterus, Milztumor und fehlendem Ascites in scheinbar enger Zusammengehörigkeit gehalten wurden (Sans ascite et avec ictère). Zweifellos besitzt die Scheidung in atrophische und hypertrophische Cirrhoseformen sowohl unter klinischen wie pathologisch-anatomischen Gesichtspunkten ihre Berechtigung, aber wir wissen zugleich heute, daß die hypertrophischen Cirrhosen eine Fülle verschiedenartiger Krankheitsprozesse und Übergangsformen umfassen und keine Krankheitseinheit darstellen. Ihr Krankheitsbegriff ist allmählich zu einem großen Sammelbecken geworden, in welchem wesensverschiedene Leberprozesse mit ähnlicher Symptomatologie zusammengeworfen wurden Die Verwirrung begann mit HANOT und CHARCOT, mit deren Untersuchungen um das Ende der 70er Jahre des vorigen Jahrhunderts sich die Aufstellung der hypertrophischen Lebercirrhosen verbindet.

Die von HANOT aufgestellte cirrhose hypertrophique avec ictère chronique war von vornherein kein klar abgegrenzter Krankheitsbegriff: Hinter seiner Schilderung bergen sich, wie wir heute erkennen, sowohl die sog. biliären Cirrhosen nach mechanischen und entzündlichen Behinderungen des Gallenabflusses ebenso wie die verschiedenen Formen der splenomegalen Cirrhosen. Wie wenig klar die Symptomatologie und Abgrenzung herausgeschält war, zeigt schon die Angabe HANOTs, daß nicht einmal der Ikterus ein entscheidendes klinisches Symptom der von ihm beschriebenen hypertrophischen Cirrhoseform zu sein braucht. So schwankt das Bild der HANOTschen hypertrophischen Lebercirrhose als vieldeutiger, wenig umrissener Krankheitsbegriff hin und her, und STADELMANN (1892) wirft ihr bereits vor, daß ihr Name nicht richtig gewählt und auf falschen Ansichten begründet sei. Es wäre daher eine berechtigte Schlußfolgerung, wenn man die Bezeichnung der HANOTschen hypertrophischen Lebercirrhose fallen lassen und sie

6*

in die verschiedenen Krankheitsformen der hypertrophischen Cirrhosen auflösen würde.

Man kann die Zeitepoche, wie sie seit LAENNEC bis ungefähr zu Beginn unseres Jahrhunderts sich fortsetzt, als die Zeit der *organozentrischen* Betrachtungsweise der Lebercirrhose bezeichnen. Man suchte die Fülle der Krankheitsbilder aus dem ausschließlich in der Leber sich abspielenden Krankheitsvorgängen zu erklären, während extrahepatische Krankheitsprozesse kaum in Berücksichtigung gezogen wurden. Die besonders für das Gebiet der hypertrophischen Cirrhosen bedeutungsvolle Wandlung der klinischen Anschauungen nimmt ihren Ausgang von dem Problem des Milztumors und den hieran sich anschließenden Untersuchungen über die Ausbreitung und die Funktionen des innerhalb und außerhalb der Leber sich ausbreitenden reticuloendothelialen Zellapparates. Die Bedeutung des Milztumors für die Pathogenese und das klinische Bild einer Reihe von Lebercirrhosen erscheint heute in klareres Licht gerückt: Nicht alle Symptome, die sich im Verlaufe der Lebercirrhose entwickeln, dürfen ausschließlich auf die Lebererkrankung bezogen werden. Im Krankheitsbilde der Lebercirrhose kann auch die Milz bis zu einem gewissen Grade einen selbständigen Krankheitsfaktor darstellen und durch ihre Erkrankung dem Krankheitsbilde einen besonderen Stempel aufdrücken. Das Experimentum crucis hierfür sind die günstigen Erfolge der Splenektomie, die in einer Reihe von Fällen Ikterus, Blutungsneigung und Anämie zum Rückgang bringen kann. Aus diesen wichtigen Erkenntnissen entwickelt schließlich EPPINGER den klinischen Begriff der hepatolienalen Erkrankungen, der splenomegalen Cirrhosen, bei denen die in innigen Wechselbeziehungen stehende Trias: Leber, Milz, Knochenmark in mannigfacher Variation auch krankhaft miteinander verknüpft erscheinen.

Versucht man nunmehr aus der Mannigfaltigkeit der Erscheinungsformen, unter denen sich die verschiedenen Bilder der Lebercirrhose heute darbieten, das allen Cirrhosen Gemeinsame und sie Verbindende herauszuschälen, so sind es nach ROESSLE drei wesentliche Vorgänge, die allen Formen zugrunde liegen: 1. Die Schädigung und der Untergang von Leberparenchym im *weitesten* Sinne. Hierunter ist nicht allein das Leberepithel, sondern auch das Bindegewebe und das Capillarsystem mit seinen Gitterfasern und KUPFFERschen Sternzellen, d. h. das Lebermesenchym zu verstehen. 2. Die Bindegewebsneubildung und 3. die kompensatorische Regeneration des Lebergewebes. Soweit darf man also berechtigterweise von einer Krankheitseinheit sprechen. Das, was die verschiedenen Cirrhoseformen nach ihrer histologischen Ausprägung wiederum trennt, kann nicht allein durch quantitative Unterschiede in der Stärke und Ausbreitung der drei ineinander greifenden Grundvorgänge begründet sein, sondern muß auch auf *qualitativen* Unterschieden beruhen, bei denen in erster Linie an einen verschiedenen Angriffspunkt der Giftschädigung in den histologisch und funktionell verschiedenen Gewebsstrukturen der Leber zu denken ist. Nur dann erfolgt bei epithelialen Parenchymnekrosen auch eine Narbenbildung, wenn die Gewebsschädigung gleichzeitig auch das Lebermesenchym ergreift, wenn also zu dem Epitheluntergang auch eine Schädigung des interlobulären

Bindegewebes und des intralobulären Capillarsystems mit seinen Gitterfasern und seinen Sternzellen hinzukommt. Damit ergeben sich verschiedene Möglichkeiten von Gewebsschädigungen innerhalb der Leber, die man in folgende Gruppierung bringen kann: Ergreift das Gift das Epithelgewebe der Leber, ohne daß der Streukreis der Giftwirkung sich nennenswert auch auf die anderen Gewebssysteme der Leber ausdehnt, so entwickelt sich das Bild der Hepatose, das wir in seiner ausgeprägtesten Form bei der Massendegeneration der akuten Leberatrophie erleben. Die zurücktretende Giftschädigung des Lebermesenchyms macht es dann verständlich, daß die Ausheilungsvorgänge vor allem durch eine epitheliale Regeneration mit nur geringfügiger Narbenbildung erfolgen. Das andere Extrem bilden diejenigen Leberentzündungen, bei denen die Epithelverluste relativ gering sind, um so stärker aber die Giftwirkung am Mesenchym der Leber erfolgt. Hier finden wir als Endausgänge hypertrophische Cirrhosen, bei welchen sich vorherrschend reaktiventzündliche Veränderungen am Lebermesenchym abspielen. Zwischen diesen Formengruppen stehen die am häufigsten vorkommenden Kombinationstypen, bei welchen entsprechend der gleichzeitigen primären Giftschädigung von Leberepithel *und* Lebermesenchym sich auch die sekundären reaktiven Prozesse an beiden Gewebssystemen vollziehen.

Was die Erscheinungsform der Cirrhosen bestimmt, ist hiernach besonders die chemische Natur und Menge des auf die Leber einwirkenden cirrhogenen Giftes mit seinen wechselnden Affinitäten zu den das Leberorgan zusammensetzenden Gewebssystemen. Wenn ein spezifisches epitheliales Parenchymgift allein epitheliale Degenerationen hervorruft, kommt es überhaupt nicht zu ausgeprägten cirrhotischen Veränderungen, sondern der epitheliale Parenchymausfall wird bei der Ausheilung ohne wesentliche Bindegewebsproliferation durch Neubildung von Leberepithel gedeckt. Wird kraft einer besonderen Elektivität des Lebergiftes vor allem der mesenchymale Anteil des Lebergewebes getroffen, so sind im chronischen Ausheilungsstadium die Bedingungen für die seltenen Formen hypertrophischer Cirrhosen mit vorherrschend reaktiven Veränderungen im intralobulären Mesenchym gegeben. Erfaßt die Giftschädigung von vornherein sowohl Epithel wie Mesenchym der Leber, handelt es sich also um Lebergifte von geringer Gewebsspezifität, dann können cirrhotische Prozesse vom Typus der atrophischen Cirrhosen sich entwickeln. Parenchymuntergang und Narbenbildung stehen somit nicht, wie die KRETZsche Lehre meinte, im Sinne von Ursache und Folge zueinander, sondern sie sind bei den atrophischen Cirrhosen Ausdruck einer Giftwirkung, die bereits zu Beginn der Krankheit gleichzeitig Leberepithel und Lebermesenchym in mannigfachen Abstufungen trifft. Es sind hiernach in der Skala der cirrhogenen Lebergifte beim Menschen verschiedene Gifte anzunehmen: 1. epitheliotrope Gifte mit fast reiner Wirkung auf das epitheliale Leberparenchym, 2. mesenchymotoxische Gifte mit vorwiegender Wirkung auf das interlobuläre Bindegewebe und das intralobuläre Capillarsystem und 3. gemischte Gifte mit geringerer Giftspezifität, die Leberepithel und Lebermesenchym gleichzeitig treffen. Die letzteren stellen das Hauptkontingent der menschlichen cirrhogenen Lebergifte dar.

Bei der besonderen strukturellen und funktionellen Differenzierung des intralobulären Mesenchyms (Capillarsystem, KUPFFERsche Sternzellen, Gitterfasern) schließt aber eine mesenchymale Giftwirkung die Möglichkeit in sich ein, daß die Giftschädigung auch über die anatomischen Grenzen der Leber hinaus auf extrahepatische Gewebssysteme von gleichem Bau übergreifen kann. Damit wird für gewisse Formenkreise der Lebercirrhosen der engere Rahmen einer begrenzten Organkrankheit gesprengt und der Krankheitsbegriff der Cirrhosen zu einer Systemerkrankung erweitert. Von hier aus eröffnet sich ein Verständnis für die von gesteigertem Blutuntergang begleiteten Lebercirrhosen: Je mehr das cirrhogene Gift kraft besonderer Affinitäten zum intralobulären Mesenchym der Leber Reizwirkungen auf den hier eingebetteten Sternzellenapparat und auch auf die extrahepatischen Teile des Reticuloendothels entfaltet, desto mehr können die am Hämoglobinabbau sich beteiligenden endothelialen Stoffwechselfunktionen eine krankhafte Leistungssteigerung erfahren. Die besondere Struktur des intralobulären Mesenchyms, dem die Struktur des normalen Bindegewebes fast völlig fehlt, macht es zugleich verständlich, daß Entzündungsvorgänge im intralobulären Mesenchym — entgegen dem Verhalten des gewöhnlichen Bindegewebes — nicht zur Narbenbildung und Schrumpfung führen.

Das Wesen der Cirrhosekrankheit mit der Fülle ihrer Formenkreise beruht somit auf einem chronischen Entzündungsvorgang in der Leber, hervorgerufen durch Gifte, die — verschieden nach Intensität und Spezifität — bald mehr im interlobulären, bald mehr im intralobulären Mesenchym entzündliche Reaktionserscheinungen auslösen und zugleich je nach ihrem toxischen Streukreise in wechselndem Ausmaße auch das epitheliale Parenchym zu zerstören vermögen. Bezeichnet man in Analogie zu den degenerativen Veränderungen des Nierenparenchyms die am Leberepithel histologisch sich bis zur Nekrose ausprägenden Zellschädigungen als Hepatose, so läßt sich der große Formenkreis der Lebercirrhosen unter der Betrachtung des Verhältnisses von Hepatose zu Hepatitis leidlich ordnen. Die Hauptmasse der Cirrhosen kann als eine Mischung von Hepatitis und Hepatose angesehen werden. Daneben gibt es auch Cirrhosen als Ausgang einer Hepatitis mit vorwiegend entzündlichen Veränderungen im intralobulären Mesenchym und geringer ausgeprägten degenerativen Parenchymveränderungen. Voraussetzung für die Entstehung jeder Lebercirrhose ist, daß die Entzündungsvorgänge mit ihren Folgeerscheinungen durch das *ganze* Organ hindurch stattfinden. Der KRETZsche Umbau, der Schwund der acinösen Leberstruktur bei den atrophischen Cirrhosen erscheint hiernach als das Endprodukt aus dem kombinierten Krankheitsprozeß der Hepatitis und Hepatose mit den hieran sich anschließenden unregelmäßigen Erneuerungsvorgängen in allen Gewebssystemen der Leber. Viele Einzelheiten des Entstehungsmechanismus der Cirrhosen bedürfen noch einer Klärung, weil wir nur den Endausgang des zur Cirrhose führenden Prozesses einigermaßen kennen, weniger seine Etappen und nur sehr wenig seinen Beginn.

Die
Lehren
der
Trotz vielseitiger Untersuchungen hat die experimentelle Cirrhoseforschung nur wenig für das Verständnis der Pathogenese menschlicher

Cirrhoseformen beigetragen. Dies kommt deutlich beim Problem der menschlichen Alkoholcirrhose zum Ausdruck. Obwohl verschiedene Alkoholarten oder Mischungen derselben, die verschiedensten Spirituosen, Destillationsprodukte des Branntweins auf den verschiedensten Wegen den Versuchstieren zugeführt wurden, ist bisher eine typische atrophische Cirrhose im Experiment noch nicht erzeugt worden. Höchstens sind manchmal nach monatelanger Zufuhr von Alkohol cirrhoseähnliche Veränderungen beim Tier hervorgerufen worden, aber selbst diese Befunde sind nur mit Alkoholmengen erreicht worden, wie sie beim chronischen Alkoholabusus des Menschen nicht in Betracht kommen. Auf Grund solcher negativer Ergebnisse neigt man daher heute der Auffassung zu, daß der gesicherten cirrhogenen Wirkung des Alkohols beim Menschen weniger eine toxische Wirkung des Alkohols selbst auf die Leber zugrunde liegt, sondern daß durch den chronischen Alkoholgenuß sekundäre zur Lebercirrhose führende Störungen ausgelöst werden. Man hat hierbei besonders an durch den Alkohol bewirkte Magen-Darmschädigungen gedacht, durch die eine Resorption von enterogenen Lebergiften herbeigeführt werde, welche das eigentliche cirrhogene Agens darstellen. So sollten Fäulnisprodukte wie Skatol, Phenol und Indol, niedere Fettsäuren eine cirrhogene Giftwirkung besitzen, doch sind diese Ergebnisse durch spätere Befunde wieder bestritten worden. MALLORY hat die Hypothese aufgestellt, daß Kupferbeimengungen zum Alkohol, die kupferhaltigen Gefäßen oder Kupferbespritzungen der Weintrauben entstammen sollten, die eigentliche Ursache der Alkoholcirrhose sein könnten, und hat dies mit dem Vorkommen auffallend großer Kupfermengen bei Lebercirrhosen zu begründen versucht. Hiergegen spricht jedoch, daß es im Tierexperiment nicht gelingt, durch chronische Kupferfütterung Lebercirrhosen irgendeiner Art zu erzeugen, und daß die Lebern von menschlichen Feten bei Fehlen jeglicher cirrhotischer Veränderungen sehr große Kupfermengen aufweisen können. Wahrscheinlich sind diese Kupferbefunde in cirrhotischen Lebern ganz anders zu deuten: Manche Anhaltspunkte sprechen dafür, daß Kupfer irgendeine Funktion beim Wachstum und bei der Proliferation von normalem und entzündlich verändertem Gewebe besitzt, und daß es sekundär am Orte gesteigerter Zellvorgänge fixiert wird. So bleibt der Mechanismus der cirrhogenen Wirkung des Alkohols bisher noch ungeklärt. Die Annahme, daß die tierische Leber aus konstitutionellen Gründen eine geringere Giftempfindlichkeit gegenüber dem Alkohol als die menschliche Leber besitzt, entbehrt vielleicht nicht eines richtigen Kerns, bedeutet aber letzten Endes doch nur die Beschreibung der Unkenntnis vom Entstehungsmechanismus der Alkoholcirrhose.

Die zahlreichen experimentellen Untersuchungen, die durch Einführung verschiedenartigster chemischer und biologischer Gifte (Phosphor, Toluylendiamin, Phenylhydrazin, Tetrachlorkohlenstoff, hämolytische und hepatotoxische Immunsera u. a.) Cirrhosen zu erzeugen versuchten, haben für den Kliniker nur ein untergeordnetes Interesse, weil schon die Wahl des Giftes eine Übertragung der Ergebnisse auf die menschliche Pathologie nicht gestattet. Der Gewinn dieser Versuche für die Erkenntnis des menschlichen Cirrhoseproblems liegt weniger darin, daß die experimentelle Erzeugung cirrhoseähnlicher Bilder auf diesem Wege manchmal geglückt ist, sondern mehr darin, daß die Erzeugung cirrhotischer Veränderungen trotz gleicher Versuchsbedingungen recht häufig nicht gelungen ist. In diesem wechselnden Ergebnis zeigt sich die Bedeutung eines Dispositionsfaktors auch im Tierreich, auf dessen Bedeutung für die menschliche Lebercirrhose noch einzugehen sein wird. Weiter zeigen die mannigfachen Variationen der Giftzufuhr auf stomachalem subcutanen, intravenösem und auch bronchialem Wege (durch Inhalation), das Gifte auch von leberfernen Eintrittspforten bis an die Leber herangetragen werden können, und daß also vielleicht auch die unbekannten cirrhogenen Gifte des Menschen nicht unbedingt auf dem kürzesten enteralen Wege über die Pfortader in die Leber eintreten müssen. Im übrigen bleibt zu betonen, daß, soweit cirrhotische Leberveränderungen nach chronischer Behandlung mit experimentellen Lebergiften überhaupt erzielt wurden, sich mikroskopisch höchstens das Bild der vernarbenden Hepatitis mit Annäherung an die atrophische Cirrhose, niemals jedoch das Bild der hypertrophischen Cirrhosen ergab.

Der entscheidende Grund für das Versagen des Experimentes ist naturgemäß darin zu suchen, daß die beim Menschen in Aktion tretenden cirrhogenen Gifte noch völlig unbekannt geblieben sind, und daß die als Ersatz im Experiment herangezogenen Gifte den wirklichen Ablauf des cirrhogenen Entstehungsmechanismus nur höchst unvollkommen nachzuahmen vermögen. Immerhin läßt das vorliegende experimentelle Material doch wenigstens einen auch für die Klinik wichtigen Schluß zu: nämlich, daß die KRETZsche Lehre vom primären Parenchymuntergang als Ausgangspunkt der Cirrhose auch durch das Experiment nicht geschützt erscheint. Kein einziger Versuch läßt sich zum Beweis dafür anführen, daß cirrhotische Prozesse als Folgeerscheinung reiner Leberepithelnekrosen entstehen können. Vielmehr zeigt sich, daß die im Experiment erzielten cirrhotischen Veränderungen nicht auf der Grundlage eines alleinigen epithelialen Parenchymschadens entstehen, sondern daß bei ihnen stets gleichzeitig Schädigungen und Reaktionsvorgänge am Leberepithel *und* Lebermesenchym ablaufen.

Spontane Lebercirrhosen sind bei den meisten Haustieren kein ganz seltener Befund. Sie können sporadisch auftreten, sie können aber auch manchmal gehäuft mit epidemieartigem Charakter beobachtet werden. Am bekanntesten sind die als Schweinberger Krankheit nach Art einer stationären Seuche auftretenden Fälle von Lebercirrhose beim Pferde, die wohl als Folgeerscheinung einer chronischen Giftwirkung des aufgenommenen Futters zu betrachten sind. Nach den vorliegenden Berichten sind in Schweinberg (Hessen) und auch in anderen Gegenden Süddeutschlands oft innerhalb eines Jahres sämtliche Pferde eines Stalles der Krankheit erlegen. Hierbei handelt es sich um eine schwere Hepatitis vom Typus hypertrophischer Cirrhosen, die hauptsächlich mit einer intralobulären Bindegewebswucherung und mit herdförmigen Leberepithelnekrosen einhergeht. Auch in anderen Erdteilen sind endemisch auftretende Cirrhosen bei Pferden ebenfalls vom Typus hypertrophischer Cirrhosen beschrieben worden.

Für das Problem der Alkoholcirrhose beim Menschen ist es von besonderem Interesse, daß auch bei Schweinen nach Fütterung mit alkoholhaltigen Nährgemischen, ja auch bei Hunden nach längerer Bierzufuhr Lebercirrhosen vom Charakter der atrophischen Cirrhosen gefunden wurden. Bei dem geringen Alkoholgehalt des sog. sauren Trankes oder Spülichts (Bierreste von Restaurationen) dürfte nicht der Alkohol selbst, als vielmehr seine Zersetzungsprodukte und die sekundär ausgelösten Magen-Darmstörungen für die Entwicklung der Lebercirrhose verantwortlich sein. Auch biliäre Cirrhosen im Anschluß an Erkrankungen der Gallenwege sind bei Haustieren kein seltenes Vorkommnis. Sie können sich im Verlaufe der Distomatose, der Leberegelkrankheit bei Schafen und Rindern entwickeln, wenn es zu einer Einwanderung der Parasiten vom Darm in die Gallenwege kommt; ferner können in die Gallenwege hinaufwandernde Embryonen der Taenia echinococcus gleichfalls biliäre Cirrhosen bei Rind, Schaf und Schwein hervorrufen. Es bietet sich mithin die Lebercirrhose beim Tier in ähnlichen Erscheinungsformen wie beim Menschen dar.

Bereits bei der Besprechung der Untersuchungen über experimentelle Cirrhosen ist soeben darauf hingewiesen worden, daß die — trotz gleicher Versuchsbedingungen — sehr schwankenden tierexperimentellen Ergebnisse den Schluß auf eine individuelle Giftempfindlichkeit des Organs, also auf eine konstitutionelle Krankheitsdisposition der Leber beim Tier nahelegen. Der gleiche Eindruck drängt sich auch bei den menschlichen Cirrhosen auf, wenn man die allbekannten klinischen Erfahrungen berücksichtigt, daß z. B. wohl ein erheblicher Prozentsatz chronischer Alkoholiker an Lebercirrhose erkrankt, aber umgekehrt zahlreiche schwere chronische Säufer keine Lebercirrhose bekommen. Gleiches gilt für das Vorkommen von Lebercirrhosen bei Lues und Tuberkulose, die beide sicherlich cirrhotischen Prozeß auslösen können, jedoch nur bei einer sehr beschränkten Zahl von Menschen zur Lebercirrhose führen. In gleicher Richtung spricht auch das Auftreten von Lebercirrhosen im Kindesalter, während im allgemeinen Lebercirrhosen als eine Erkrankung des mittleren Lebensalters in die Erscheinung zu treten pflegen. In der Erfassung dieses Dispositionsfaktors ist man allerdings bisher nicht weit gekommen. Die Begriffe der geringeren konstitutionellen Widerstandsfähigkeit des Organs gegen Schädigungen aller Art im Sinne eines Locus minoris resistentiae, der bindegewebigen Diathese, der konstitutionellen Minderwertigkeit des Lebergewebes in Abhängigkeit von endokrinen Störungen bedeuten keine Erkenntnis vom Wesen dieser konstitutionellen Veranlagung. Es fehlt auch der zwingende Beweis, daß die klinischen Begleiterscheinungen, welche die konstitutionelle Veranlagung zur Cirrhose ins rechte Licht setzen sollen, wirklich der Ausdruck einer Krankheitsdisposition der Leber sind, und mit dem gleichen Rechte darf man behaupten, daß viele dieser Symptome nur sekundäre Schädigungen des durch die Leberkrankheit selbstverständlich auch *allgemein* kranken Organismus darstellen können. Wenn darauf hingewiesen wird, daß bei Cirrhotikern sich auffallend häufig eine mangelhafte Behaarung am Rumpf und Extremitäten nachweisen läßt, wenn ein Typus männlicher Cirrhotiker beschrieben wird,

Zur Frage
der konsti-
tutionellen
Disposition
für Leber-
cirrhosen die durch Hypoplasie, durch eine kleine atrophische Schilddrüse und andere endokrine Störungen gekennzeichnet sein sollen, wenn man von einem sog. hepatischen Infantilismus, d. h. Zusammentreffen von Infantilismus mit Lebercirrhose im Kindesalter spricht, so wird man bei allen diesen Beispielen die berechtigte Frage aufwerfen dürfen, warum notwendigerweise die angeführten klinischen Befunde Äußerungen einer primären konstitutionellen Schwäche sein müssen, und warum sie nicht als sekundäre Entwicklungshemmungen im Verlaufe der Lebererkrankung zu deuten sind. Das wichtigste Argument zugunsten einer konstitutionellen Organdisposition wäre die Erblichkeit der Cirrhosen, doch geben gerade in dieser Hinsicht die klinischen Beobachtungen keine deutlichen Hinweise.

Ursachen der Lebercirrhosen

Unter den Ursachen der Lebercirrhose ist die chronische Alkoholintoxikation, insbesondere die gewohnheitsmäßige Zufuhr der konzentrierten Spirituosen, an erster Stelle zu nennen. Wenn man die neueren Statistiken aus den letzten Kriegsjahren und den ersten Nachkriegsjahren überblickt, wenn man ferner die amerikanischen Zahlen seit der Einführung der Prohibition oder das von MEYENBURG und ROBERT auf Veranlassung der internationalen Gesellschaft für biographische Pathologie gesammelte Cirrhosenmaterial verfolgt, so sind sie erneute eindrucksvolle Bestätigungen für die alte klinische Erfahrung, daß die Häufigkeit der Cirrhosen in engerer Beziehung zu der Ausbreitung des Alkoholabusus steht. Daß der Giftmechanismus, nach welchem der Alkohol als cirrhogene Noxe auf das Lebergewebe wirkt, noch ungeklärt geblieben ist, ist bereits bei der Frage der experimentellen Alkoholcirrhose geschildert worden. Es müssen also offenbar neben dem Alkohol noch andere wichtige Faktoren mitspielen, um die Entstehung der Lebercirrhose nach chronischem Alkoholabusus zu erklären. Damit stehen auch die Beobachtungen auf dem Sektionstisch im Einklange, nach welchen weit häufiger als die atrophische Lebercirrhose sich die Fettleber als Folge des chronischen Alkoholgenusses darbietet. So fand z. B. FAHR unter 309 chronischen Schnapssäufern 298 Fettlebern und nur 11 Lebercirrhosen. Man hat sich vorgestellt, daß der Alkohol durch Schwächung der Widerstandskraft des Gesamtorganismus gewissermaßen der Schrittmacher für infektiöse und andere cirrhogene Noxen sei, oder daß die übermäßige Alkoholzufuhr Schädigungen der Magen-Darmwand verursache, durch die dann intermediär entstehende Stoffe mit giftiger Wirkung auf das Lebergewebe hindurchtreten. Oder es sind vielleicht Zutaten zum Alkohol, bzw. besondere, beim Gärungsprozeß entstehende Begleitstoffe, die selbständig oder in Verbindung mit dem Alkohol den cirrhotischen Prozeß auslösen. Möglicherweise hängt mit der Anwesenheit solcher akzessorischer Giftstoffe, z. B. im fuselhaltigen Alkohol das häufigere Auftreten von atrophischen Cirrhosen in den niederen Volksschichten zusammen. Man ersieht hieraus, wie wenig die an sich gesicherte cirrhogene Wirkung des Alkohols beim Menschen in ihrem biologischen Mechanismus geklärt ist. Neben dem häufigsten enteralen Giftwege ist manchmal vielleicht auch eine parenterale Giftwirkung des Alkohols durch Inhalation in Berücksichtigung zu ziehen. So können im Experiment nach Alkoholinjektionen schwere interstitielle

Bindegewebswucherungen und Parenchymschädigungen, verbunden mit Umbau der Acinusstruktur hervorgerufen werden, und ROESSLE führt einen Fall von Lebercirrhose bei völliger Alkoholabstinenz an, bei welchem die durch die berufliche Tätigkeit erzwungene Einatmung von alkoholischen und ätherischen Dämpfen möglicherweise die Ursache der auftretenden atrophischen Lebercirrhose gewesen ist. Man wird daher angesichts solcher Beobachtungen an die Möglichkeit zu denken haben, daß bei den dem Alkohol besonders ausgesetzten Gewerben auch die Einatmung von Alkohol bei der Erzeugung von Lebercirrhosen eine bisher vielleicht unterschätzte Rolle spielen könnte. Die Zusammenhänge zwischen chronischen Alkoholabusus und Lebercirrhose gelten im übrigen nur für die atrophische Lebercirrhose, während die pathogenetische Bedeutung des Alkohols bei den hypertrophischen Cirrhosen, bzw. den hepatolienalen Erkrankungen keineswegs sichergestellt ist.

Nächst dem Alkohol wird einer Reihe von Infektionskrankheiten eine wichtige ätiologische Bedeutung für die Entstehung von Lebercirrhosen zugeschrieben. Soweit die akuten Infektionskrankheiten, einschließlich des Abdominaltyphus in Betracht kommen, erscheint ein sicherer Beweis hierfür durch die klinischen Erfahrungen bisher nicht erbracht. Gleiches gilt auch für die Malaria, für deren cirrhogene Bedeutung namentlich die französischen Kliniker mit dem Namen der Cirrhose paludéenne eintreten, während andere kompetente Malariakenner diese Rolle für recht fraglich halten.

Auch die Angaben über die Rolle des Syphilis bei der Cirrhoseentstehung bedürfen einer Einschränkung. Sicherlich gehört das syphilitische Hepar lobatum nicht in die Gruppe der echten Cirrhosen. Andererseits kann an der Existenz echter luischer atrophischer Lebercirrhosen nicht gezweifelt werden. EPPINGER schätzt den Anteil der Lues bei der Lebercirrhose unter Männern auf 84%, bei Frauen auf 11% ein. Dies stimmt auch mit einer älteren Berechnung NAUNYNs ungefähr überein, der unter 170 Cirrhosen, darunter 35 Frauen, 19mal Syphilis, d. h. in etwa 11% der Fälle fand. Auch beim syphilitischen Kaninchen können diffuse cirrhoseähnliche Leberveränderungen gelegentlich auftreten. Die syphilitische Cirrhose des Erwachsenen ist gewöhnlich eine atrophische Cirrhose. Selbstverständlich wird es meist großen Schwierigkeiten begegnen, die luische Ätiologie von Lebercirrhosen des Erwachsenen sogar bei positiver WASSERMANNscher Reaktion zu beweisen, und selbst die gleichzeitige Anwesenheit gummöser Prozesse in der Leber entscheidet nicht mit Sicherheit darüber, daß die bestehenden cirrhotischen Veränderungen nur durch die Syphilis ausgelöst sind. Man versteht es daher, wenn GRUBER vom Standpunkte des pathologischen Anatoms keine näheren Angaben über die Häufigkeit der sicher syphilitischen Cirrhosen zu machen wagt. Gewöhnlich ruft die kongenitale Lues eine zu den hypertrophischen Cirrhosen zu rechnende chronische Hepatitis hervor; nur vereinzelt sind auch Fälle von atrophischer Lebercirrhose im Verlaufe angeborener Spätsyphilis beschrieben worden.

Auch die Tuberkulose vermag Bilder zu erzeugen, die als echte Cirrhosen anzusprechen sind. Hierbei ist aber eine sehr kritische

Abgrenzung gegenüber den an Zahl weit überwiegenden Fällen notwendig, in welchen sich dem Endausgang der Lebercirrhose eine tuberkulöse Peritonitis oder eine miliare Aussaat einer alten, terminal aufflackernden Tuberkulose hinzugesellt. Die Anwesenheit von Tuberkeln in cirrhotischen Lebern ist somit noch kein Beweis für die tuberkulöse Natur der Lebercirrhose. Nur eine sehr eingehende Untersuchung über die zeitlichen Beziehungen zwischen Tuberkulose und Cirrhose kann hier manchmal befriedigende Aufklärung bringen. Die histologische Untersuchung muß hierbei den Nachweis eines vorwiegend interlobulär sich ausbreitenden tuberkulösen Granulationsgewebes führen, mit welchem die Narbenprozesse in engen räumlichen und genetischen Beziehungen stehen müssen. Nur wenige Fälle (ISAAC, KIRCH) genügen hinreichend dieser Forderung. Die tuberkulöse Lebercirrhose ist somit nur ein sehr seltenes Vorkommnis, wofür auch die große Seltenheit der Lebercirrhose bei tuberkulösen Kranken spricht.

Abgesehen von den bisher geschilderten Ursachen können selbstverständlich alle hepatotropen Schädlichkeiten und Infektionskrankheiten gelegentlich cirrhotische Prozesse auslösen, sofern der akute Leberschaden nicht ausheilt und in das chronische Entzündungsstadium, in die chronische Hepatitis übertritt. Dies gilt besonders für den sog. Icterus catarrhalis, auf den anamnestisch beim Vorliegen von atrophischen Lebercirrhosen stets besonders zu achten ist.

Bei der Pathogenese der biliären Cirrhose wird der zur chronischen Hepatitis führende Entzündungsreiz wohl nicht allein von der infizierten gestauten Galle, also über eine Cholangitis ausgelöst, sondern auch die aseptische gestaute Galle dürfte eine entzündungserregende Wirkung auf das Lebergewebe entfalten. Für seltene Fälle wird man außerdem die Möglichkeit berücksichtigen müssen, daß mit der Behinderung des Gallenabflusses auch Pankreassaft in die intrahepatischen Gallenwege zurückgestaut werden kann, und daß durch die Giftwirkung des Trypsins schwere Entzündungsvorgänge und Parenchymnekrosen hervorgerufen werden können.

Von PIRQUET wird die Möglichkeit diskutiert, daß die im Verlaufe des Lebens sich vollziehenden endokrinen Veränderungen auch die Krankheitsdisposition der Leber ändern könnten. Der Gipfelpunkt der Lebercirrhosen zwischen dem 4. und 5. Lebensjahrzehnt könnte der Ausdruck einer „Allergie des Lebensalters" sein, die er auch mit anderen statistischen Beispielen einer gewissen Altersdisposition gegenüber verschiedenen Krankheiten zu belegen versucht.

Einteilung der Leber-cirrhosen

Bei allen Einteilungen der Lebercirrhosen ist man sich stets der Schwierigkeit ihrer Klassifikation bewußt gewesen. Sie liegen darin, daß weder ein auf der Ätiologie noch auf der pathologischen Anatomie und Histologie sich aufbauendes Einteilungsprinzip praktisch durchführbar ist. Eine Ordnung unter rein ätiologischen Gesichtspunkten ist nicht möglich, weil wir über die Ursachen der verschiedenen Lebercirrhosen nur dürftig unterrichtet sind, und eine Einteilung nach pathologisch-anatomischen Gesichtspunkten begegnet den Schwierigkeiten, daß gleichartigen oder ähnlichen klinischen Symptomen verschiedenartige pathologisch-anatomische Veränderungen zugrunde liegen können.

Das gilt für die Vergrößerung der Leber, die nicht nur bei hypertrophischen Lebercirrhosen, sondern auch bei gewissen Verlaufsformen der LAENNECschen Cirrhose vorhanden sein kann; dies gilt für die Höckerung des Organs, die zwar bei hypertrophischen Cirrhosen in stärkerer Ausprägung fehlt, aber auch in früheren Stadien der atrophischen Lebercirrhose nicht nachweisbar zu sein braucht; dies gilt für den Milztumor, der auch bei atrophischen Cirrhosen gelegentlich erheblichere Größe gewinnen kann, und dies gilt auch in begrenztem Sinne für die histologischen Veränderungen, die bei den atrophischen Cirrhosen nicht ausschließlich interlobulär, sondern auch innerhalb der Leberläppchen auftreten. Ähnliche Schwierigkeiten machen sich bemerkbar, wenn man die Krankheitsbilder schematisch in die Gruppen der atrophischen und hypertrophischen Cirrhosen mit der Trias: Leberverkleinerung, Ascites fehlender Ikterus oder Lebervergrößerung, fehlender Ascites und Ikterus einzureihen versucht. Angesichts der vielen Mischformen hat EPPINGER bereits die Frage aufgeworfen, ob es überhaupt noch einen Sinn hat, von zwei Formen der Lebercirrhose, nämlich der atrophischen und hypertrophischen zu sprechen, und ob man auch als Kliniker nicht besser daran täte, von der Cirrhose als pathogenetischer Einheit zu sprechen.

Die Einteilung, die der folgenden Darstellung der Cirrhosekrankheiten zugrunde liegt, versucht dem erweiterten Cirrhosebegriff nach dem Stande unserer Kenntnisse in folgender Weise gerecht zu werden:

Klassifikation der Cirrhosen.

I. Lokalisierte Cirrhosen, Lebercirrhosen im engeren Sinne.

    a) Die LAENNECsche Cirrhose.

1. Die atrophische Form der LAENNECschen Cirrhose.
2. Die hypertrophische Form der LAENNECschen Cirrhose.

    b) Symptomatische lokalisierte Cirrhosen.

1. Biliäre oder chologene Cirrhosen.
2. Cirrhosen und Pseudocirrhosen nach akuter Leberatrophie.
3. Zur Frage der sog. kardialen Stauungscirrhose, Cirrhose cardiaque.

II. Assoziierte bzw. systematisierte Cirrhosen, Lebercirrhosen im weiteren Sinne.

1. Die Lebercirrhose bei der WILSONschen Krankheit.
2. Die splenomegalen Cirrhosen.
3. Zur Frage des Morbus Banti.
4. Lebercirrhose bei der Hämochromatose.

Wir verstehen unter den lokalisierten Cirrhosen den Ausgang chronischer Leberentzündungen, bei denen der Krankheitsprozeß im wesentlichen als ein auf die Leber begrenztes Leiden erscheint. Diese lokalisierten Cirrhosen können einerseits als ein selbständiges Organleiden auftreten, bei welchem pathologisch-anatomisch und klinisch der Leberprozeß nach einem Worte NAUNYNS „die Szene beherrscht". Hierher gehören die Formenkreise der LAENNECschen Cirrhose. Andererseits können die lokalisierten Cirrhosen auch Symptom und Folgezustand eines übergeordneten Krankheitsprozesses sein, durch den sie sekundär zur Auslösung gebracht werden. Hierher gehören die biliären oder chologenen Cirrhosen nach chronischer Gallenstauung oder chronischer Entzündung der Gallenwege.

Zu den assoziierten bzw. systematisierten Lebercirrhosen rechnen wir alle chronischen Leberentzündungen, bei welchen der Krankheitsprozeß nicht mehr als ein begrenztes Leberleiden auftritt, sondern durch Kupplung mit anderen extrahepatischen Krankheitsvorgängen zu einem über die Leber hinausgreifenden Krankheitsprozeß wesenhaft verknüpft erscheint.

Wir besprechen in den folgenden Kapiteln gemäß dieser Einteilung zunächst die pathologische Anatomie und Pathogenese der einzelnen Cirrhoseformen, soweit sie zum Verständnis der klinischen Bilder erforderlich erscheinen. Erst hieran anschließend soll die Symptomatologie und Therapie *aller* Lebercirrhosen zusammenfassend behandelt werden.

XI. Lokalisierte Cirrhosen, Lebercirrhosen im engeren Sinne.

A. Die atrophische und hypertrophische Form der LAENNECschen Cirrhose.

Patho-
logisch-
ana-
tomische
Verän-
derungen

Drei Vorgänge beherrschen das Bild der LAENNECschen Cirrhose: 1. Die hauptsächlich interlobulär, daneben aber auch intralobulär sich vollziehende entzündliche Proliferation von stark schrumpfendem Bindegewebe, 2. der ausgedehnte Untergang des Parenchyms, und 3. der regenerative Umbau der Leberläppchen, der mit einer Aufhebung der acinösen Leberstruktur einhergeht. Man kann die Summe dieser Vorgänge nicht mehr, wie es noch der KRETZschen Auffassung entsprach, mit einem primären, degenerativen Parenchymuntergang erklären, an den sich sekundär kompensatorische Regenerationsvorgänge von seiten der Leberepithelzellen und des Bindegewebes zur Deckung des entstandenen Gewebsverlustes anschließen. Das Wesen des sich hier abspielenden Vorganges ist vielmehr von vornherein eine Mischung von chronischen Entzündungsprozessen und chronischen Gewebszerstörungen mit den hieran sich anschließenden reparatorischen Vorgängen in den geschädigten Geweben. Die Verkleinerung und Verhärtung der Leber, die bis zur Hälfte und zuweilen sogar bis zu einem Drittel ihrer normalen Größe abnehmen kann, ist das Ergebnis aus der Schrumpfung des das gesamte Organ durchziehenden Narbengewebes und des Unterganges des Leberepithels, das im Laufe der Krankheit immer mangelhafter ersetzt wird. Die Farbe der Schrumpfleber unterliegt beträchtlichen Schwankungen: Sie zeigt häufig einen gelb- bis rotbraunen Farbenton, der durch Fetteinlagerungen, durch Tränkungen mit Gallenfarbstoff und durch eine gewisse Blutleere des Organs infolge Erschwerung des Pfortaderkreislaufes zustande kommt. Stauungserscheinungen durch Herzinsuffizienz, wechselnde Grade der Verfettung und der ikterischen Imbibition können jedoch die verschiedensten Farbennuancen hervorrufen. Die Höckerung oder Körnelung der Leberoberfläche gehört zu den charakteristischen makroskopischen Zeichen der vorgeschrittenen LAENNECschen Cirrhose. Sie hat der Schrumpfleber auch den Namen der Granularatrophie oder Schuhzweckenleber eingetragen und kann nach Ausbreitung und Größe erhebliche Unterschiede aufweisen. Die Franzosen grenzen gegenüber der gewöhnlichen diffusen Schrumpfleber eine Cirrhose atropho-hypertrophique ab, bei welcher hauptsächlich der rechte Leberlappen und der Lobus quadratus an der Unterfläche der Leber in der Nähe der eintretenden großen Gefäße geschrumpft sind, während der linke Unterlappen vicariierend stark vergrößert erscheint. Dementsprechend findet man in dem rechten atrophischen Lappen starke Narbenbildung mit geringen Parenchymresten, dagegen weist der hypertrophierte linke Leberlappen eine wesentlich geringere Bindegewebswucherung mit reichlich erhaltenem epithelialem Parenchym auf. In solchen Verschiedenheiten der Ausbreitung des Krankheitsprozesses tritt eine Erscheinung zutage, die für das Verständnis des Entwicklungsmechanismus der LAENNECschen Cirrhose von Bedeutung ist. Sie weist daraufhin, daß der cirrhotische Prozeß nicht als eine diffuse Erkrankung des ganzen Organs beginnt, sondern in seinen Anfangsstadien ein herdförmig begrenzter Prozeß ist, der „langsam hin und her wandernd" schließlich durch Zusammenfließen der verstreuten Erkrankungsherde die ganze Leber erfaßt. Vielleicht sind die Capillarbahnen in der Leber nicht ständig gleichmäßig geöffnet, so daß die eindringenden cirrhogenen Gifte sich unregelmäßig in der Leber verteilen müssen. Die sog. Gallengangswucherungen, die in Form zahlreicher gewundener epithelbekleideter Röhrchen innerhalb der Bindegewebszüge auftreten, sind neugebildete, aus den normalen Gallengängen hervorgesproßte Kanälchen, die in ähnlicher Weise auch bei der Leberregeneration nach Lebertraumen aus sich regenerierenden Gallengangsepithelien hervorgehen. Ob sie auch außerdem aus Leberzellen entstehen können, ist noch strittig.

Bei der Narbenbildung beteiligt sich nicht allein das Bindegewebe der GLISSONschen Scheide, sondern auch das intralobuläre Mesenchym, d. h. Capillarwandzellen und Gitterfasern. Entspechend der zunächst mehr herdförmigen Ausbreitung des cirrhotischen Prozesses werden auch die Gitterfasern ungleichmäßig geschädigt, so daß sie in den verschiedenen Leberbezirken bald völlig zerstört, bald weitgehend erhalten sein können. Die Intaktheit der Gitterfaserstruktur ist für die Wiederherstellung des normalen Leberläppchenbaues bei Regenerationen notwendige Voraussetzung; durch ihren Untergang wird eine normale Leberepithelregeneration unter Wahrung der Acinusstruktur unmöglich gemacht. Das reichliche und häufige Auftreten von elastischen Fasern in den Narbenzügen ist hinsichtlich Entstehung und Mechanik noch unklar.

Durch den Umbau der Leberstruktur und durch die Schrumpfung des Narbengewebes kommt es zu Verziehungen und Verlegungen der ursprünglichen Strombahnen, vor allem zu Behinderungen des Pfortaderkreislaufes, wodurch Ascites hervorgerufen wird. Ein erheblicher Teil des Pfortaderstromes wird durch die zahlreichen sich entwickelnden Gefäßanastomosen auf extrahepatische Bahnen abgeleitet. Mit dem

Untergang der Leberläppchen rücken die Zentralvenen immer mehr an die Gefäße des GLISSONschen Bindegewebes heran, wobei sich direkte Verbindungen zwischen den Pfortaderverzweigungen und den in die untere Hohlvene abfließenden Zentralvenen bilden (bivenöse Anastomosen). Wie tiefgehend sich schließlich die Kreislaufverhältnisse in der Leber umgestalten, geht unter anderem daraus hervor, daß die regellos erneuerten Leberepithelinseln auf alten Pfortaderbahnen durch das Blut der Leberarterie versorgt werden können.

Hyper-
trophische
Formen
der
LAENNEC-
schen
Cirrhose

Während die atrophische Lebercirrhose sich als ein pathologisch-anatomisch und klinisch gut abgrenzbares und hinreichend geklärtes Krankheitsbild darbietet, ist um die Frage des Vorkommens einer hypertrophischen Form der LAENNECschen Cirrhose viel oder besser zuviel gestritten worden. Denn die hypertrophische Form ist von der atrophischen Form der LAENNECschen Cirrhose nur durch ein äußerliches Symptom unterschieden: nämlich durch die Vergrößerung der Leber. Nur allein hierauf, nicht auf histologische Wesensunterschiede gründet sich die Berechtigung der Abgrenzung. Man darf sogar sagen: Hätte man früher nicht unter dem Einflusse der unklaren Beschreibungen HANOTs mit den Begriffen der atrophischen und hypertrophischen Lebercirrhosen die Vorstellung von stets wesensverschiedenen Krankheitsprozessen verbunden, so wäre wohl auch der Streit über die Existenz einer hypertrophischen Variante der LAENNECschen Cirrhose nicht so wichtig genommen worden. Folgende Fragen verbinden sich mit der Anerkennung einer hypertrophischen Form der LAENNECschen Cirrhose: Ist die hypertrophische Form nur als ein Vorstadium anzusehen, das schließlich in die atrophische Lebercirrhose übergeht; handelt es sich bei ihr um eine abgeschwächte LAENNECsche Cirrhose, bei welcher neben einer geringeren Schrumpfungstendenz des gewucherten Bindegewebes eine starke Regeneration des Parenchyms über die Gewebsdestruktion überwiegt, oder kann schließlich die Lebervergrößerung durch Vorgänge bedingt werden, die mit dem cirrhotischen Prozeß unmittelbar nichts zu tun haben? Eine Beantwortung solcher Fragen kann nicht vom Kliniker, sondern nur durch den Pathologen erfolgen. Die klinische Feststellung, daß der atrophischen Cirrhose ein Stadium mit vergrößerter Leber vorangehen kann, ist ohne zwingende Beweiskraft: So kann z. B. angesichts der großen Rolle des Alkohols in der Ätiologie der atrophischen Cirrhose eine anfängliche Lebervergrößerung durch eine Fettleber bewirkt sein, oder die Cirrhose kann sich in einer Leber entwickeln, die aus anderen Gründen wie Stauungs- oder entzündliche Hyperämie vorher vergrößert war.

Der anatomische Beweis für ein hypertrophisches Durchgangsstadium der LAENNECschen Cirrhose ist schwer zu liefern, weil die Anfänge des Krankheitsprozesses nur zufallsweise bei interkurrenten Todesursachen zur Untersuchung gelangen können. Immerhin geht die Ansicht maßgebender Pathologen und Kliniker heute dahin, daß es ein wirkliches hypertrophisches Anfangsstadium der atrophischen Cirrhose gibt, daß es aber keineswegs häufig und sicherlich nicht gesetzmäßig auftritt, ja vielleicht sogar als eine große Seltenheit anzusehen ist. Sicherlich gibt es aber hypertrophische Formen der LAENNECschen Cirrhose, bei denen die Lebervergrößerung als Dauerzustand zum mindesten durch viele Jahre hindurch zu beobachten ist und die in ihrer Granulierung und in der Verteilung des Bindegewebes ganz dem Bilde der atrophischen Cirrhose entsprechen. Die Häufigkeit dieser Formen dürfte bisher unterschätzt worden sein. So fand ROESSLE unter 85 genauer charakterisierten Cirrhosen nicht weniger als 41 hypertrophische Formen der LAENNEC-schen Cirrhose, bei denen das Normalgewicht der Leber von 1500 g zum Teil erheblich überschritten wurde. In der französischen Klinik werden diese Formen mit dem Begriffe der „Cirrhoses hypertrophiques simples" zusammengefaßt. Man sieht in ihnen den Ausdruck einer besonders energischen reaktiven Parenchymregeneration bei gleichzeitiger geringer Schrumpfungstendenz des Narbengewebes. Dementsprechend ist den hypertrophischen Formen ein gutartiger Verlauf mit Neigung zum Stillstande oder zu sehr langsamen Fortschreiten eigen. Im weiteren Fortschreiten kann sich Ascites und ein Kollateralkreislauf entwickeln, der aber sich oft in mäßiger Ausprägung hält, und in einer Reihe von Fällen sind auch Rückbildungsvorgänge dieser Symptome bis zur klinischen Heilung beobachtet worden, wobei allerdings die Vergrößerung und Verhärtung der Leber bestehen blieb. Nach der französischen Klinik werden diese hypertrophischen Formen mit chronischem Weingenuß in Verbindung gebracht, der „une intoxication prolonguée, mais peu intense" bewirken soll.

B. Symptomatische lokalisierte Cirrhosen.

In diese Gruppe gehören diejenigen Formen der Cirrhose und von cirrhoseähnlichen Lebererkrankungen, welche nicht mehr als ein selbständiger Organprozeß in Erscheinung treten, sondern sich erst im Anschluß an andere Krankheitsprozesse entwickeln, also nur Folgezustand und Symptom übergeordneter Erkrankungen sind. Hier sind zunächst zu nennen:

1. Biliäre oder chologene Cirrhosen.

Man versteht unter dieser Gruppe von Cirrhosen Verhärtungen und Vergrößerungen der Leber, die sich im Gefolge von Erkrankungen der Gallenwege mit lange bestehenden Störungen des Gallenabflusses entwickeln. Das makroskopische Bild solcher Lebern zeigt harte, meist vergrößerte, manchmal aber auch verkleinerte Lebern mit höckriger oder glatter Oberfläche, von tiefdunkelgrüner Färbung; auf der Schnittfläche sind neben den grünen netzförmigen Streifen der erweiterten intrahepatischen Gallengänge auch vielfach verzweigte und verbreiterte Bindegewebszüge als Zeichen der cirrhotischen Veränderungen festzustellen. Im histologischen Bild breitet sich die Bindegewebswucherung sowohl interlobulär wie intralobulär aus. Hierzu treten herdförmige Gewebsnekrosen, die öfters große Ausdehnung gewinnen können.

Hinsichtlich der Pathogenese solcher chologenen Cirrhosen wird man sich folgende Fragen vorlegen müssen: Genügt die mechanische und chemische Wirkung der gestauten Galle allein, um cirrhotische Leberveränderungen auszulösen, gibt es mit anderen Worten eine reine Gallenstauungscirrhose oder, wie sie ROESSLE nennt, eine reine cholostatische

Cirrhose? Oder ist zur Erzeugung cirrhotischer Veränderungen stets die Mitwirkung von Infektionen der Gallenwege erforderlich? Eine Entscheidung dieser Fragen ist aus verschiedenen Gründen schwierig. Ein schwerer mechanischer Verschluß der Gallenwege wird nur eine begrenzte Zeit von höchstens einigen Monaten ertragen, oder der die Gallenstauung verursachende Krankheitsprozeß wird noch in einem früheren Stadium der operativen Behandlung zugeführt. Es besteht also hier die Möglichkeit, daß während der relativ kurzen Dauer des behinderten Gallenabflusses eine Cirrhose noch nicht eingetreten sein braucht, und andererseits auch die Möglichkeit, daß es im Zeitpunkte der operativen Behandlung noch nicht zu einer Gallenstauungscirrhose kommen konnte. Diese Schwierigkeiten beleuchten aber nur die eine Seite des Problems. Weitere Schwierigkeiten für eine Klärung der Pathogenese liegen darin, daß bei Gallenstauungen Möglichkeiten für ascendierende und hämatogene Sekundärinfektionen der Gallenwege jederzeit leicht gegeben sind, und daß ein negativer bakteriologischer Befund in der gestauten Galle keineswegs die frühere Mitwirkung einer inzwischen abgeklungenen Infektion ausschließt, worauf vor allem NAUNYN nachdrücklichst hingewiesen hat. Es fehlt somit an entscheidenden Kriterien, um klarzustellen, ob die vorhandenen cirrhotischen Veränderungen allein auf die Wirkung der gestauten aseptischen Galle oder zum wesentlichen Teile auf sekundäre Infektionen der Gallenwege zurückzuführen sind, ob also die Gallenstauungscirrhose nicht in der Hauptsache eine cholangitische Cirrhose darstellen dürfte. Angesichts solcher Schwierigkeiten wird es verständlich, daß NAUNYN die unkomplizierte Gallenstauungscirrhose ganz abgelehnt hat. MINKOWSKI nimmt einen vermittelnden Standpunkt ein, in dem er „nur zum Teil" die cirrhotischen Veränderungen auf die mechanische und chemische Wirkung der gestauten Galle, „zum großen Teile" aber auf Infektionen der Gallenwege zurückführt. Noch skeptischer stellt sich EPPINGER zu dem Vorkommen einer Gallenstauungscirrhose: Man müßte sich stets die Frage vorlegen, ob die Cirrhose nicht nur eine zufällige Komplikation sein könnte, insofern als z. B. der totale Gallengangsverschluß sich sekundär zu einer schon vorher bestehenden Cirrhose hinzugesellt haben könnte. So schwierig es demnach auch erscheint, einen eindeutigen Beweis für das Vorkommen reiner Gallenstauungscirrhosen beim Menschen zu erbringen, so sprechen doch die Erfahrungen über das Vorkommen von Lebercirrhosen im Säuglingsalter bei Atresien oder Obliterationen der großen Gallengänge gewichtig dafür, daß auch im Gefolge reiner Gallenstauungen chologene Lebercirrhosen zur Entwicklung kommen können. Die Entstehung von cirrhotischen Prozessen im Gefolge von Gallenstauungen wird beim Kinde leichter als beim Erwachsenen dadurch ermöglicht, daß die kindliche Leber dem Druck und der Giftwirkung der gestauten Galle erheblich längere Zeit — bis zu 8 und 10 Monaten — standzuhalten vermag, so daß für die Ausbildung cholostatischer Lebercirrhosen eine erheblich größere Lebensspanne zur Verfügung steht. Freilich wird man in den vorliegenden Beobachtungen über cholostatische Cirrhosen im Kindesalter die Mitwirkung von Sekundärinfektionen nicht mit völliger Sicherheit ausschließen können.

Eine weitere Frage, die zugleich auch ganz allgemein die Lehre vom Entstehungsmechanismus der Cirrhosen berührt, betrifft die Zusammenhänge zwischen Parenchymnekrosen und der Narbenbildung bei den Gallenstauungscirrhosen. Beherrscht von der KRETZschen Lehre, die in einem primären Untergang des epithelialen Parenchyms die Grundbedingung des cirrhotischen Prozesses sah, hat man sich auch den Entwicklungsgang der chologenen Cirrhosen so vorgestellt, daß durch die Gallenstauung oder unter dem Einflusse der infizierten Galle Leberzellen primär zugrunde gehen, worauf durch eine überschießende Bindegewebsproliferation die Parenchymdefekte gedeckt werden sollten. Dem widersprechen jedoch die histologischen Befunde: Denn die Parenchymnekrosen breiten sich nach ROESSLE hauptsächlich im mittleren Abschnitt der Leberläppchen aus und verstärken sich nach der Peripherie, weniger nach dem Zentrum der Leberläppchen. Die Bindegewebswucherung folgt jedoch keineswegs den Ausbreitungsbezirken der Nekrosen. Dies weist darauf hin, daß die Bindegewebswucherung nicht bloß ein reparatorischer Vorgang sein kann, sondern ein selbständiger, dem Parenchymuntergang beigeordneter Gewebsprozeß, der in keiner engeren Abhängigkeit zu der Art und Stärke des Epithelunterganges steht.

Neben der reinen Gallenstauungscirrhose wird von maßgebenden Pathologen und Klinikern auch an einer Lebercirrhose im Gefolge chronischer Cholangitiden festgehalten, obwohl die Existenz einer cholangitischen Cirrhose vielfach in Zweifel gezogen wird. Da die Wandungen der Gallencapillaren von den Leberzellen gebildet werden, so sind durch die leichte Einbeziehung der Leberzellen und des sie umgebenden Mesenchyms in den infektiösen Prozeß fließende Übergänge zur diffusen Hepatitis gegeben. Hierdurch wird es verständlich, daß chronische Gallenwegsinfektionen schließlich zum Endausgang einer Lebercirrhose führen können.

2. Pseudocirrhosen und Cirrhosen nach akuter Leberatrophie.

Den Endausgang der in seltenen Fällen zur Ausheilung gelangenden akuten Leberatrophie bilden die MARCHANDsche multiple knotige Hyperplasie der Leber oder echte atrophische Cirrhosen vom LAENNEC-Typus. Die multiple knotige Hyperplasie ist durch die grobknotige Verunstaltung der Leber gekennzeichnet. Große und kleinere Knoten von neugebildetem Parenchym durchsetzen das verkleinerte Organ und springen in groben Buckeln und kleineren Höckern an der Oberfläche empor. Mikroskopisch bestehen diese Knoten aus mächtigen, fast adenomartigen Epithelregeneraten, die durch Umbau ihren Läppchenbau verloren haben und von breiten Bindegewebszügen durchfurcht werden. Bei diesem häufigsten Endausgang der ausheilenden Leberatrophie handelt es sich nicht um echte Lebercirrhose. Was diese multiple, knotige Hyperplasie von der atrophischen Cirrhose scheidet, ist die in umgrenzter grober Knotenbildung erfolgende Parenchymregeneration und die andersartige Struktur der verbreiterten Bindegewebszüge. Sie bestehen aus dichtgelagerten, zusammengedrängten, wellig verlaufenden Bindegewebsfasern, welche die schwielige, kernarme Beschaffenheit des Narbengewebes bei der atrophischen Cirrhose vermissen lassen. STERNBERG

7*

und ROESSLE deuten das Bild der MARCHANDschen knotigen Hyperplasie dahin, daß die Bindegewebszüge zwischen den Leberinseln vorwiegend dem zusammengesunkenen und zusammengeschobenen Mesenchymgerüst untergegangener Leberläppchen entsprechen, während es sich bei der atrophischen Lebercirrhose um *neu*gebildetes Bindegewebe handelt, das in narbige Schrumpfung übergegangen ist. Daß hier in der Tat ein anderer Prozeß wie der atrophischen Lebercirrhose besteht, kommt auch klinisch darin zum Ausdruck, daß die für die Lebercirrhose charakteristischen Begleiterscheinungen des Ascites und Milztumors auch in vorgeschrittenen Fällen oft vermißt werden, so daß die multiple knotige Hyperplasie vielfach zu Lebzeiten symptomlos verlaufen kann und erst auf dem Sektionstische zur Aufdeckung gelangt. Diese Feststellungen sind für das Verständnis des Cirrhosemechanismus von prinzipieller Bedeutung. Wiederum zeigt sich nämlich entgegen der KRETZschen Lehre, daß selbst ein so starker Parenchymuntergang, wie ihn die akute Leberatrophie wiederspiegelt, keineswegs eine kompensatorische Bindegewebswucherung und Narbenbildung zwangsläufig zur Folge haben *muß*, daß also ein noch so schwerer Epitheluntergang für sich allein noch nicht zur Auslösung eines cirrhotischen Prozesses genügt. Gerade von hier nimmt die ROESSLEsche Lehre, die die Pathogenese der Cirrhosen vom Standpunkte der Hepatitis-Hepatose-Problems zu erfassen versucht, eine ihre wichtigsten Stützen.

Neben dieser knotigen Hyperplasie gibt es auch einen Ausgang der heilenden Leberatrophie in eine echte atrophische Cirrhose. Die Ursachen für die zur Cirrhose führende Kombination von Entzündung mit Epithelzerstörung, von Hepatitis und Hepatose dürften verschiedener Art sein: In einer Reihe von Fällen wird man daran zu denken haben, daß das zur Leberatrophie führende Gift von vornherein zu entzündlichen Schädigungen des Leberepithels und Lebermesenchyms gleichzeitig geführt hat; in anderen Fällen dürfte die Entzündung erst sekundär zu dem primären Parenchymuntergang hinzugetreten sein, wobei besonders die Mitwirkung von Sekundärinfektionen der Gallenwege in Betracht zu ziehen ist. Schließlich ist auch mit der Möglichkeit zu rechnen, daß bei dem Untergang des epithelialen Parenchyms autolytische Gifte frei gemacht werden, die Entzündungsvorgänge auszulösen vermögen. Man kann hiernach über die Endausgänge der heilenden Leberatrophie etwa folgendes sagen: Die Leberatrophie ist vom pathologisch-anatomischen Standpunkte nicht als eine einheitliche Krankheit zu betrachten. Je mehr sich die Giftschädigung auf das epitheliale Parenchym beschränkt, desto mehr mündet der ausheilende Krankheitsprozeß in das Bild der MARCHANDschen multiplen grobknotigen Hyperplasie. Treten zu der epithelialen Parenchymzerstörung ausgedehntere Entzündungsprozesse hinzu, so findet die ausheilende Leberatrophie ihren Abschluß in einer echten atrophischen Cirrhose.

3. Zur Frage der kardialen Stauungscirrhose, cirrhose cardiaque.

Die cirrhose cardiaque der Franzosen ist als Endausgang der chronischen Stauungsleber beschrieben worden. Man stellte sich vor, daß nach lang bestehenden Behinderungen des venösen Abflusses — infolge Insuffizienz des rechten Ventrikels oder bei lokalen Störungen des venösen Blutabflusses infolge Verlegung der unteren Hohlvene oberhalb der Einmündung der Lebervenen die Stauung zunächst im Zentrum der Acini die Leberzellen vernichte und sich hier am Orte der Parenchymzerstörung sekundär die Bindegewebswucherung anschließe. Heute wissen wir, daß eine noch so hochgradige und lang bestehende Stauung in der Leber keine echte Lebercirrhose hervorzurufen vermag. Die granulierte Oberfläche der sog. Stauungscirrhose kommt allein durch den ungleichmäßigen Untergang des Parenchyms und die ungleichmäßig sich vollziehenden Regenerationsvorgänge zustande, so daß atrophische und hypertrophische Parenchymbezirke abwechseln. Die harte Konsistenz erklärt sich, abgesehen von der Blutstauung, durch eine scheinbare Vermehrung des Leberbindegewebes, das nach dem Parenchymschwunde immer mehr zusammenrückt. Dazu kommt eine Wucherung der Gitterfasern, die ihren Sitz meist im Zentrum des Acinus hat und nach HERXHEIMER als sekundäre Ersatzwucherung aufzufassen ist. Der Begriff der „Stauungscirrhose" ist daher durch die Bezeichnung „Stauungsinduration" zu ersetzen.

Man wird sich fragen müssen, wieso trotzdem der Begriff der cirrhose cardiaque sich bis heute in der Literatur weitergeschleppt hat, warum er geblieben ist „une vieille doctrine demeurée encore à la mode?" Der Grund hierfür liegt wohl in dem häufigen Zusammentreffen von Stauungsleber und Cirrhose, das man unberechtigterweise im Sinne einer Kausalverknüpfung zwischen Stauung und Cirrhose aufgefaßt hat. Diese Verknüpfungen sind anders zu deuten, und zwar als Folge von Giftwirkungen, die sowohl cirrhotische Prozesse in der Leber wie schwere Herzschädigungen nebeneinander auszulösen vermögen. Man wird bei solcher Betrachtungsweise der Zusammenhänge an chronische Intoxikationen jeglicher Art, vor allem an chronische Alkoholschädigungen denken müssen, die einerseits toxische Herzmuskelschädigungen, andererseits Cirrhosen im Gefolge haben können. Vielleicht kommen für diese Verknüpfungen auch cirrhogen wirkende Darmgifte in Betracht, deren Entstehung durch Stauungsvorgänge im Verdauungstractus begünstigt werden kann (HERXHEIMER). Im einzelnen dürften die zeitlichen Beziehungen zwischen Leberstauung und Lebercirrhose recht wechselnd sein: Bald kann die Cirrhose älteren Datums sein und die Leberstauung im Gefolge einer Herzerkrankung später hinzutreten, bald kann zu der vorher bestehenden Leberstauung die Lebercirrhose sich nachher hinzugesellen, bald kann es sich um koordinierte Prozesse handeln, die sich langsam nebeneinander, aber doch unabhängig unter dem Einflusse des gleichen Giftmechanismus entwickeln.

Bei diesem Stande der Frage sollte der historische Begriff der cirrhose cardiaque verdientermaßen der Vergessenheit anheimfallen. Sofern die chronische venöse Stauung sekundär zu Leberveränderungen führt, handelt es sich nicht um echte Cirrhosen, sondern um Leberindurationen, und, soweit Stauungsleber und Cirrhose sich verbinden, handelt es sich nicht um unmittelbare Folgen der Stauung, sondern um koordinierte Krankheitsvorgänge, die nicht in ursächlichem Zusammenhange miteinander stehen. Die Fälle von sog. cirrhose cardiaque sind somit, falls es sich um echte Cirrhosen handelt, nur Cirrhosen *bei* Herzkrankheiten, nicht Cirrhosen infolge Herzkrankheiten.

Perikarditische Pseudolebercirrhosen

Gleiches gilt für die Leberveränderungen bei der von PICK beschriebenen perikarditischen Pseudolebercirrhose, die mit einer obliterierenden Perikarditis verbunden ist und wegen ihrer charakteristischen perihepatitischen Schwielenbildung auch als Zuckergußleber bezeichnet wird. Sie kann zu Verhärtung, Verkleinerung durch Zusammenpressung, Gestaltsveränderung (Kuchenform) der Leber und durch Pfortaderverengerung auch zu Ascites führen. Auch die Serosa auf der Milz ist manchmal schwielig verdickt. Die histologischen Veränderungen gleichen weitgehend den Veränderungen bei der durch chronische Stauung hervorgerufenen Leberinduration. Ein engerer Zusammenhang dieses ziemlich seltenen Leberprozesses mit einer schwieligen Perikarditis ist übrigens keineswegs bewiesen. Wahrscheinlich dürften Perikarditis und Perihepatitis Teiläußerungen einer selbständigen Erkrankung der serösen Häute, einer Polyserositis sein. Auch der die perikardiale Pseudolebercirrhose manchmal begleitende Ascites dürfte nicht allein auf eine Stauung im Portalkreislaufe zurückzuführen sein, sondern kann auch klinischer Ausdruck einer serösen Peritonitis sein.

XII. Assoziierte und systematisierte Cirrhosen, Lebercirrhosen im weiteren Sinne.

Unter diesem Begriffe werden alle chronischen Leberentzündungen zusammengefaßt, bei denen der Krankheitsprozeß nicht mehr als ein begrenztes Leberleiden auftritt, sondern durch Kuppelung mit anderen extrahepatischen Krankheitsprozessen zu einem *über die Leber hinausgreifenden* Krankheitsprozeß wesenhaft verknüpft erscheint. Wir sprechen von assoziierten Cirrhosen, wenn die Lebercirrhose wie beim Morbus WILSON in vorläufig unklarer Verknüpfung mit Gewebserkrankungen von ganz anderer histologischer Struktur auftritt, und wir sprechen von systematisierten Cirrhosen, wenn die Cirrhose Teilerscheinung einer Systemerkrankung ist, in welche intrahepatische und extrahepatische Zellsysteme von gleichsinniger Struktur einbezogen sind.

Wir beginnen mit der progressiven lentikulären Degeneration von WILSON, jener eigentümlichen Erkrankung, bei der eine Lebercirrhose vom LAENNECschen Typus mit schweren degenerativen Veränderungen der Zentralganglien assoziiert ist.

A. Die Lebercirrhose bei der WILSONschen Krankheit.

Das Krankheitsbild der WILSONschen Krankheit hat zu einer eingehenden Erforschung der extrapyramidalen Systeme und Erkrankungen Veranlassung gegeben. Die Krankheit tritt bei Jugendlichen, bisher gesunden Patienten zwischen 10—25 Jahren auf. Im Vordergrunde des klinischen Bildes steht ein in seiner Ausbreitung wechselnder rhythmischer

Tremor und eine starke Hypertonie der Muskulatur, die mit dem Fortschreiten der Krankheit immer mehr führendes Symptom wird und schließlich den Kranken in den Zustand ständiger Hilflosigkeit versetzt. Es bietet sich somit im wesentlichen das Bild des Parkinsonismus dar mit seiner charakteristischen Hypertonie, der Hemmung aller willkürlichen Bewegungen und mit Fehlen aller Symptome, die auf eine Erkrankung der Pyramidenbahnen hinweisen könnten. Bei diesem zuerst von Wilson als Krankheitseinheit klar erfaßten Krankheitsprozesse handelt es sich um ein Leiden, das zwar ausgeprägt familiär auftritt, aber trotzdem weder angeboren noch direkt vererblich ist. Auf Grund des klinischen Verlaufes kann man zwei besondere Typen der Erkrankung voneinander abgrenzen: Eine akute, bzw. subakute Form, die innerhalb weniger Monate bis zu einem Jahre unter Fiebererscheinungen und rasch fortschreitender Abmagerung zum Tode führt, und eine mehr chronische Form, die innerhalb vieler Jahre (bis zu 7 Jahren) unter dem Bilde der allgemeinen Muskelsteifigkeit mit Tremor bei leidlicher Gesundheit langsam fortschreitet und erst gegen das Ende der Krankheit wachsende Verfallserscheinungen aufweist.

Der Obduktionsbefund zeigt eine doppelseitige symmetrische Degeneration des Putamen und in geringerem Grade auch des Globus pallidus. Schon makroskopisch kann man bei leichteren Fällen eine Entfärbung, Porosität und Verkleinerung der Zentralganglien feststellen; in schweren Fällen zeigen sich schon grobsichtbar Höhlenbildungen im Bereich des Linsenkerns. Ähnliche Veränderungen können sich auch — allerdings weniger ausgeprägt — am Nucleus caudatus und im Bereich des Stirnhirns und Kleinhirns finden. Hierzu tritt als charakteristischer Begleitprozeß eine Lebercirrhose, die mit manchen charakteristischen Abweichungen im ganzen den Typus der Laennecschen atrophischen Cirrhose darbietet. Nur die Granulierung ist gröber, und die Bindegewebszüge zwischen den Höckern sind stark vascularisiert. Im histologischen Bilde zeigen sich neben dem typischen Bilde der atrophischen Cirrhose ausgeprägte Gefäßneubildungen im Bindegewebe, die manchmal fast kavernomartigen Charakter annehmen können. Zwar stellt diese starke Vascularisation des Leberparenchyms nach Roessle nichts Spezifisches für die Wilson-Leber dar, da eine solche Reichlichkeit der Blutgefäße sich z. B. auch bei den chologenen Cirrhosen finden kann; immerhin liegt jedoch in der starken Ausprägung der Gefäßneubildung in der Wilson-Leber ein wichtiger Unterschied gegenüber den gewöhnlichen Laennecschen Cirrhosen.

Trotz dieser schweren diffusen Leberveränderungen kommt die Lebercirrhose im klinischen Bilde gewöhnlich überhaupt nicht zum Ausdruck. Es fehlt der Ascites, die Ausbildung eines Kollateralkreislaufes, und höchstens nur gelegentlich deutet sich die Lebererkrankung mit einem leichten flüchtigen Ikterus, einem unbestimmten Schmerzgefühl im Oberbauch und mit leichten Magen-Darmstörungen uncharakteristisch an. Auch die Leberfunktionsprüfungen decken keine gesetzmäßigen Leberstörungen auf. In einigen Fällen wurde nach Belastung mit Lävulose eine alimentäre Lävulosurie festgestellt, in anderen Fällen fand sich ein verzögertes Verschwinden von intravenös eingespritzten hepatotropen Farbstoffen, z. B. von Bengalrosa aus dem Kreislauf, sowie ein Schwund der trypanociden Serumsubstanzen. Die Erklärung für die klinische Symptomenarmut der Lebercirrhose bei der WILSONschen Krankheit dürfte durch die Besonderheit der Leberveränderungen gegeben sein. Durch die Reichlichkeit der Blutgefäßentwicklung in den Bindegewebszügen wird eine erheblichere Verkleinerung des Pfortaderbettes und damit eine Stauung im Portalkreislauf verhindert, und die ausgiebige Ersatzwucherung des Leberepithels die in der groben Höckerbildung zum Ausdruck kommt, schafft die Gewähr für einen ungestörten Ablauf der Leberfunktionen.

Die Art der Verknüpfung zwischen der Erkrankung der Stammganglien und der Lebercirrhose bei der WILSONschen Krankheit ist noch völlig dunkel. Die früher im Hinblick auf das familiäre Auftreten dieser Krankheit diskutierte Möglichkeit einer Mißbildung von Leber und Zentralganglien ist schon aus dem Grunde hinfällig, weil die in der Leber sich vollziehenden cirrhotischen Veränderungen auf einen entzündlichen Prozeß zurückzuführen sind, und weil die Krankheit zwar familiär auftritt, aber sicher weder angeboren noch erblich ist. Es muß sich somit hier um ein erworbenes Leiden handeln, bei dem aber doch mit Wahrscheinlichkeit eine angeborene Disposition gegenüber einem im Körper kreisenden Gifte bestehen muß. Ob im einzelnen die Erkrankung der Leber der primäre Krankheitsprozeß ist und sie auf der Grundlage einer besonderen Stoffwechselstörung sekundär die Schädigung der Stammganglien hervorruft, ob umgekehrt die Erkrankung des Linsenkernsystems zuerst besteht und von hier aus zentral die cirrhotische Erkrankung der Leber ausgelöst wird, ob schließlich beide Erkrankungen koordinierte Krankheitsprozesse sind, die in keiner kausalen Verknüpfung zueinander stehen, — darüber fehlen noch alle Möglichkeiten für eine Entscheidung. Gegen eine sekundäre Erkrankung der Zentralganglien im Anschluß an die Entwicklung der Lebercirrhose spricht, daß bei Lebercirrhosen die typischen Erkrankungen der Zentralganglien niemals beobachtet werden, und gegen einer zentrale Auslösung der Lebercirrhose sprechen wiederum die Erfahrungen bei der Encephalitis lethargica, bei welcher die Erkrankung der Zentralganglien ohne cirrhotische Leberveränderungen einhergeht. In vereinzelten Fällen kann anscheinend die Lebercirrhose auch ohne gleichzeitige Veränderungen der Zentralganglien zur Entwicklung kommen. So beobachteten WEISS und BETTINGER ein achtjähriges Mädchen mit alleiniger Lebercirrhose, dessen zwei Brüder an einer WILSONschen Krankheit gelitten hatten. Dies deutet vielleicht darauf hin, daß Lebercirrhose und Linsenkernerkrankung unabhängig voneinander durch die gleiche Krankheitsursache ausgelöst werden können. — Alkoholismus, Lues und Tuberkulose spielen bei der Auslösung der Krankheit sicher keine bedeutungsvolle Rolle.

B. Die splenomegalen Cirrhosen.

Den splenomegalen Cirrhosen kommt innerhalb der Formengruppen der Cirrhosen trotz ihres nicht häufigen Vorkommens eine besondere klinische Bedeutung zu, da sie den Cirrhosebegriff über den engeren

Rahmen einer auf die Leber begrenzten Organkrankheit zu einer System-
krankheit zusammengehöriger Gewebskomplexe weiten und im krankhaften Bilde einen Einblick in die Wechselbeziehungen zwischen Leber,
Milz und Knochenmark gewähren.

Manche oberflächlichen Ähnlichkeiten der klinischen Bilder dieser
Cirrhoseformen mit anderen wesensverschiedenen Leberkrankheiten
haben lange Zeit eine klarere Erkenntnis von dem Wesen dieser Cirrhosen
verhindert und zugleich dazu geführt, daß diese Cirrhoseformen mit
anderen Leberkrankheiten zusammengeworfen wurden. Die hieraus sich
ergebende Begriffsverwirrung geht auf den verschwommenen Begriff
der HANOTschen hypertrophischen Cirrhose zurück. Die Folgen des
spontanen und experimentellen Choledochusverschlusses waren damals
noch nicht hinreichend bekannt (1877). So wurden durch HANOT die
biliären Cirrhosen infolge Störungen des Gallenabflusses, d. h. die Gallenstauungscirrhosen mit den in ihrem Mechanismus ganz anders zu
deutenden splenomegalen Cirrhosen gleichgesetzt, obwohl sie nur oberflächlich verbunden sind durch die gemeinsame Symptomatologie der
vergrößerten Leber ohne wesentliche Schrumpfungstendenz, durch chronischen Ikterus, durch das Fehlen eines Ascites und eines ausgeprägten
venösen Kollateralkreislaufes. Erst mit der wachsenden Erkenntnis von
der Entstehung des Milztumors bei den Lebercirrhosen beginnen sich klarere
Vorstellungen auch über die Wesensunterschiede der bisher zusammen-
geworfenen Krankheitsgruppen zu entwickeln. Hatte man ursprünglich
geglaubt, daß die Ausbildung des Milztumors im wesentlichen auf eine
Pfortaderstauung im Sinne einer Stauungsmilz zurückzuführen sei, so
zeigte sich sehr bald, daß gerade bei der durch Pfortaderstauung gekenn-
zeichneten atrophischen Cirrhose die Milz häufig nur unwesentlich vergrößert ist, während bei anderen, hypertrophischen Cirrhosen ohne
Pfortaderstauung eine Milzvergrößerung auch beträchtlichen Grades
beobachtet wurde. Aus solchen Beobachtungen ergab sich bereits der
Schluß, daß dem Milztumor bei Cirrhosen die Bedeutung eines mehr
selbständigen Krankheitsvorganges zukommt, bei welchem die Annahme
einer einfachen Pfortaderstauung als Erklärung sicherlich nicht ausreicht. Dazu kamen weitere Feststellungen, daß bei manchen Lebercirrhosen rotes Knochenmark als Zeichen lebhafter Blutregeneration
anzutreffen ist, und daß die Milz histologische Zeichen einer gesteigerten
Tätigkeit (Sinushypertrophie und Pulpahyperplasie) aufweisen kann.
Damit beginnt der Cirrhosebegriff sich über die Grenzen einer im wesentlichen auf die Leber sich beschränkenden Krankheit hinauszudehnen,
und die Stellung der Milz bei manchen Cirrhoseformen findet in dem
Satze GAUCKLERS charakteristischen Ausdruck: „la rate cirrhotique
rentre dans le groupe des rates d'ordre haemolytique." In seinem Werk
über die hepatolienalen Erkrankungen (1921) hat dann EPPINGER versucht, das klinische und histologische Bild solcher splenomegalischer
Cirrhosen schärfer zu umreißen.

Die *erste* Gruppe der splenomegalen Cirrhosen ist charakterisiert
durch die dauernde Vergrößerung der Leber, durch starken Ikterus, der
in wechselndem Ausmaße viele Jahre hindurch anhält, ferner durch
fehlenden Ascites und das Ausbleiben eines sichtbaren Kollateralkreislaufes

in den Bauchdecken, durch einen großen Milztumor und durch die Neigung zu hämorrhagischer Diathese. Dazu gesellt sich häufig ein sehr lästiges Hautjucken. In vielen Zügen tritt hier das Bild der HANOT-schen hypertrophischen Cirrhose „sans ascite et avec ictère" in die Erscheinung. Was diese Gruppe der splenomegalen Cirrhosen jedoch von den ihnen klinisch ähnlichen Gallenstauungscirrhosen scheidet, ist neben der meist erheblichen Größe des Milztumors die Natur des begleitenden Ikterus: Dieser Ikterus imponiert schon am Krankenbette als nicht rein mechanisch bedingt, weil die Stühle nicht nur nicht entfärbt sind, sondern trotz der ausgeprägten Gelbsucht sogar eine auffällig dunkle Färbung aufweisen können. Gegen eine primitive mechanische Erklärung des Ikterus im Sinne eines einfachen Stauungsikterus spricht auch die starke Vermehrung des Urobilingehaltes der Stühle und der hohe Gallenfarbstoffgehalt der dunklen Duodenalgalle, — Symptome, die als Ausdruck eines gesteigerten Blutunterganges zu bewerten sind. Die in einer Reihe hierher gehöriger Fälle beobachtete deutliche Anämie dürfte im Zusammenhang mit diesen Feststellungen gleichfalls im Sinne eines erhöhten Blutunterganges zu deuten sein. Weisen diese Befunde bereits darauf hin, daß der Ikterus bei dieser Gruppe von splenomegalen Cirrhosen nicht allein auf einer mechanischen Behinderung des Gallenflusses oder einer Leberzellschädigung beruhen kann und manche Eigenschaften der hämolytischen Ikterusformen aufweist, so ergeben sich auch bei dem histologischen Studium der Organe Befunde, wie sie sich auch beim hämolytischen Ikterus als Zeichen des gesteigerten Blutunterganges finden. So ist der Eisengehalt der Milz und der KUPFFER-schen Sternzellen vermehrt, und auch in ihrem Blutreichtum stimmt die Milz dieser Cirrhoseform mit der bei hämolytischen Ikterusformen überein. Dazu kommt das Vorhandensein von rotem Knochenmark, welches dafür spricht, daß zur Kompensation des gesteigerten Blutunterganges auch an die Bildungsstätten der roten Blutkörperchen gesteigerte Anforderungen gestellt werden. Diese Kriterien für einen gesteigerten Blutuntergang bei den splenomegalen Cirrhosen werden beweiskräftig abgeschlossen durch die Erfolge der Milzexstirpation, durch die ähnlich wie beim konstitutionellen hämolytischen Ikterus die chronische Gelbsucht beseitigt werden kann. Es kann hiernach als gesichert betrachtet werden, daß dem Ikterus bei den splenomegalen hypertrophischen Cirrhosen zum bedeutungsvollen Teile auch eine hämolytische Komponente zugrunde liegt, und daß bei seiner Entstehung Störungen der Milzfunktion beteiligt sein müssen.

Das histologische Bild der Leber bietet in dem von EPPINGER genauer beschriebenen Fällen trotz der dauernden Lebervergrößerung im wesentlichen die Veränderungen der atrophischen Cirrhose mit mächtigem Umbau der Acinusstruktur der Leber. In der blutreichen Milz fällt die fast milzfremde Beschaffenheit des Organes auf: Die Follikel waren verschwunden, die Trabekel und die Milzkapsel stark verdickt. Die eigentliche Milzpulpa war durch ein derbes, faseriges Gewebe ersetzt; die Hohlräume der Milzsinus waren als Ausdruck der Sinushyperplasie mit großen stabförmigen Zellen ausgekleidet, so daß man in manchen Schnitten den Eindruck eines fast drüsigen Organs vor sich zu haben glaubte. Hierdurch bot die Milz einen Eindruck, der an die Fibroadenie der BANTI-Milz erinnerte, mit dem Unterschiede, daß die Fibrose nicht wie bei den typischen BANTI-Erkrankungen gleichmäßig in dem gesamten Organ ausgeprägt war, sondern herdförmig auftrat, und daß die Fibrose nicht von den Milzfollikeln ausging, wie es BANTI als besonders charakteristisch für seine Fälle beschrieben hat.

Bei einer *zweiten* Gruppe der von EPPINGER beschriebenen Fälle handelt es sich um splenomegale Cirrhosen, bei denen der Ikterus als klinisches Symptom zurücktritt, und, wenn überhaupt, erst im Endstadium eine deutliche Anämie sich mit der Leber- und Milzvergrößerung paart. Trotz einer gewissen Ähnlichkeit mit dem Symptomenkomplex der sog. BANTISCHEN Krankheit spricht vor allem der pathologisch-anatomische Befund für die Wesensverschiedenheit des Krankheitsprozesses. Die Milzvergrößerung kann manchmal so sehr in den Vordergrund treten, daß nach EPPINGER bei den diagnostischen Erwägungen an die Möglichkeit einer splenomegalen Lebercirrhose nicht gedacht zu werden braucht. Auch in diesen Fällen finden sich in der Leber die charakteristischen Befunde der atrophischen Lebercirrhose mit vorgeschrittenem Umbau der Läppchenstruktur. In der Milzpulpa findet sich wiederum das Bild der Fibroadenie, die — ebenso wie in der ersten Gruppe — im Gegensatz zu den BANTI-Milzen nirgends von den Milzfollikeln ihren Ausgang nimmt. Es handelt sich also bei dieser Gruppe von splenomegalen Cirrhosen um Lebercirrhosen mit einem ungewöhnlich groß entwickelten Milztumor. Gegenüber der ersten geschilderten Gruppe von splenomegalen Cirrhosen mit deutlichem Ikterus kann man solche Fälle als splenomegale Cirrhosen mit besonders großem Milztumor ohne Ikterus zusammenfassen.

Eine *dritte* Gruppe von splenomegalen Cirrhosen ist schließlich dadurch gekennzeichnet, daß die Lebervergrößerung und der gewöhnlich klinisch stark hervortretende Milztumor nicht nur von Ikterus, sondern auch von schwerer Anämie begleitet ist, die im Blutbilde fast an perniziöse Anämie erinnern kann. Zur Erklärung der Pathogenese solcher klinischer Bilder wird man sich mit EPPINGER vorstellen dürfen, daß der gesteigerte Blutuntergang, der auch an der Entstehung des Ikterus beteiligt ist, an die Ersatzleistungen des Knochenmarks so beträchtliche Anforderungen stellt, daß schließlich die kompensatorische Funktion des Knochenmarks mit der Blutzerstörung nicht mehr Schritt zu halten vermögen und die Bluterneuerung hinter der Blutzerstörung immer mehr zurückbleibt.

Der große Fortschritt, der sich aus der klinischen und histologischen Analyse der splenomegalen Cirrhosen ergibt, liegt in der Erkenntnis, daß das Problem der Cirrhose hier über die Leber hinausgreift, und daß die Symptomatologie der Cirrhosen nicht allein von der Leberkrankheit beherrscht wird, sondern auch von anderen Gewebssystemen außerhalb der Leber, besonders der Milz entscheidend beeinflußt werden kann. Die geschilderten Veränderungen der Milz mit ihrer starken Vermehrung des Bindegewebes sind nach ROESSLE als narbige Ausgangsstadien einer echten Splenitis anzusehen. Das Verhältnis der Milz- und Lebererkrankung ist so zu verstehen, daß dieselben Gefäßwandgifte, welche Arterien,

Bluträume der Milz — und auch die Milzvene — krank machen können, auch das Capillarsystem der Leber beschädigen und so zu hypertrophischen Cirrhosen mit vorwiegender Beteiligung des intralobulären Mesenchyms führen. Für deh splenitischen Charakter der Milzvergrößerung spricht auch die häufige Verbindung mit Perisplenitis, die sicherlich auf entzündlichen Ausschwitzungen der Milzkapsel beruht. Die starke hämorrhagische Diathese, die in manchen Fällen von splenomegalen Cirrhosen als Begleiterscheinung auftreten kann, dürfte nicht mit der Lebererkrankung in Zusammenhang stehen, sondern auf einem Mangel an Blutplättchen, auf einer Thrombocytopenie beruhen, die ihrerseits in engere Beziehung zu den Störungen der Milzfunktion zu setzen ist. Angesichts der therapeutischen Erfolge der Splenektomie bei den reinen Formen der thrombopenischen Purpura (KATZNELSON) kann ein solcher Blutplättchenmangel bei manchen splenomegalen Cirrhosen schon von sich aus eine wichtige Indikation zur Milzexstirpation bilden. Wie bei den thrombopenischen Purpuraformen bleibt auch hier die Frage offen, ob die Blutplättchen durch die erkrankte Milz in abnormer Menge zerstört werden und ob die Entfernung der kranken Milz dieser übermäßigen Zerstörung ein Ende macht (KATZNELSON), oder ob durch die Milzexstirpation eine hormonale Milzhemmung auf das Knochenmark beseitigt wird, das nach Herausnahme des kranken Organs die Fähigkeit zur ausreichenden Bildung und Ausschüttung von Blutplättchen wiedergewinnt (FRANK).

Über die Ätiologie der splenomegalen Cirrhosen und über das Wesen der hierbei in Aktion tretenden Giftstoffe wissen wir fast nichts, und nur die Angabe EPPINGERs, daß solchen Erkrankungen manchmal ein sog. Icterus catarrhalis vorausgehen kann, ist vielleicht ein Hinweis darauf, daß die zur Wirkung kommenden Gifte vom Darmkanal in die Leber und Milz eindringen. Chronischer Alkoholismus und Lues spielen bei der Pathogenese sicherlich keine erkennbare Rolle. Nur soviel läßt sich sagen, daß, gemessen an den histologischen Veränderungen, die Noxen der splenomegalen Cirrhosen anders sein müssen als bei den atrophischen und hypertrophischen Formen der LAENNECschen Cirrhose. Während bei der LAENNECschen Cirrhose das cirrhogene Gift in besonderem Ausmaße am Epithel und gleichzeitig daneben am Mesenchymgewebe der Leber zur Wirkung gelangt, zeichnen sich die splenomegalen Cirrhosen durch eine relativ geringe Schädigung des epithelialen Parenchyms aus. Hier ist es in besonderem Maße das intralobuläre Capillarsystem mit dem KUPFFERschen Sternzellenapparat und den Gitterfasern, an welchen die krankheitserregende Schädlichkeit angreift, während die Giftwirkungen auf das Leberepithel gegenüber der mesenchymalen Giftschädigung deutlich zurücktreten. In diesem Angriffsort der Krankheitsnoxe am Mesenchym liegt es begründet, daß der Krankheitsprozeß über die Leber hinausgreift. Denn das Gift, das am Lebermesenchym angreift, muß ähnliche Giftwirkungen auch an dem in anderen Organen sich ausbreitenden verwandten Mesenchym entfalten, und ganz besonders in der Milz, in welcher die Bluträume und das Reticuloendothel dem Gifte ausgedehnte Haftungs- und Angriffsflächen bieten. Reinen Formen von intralobulären Cirrhosen begegnet man beim Menschen freilich nicht,

sondern hier sind Mischformen der Cirrhose mit zurücktretender Epithel-
schädigung die Regel. Dies hängt wahrscheinlich damit zusammen,
daß die hier wirkenden Gifte nicht streng spezifisch allein auf das Mesenchym eingestellt sind, sondern in geringerem Maße auch das Leberepithel in die Giftschädigung einbeziehen. Hieraus erklärt es sich, daß
nach langem Bestehen der Krankheit sich Übergangsbilder nach der
LAENNECschen Cirrhose ergeben können. So bedeutet letzten Endes
jeder Versuch einer Abgrenzung dieser Cirrhosen als mesenchymale
Cirrhosen trotz des richtigen Kerngedankens eine Schematisierung der
Wirklichkeit. Je mehr aber durch die krankhaften Vorgänge am Mesenchym der Sternzellenapparat der Leber und der extrahepatische Teil des
reticuloendothelialen Zellsystems in den Krankheitsprozeß einbezogen
wird, desto mehr wird die Möglichkeit geschaffen, daß die dem Reticuloendothel bei der Blutzerstörung zukommenden Funktionen eine
krankhafte Steigerung erfahren. Für den gesteigerten Blutuntergang
bei splenomegalen Cirrhosen, für den sie begleitenden Ikterus mit seiner
hämolytischen Komponente und für die öfters vorhandene Anämie
ergeben sich damit Ansätze für ein pathophysiologisches Verständnis.

Aus den Wechselbeziehungen zwischen Milz und Leber bei splenomegalen Cirrhosen ergibt sich als praktische Konsequenz die Therapie
der Milzexstirpation. Sie kann in manchen Fällen zur Beseitigung der
Gelbsucht, der Anämie und auch zur Heilung der begleitenden hämorrhagischen Diathese führen. Ihre Ausführung bedarf allerdings gerade
hier einer sehr gründlichen Abwägung des pro und contra, da die Herausnahme der Milz sich wegen der öfters ausgedehnten Verwachsungen und
wegen der nicht selten stark erweiterten Venen im Operationsgebiete
recht schwierig gestalten kann. Nach dem von RANZI zusammengestellten
Material beträgt die Mortalität der Milzexstirpation 12—15%. Überblickt man die therapeutischen Erfolge bei den Fällen, die eine Beobachtung über längere Zeit ermöglichten, so zeigt sich, daß zwar im
Anschluß an die Operation die Mehrzahl der Patienten sich für längere
Zeit erholen, daß aber andererseits bei einer recht erheblichen Zahl
der operierten Fälle die schon vorgeschrittenen Leberveränderungen
nicht mehr zum Stillstand kamen und schließlich zum Tode der Kranken
führten. Man kann also an die Milzexstirpation bei den splenomegalen
Cirrhosen nicht allzu große Hoffnungen knüpfen. Will man von ihr
Erfolge erwarten, so wird man mit RANZI die frühzeitige Operation
fordern müssen, da in späteren Stadien des Krankheitsprozesses die
cirrhotischen Leberveränderungen bereits zu irreparablen Schädigungen
geführt haben. Allerdings bleibt hierbei die Frage, ob man sich bei dem
meist sehr chronischen Verlauf solcher Fälle früh genug zu der Empfeh-
lung der Milzentfernung mit ihrer nicht unerheblichen Mortalität ent-
schließen wird.

C. Zur Frage des Morbus BANTI.

Nach der Schilderung BANTIS ist das nach ihm benannte Krankheitsbild durch einen langen Krankheitsverlauf charakterisiert, innerhalb
dessen sich drei Etappen abgrenzen lassen: Im 1. Stadium der Krankheit besteht nur eine Milzvergrößerung von oft beträchtlicher Ausdehnung

mit einer mäßigen Anämie. An diese Periode, die zwischen 3 bis 12 Jahren schwanken kann, schließt sich das Übergangsstadium an, in welchem die Leber allmählich unter dem Rippenbogen mit mäßig verhärteter Konsistenz fühlbar wird. Zu der Anämie tritt eine langsam stärker werdende Gelbsucht hinzu, im Urin wird Urobilin und später Gallenfarbstoff nachweisbar. Die Dauer dieses Übergangsstadiums beträgt höchstens 1—1¹/₂ Jahre, worauf die Krankheit in das Endstadium, in das sog. ascitische Stadium eintritt, in welchem die Kranken unter den Erscheinungen der Schrumpfleber bei mäßiger Anämie und Leukopenie zugrunde gehen. Der Obduktionsbefund zeigt das typische Bild der atrophischen Cirrhose, ferner finden sich im Verlauf der Milzvene stärkere endophlebitische Veränderungen, die sich bis in die Pfortader und in die Mesenterialvenen fortsetzen können. Als spezifisch für die Krankheit sind „fibroadenische Veränderungen der Follikel“ anzusehen. Man findet nach BANTI um die Art. centralis der Milzfollikel eine im Verlauf der Krankheit zunehmende Bindegewebswucherung, die als breiter Faserring das Gefäß umgibt und die Struktur der Follikel zerstört. Diese periarterielle Fibrose ergreift die Arterie nicht allein innerhalb der Follikel, sondern auch vor ihrem Eintritte und nach ihrem Austritte aus den Follikeln. Auf Grund dieser von der Zentralarterie ausgehenden periarteriellen Fibrose stellt sich BANTI vor, daß ein Erreger oder ein unbekanntes Toxin durch die Milzarterie in die Milz eintritt und durch seine anfängliche Haftung in den Verzweigungen der Follikelarterien die histologischen Veränderungen der Fibroadenie hervorruft. Von der erkrankten Milz sollen dann splenogene Gifte gebildet werden, die durch toxische Schädigung des Knochenmarkes eine Anämie bewirken. Die endophlebitischen Veränderungen an der Milzvene sollen dafür sprechen, daß diese Gifte die Milz durch die Milzvene verlassen, wo sie entzündliche Venenwandveränderungen auslösen. Bei ihrer Passage durch die Leber sollen dann diese Gifte die zur atrophischen Cirrhose führenden epithelialen und mesenchymalen Schädigungen hervorrufen.

Das klinische Bild eines Milztumors mit Anämie und sich allmählich anschließender Lebercirrhose reicht jedoch keinesfalls zur Diagnose einer BANTISchen Krankheit aus. Die letzte Instanz bei der Diagnose eines echten Morbus BANTI bleibt der pathologische Anatom, der über das Vorhandensein der von den Milzfollikeln ausgehenden, angeblich spezifischen Bindegewebswucherung zu entscheiden hat. Das Problem der Selbständigkeit der BANTISchen Krankheit gipfelt damit in der Hauptfrage: Sind die von BANTI angegebenen Milzveränderungen wirklich spezifisch genug, um die Selbständigkeit seines Krankheitsbildes zu rechtfertigen? Diese Frage ist heute zu verneinen. Die von den Follikelarterien der Milz ausgehenden Fibroadenie ist einerseits eine große Seltenheit und ist bei den allermeisten BANTI-ähnlichen Fällen nicht nachzuweisen, andererseits findet sich die periarterielle Fibrose BANTIS in der gleichen Form — höchstens mit gewissen graduellen Unterschieden — auch in der Milz gewöhnlicher Lebercirrhosen. Es ist daher nach DÜRR kein Grund mehr vorhanden, die Milzveränderungen im Sinne BANTIS als etwas Spezifisches anzuerkennen. Es steht somit mit den histologischen Kriterien der BANTI-Milz ähnlich wie mit dem klinischen

Krankheitsbegriff: Der Morbus BANTI verflüchtigt sich zu einem klinischen und histologischen Symptomenkomplex (Syndrome de BANTI), hinter welchem sich verschiedenartige Lebererkrankungen bergen, hinter dem aber kein spezifischer Krankheitsprozeß steht. Der Morbus BANTI teilt damit das Schicksal der HANOTschen Cirrhose und geht wie sie als überlebter Begriff in die Geschichte der Medizin ein. Das Verdienst BANTIs bleibt trotzdem unbestritten: Er hat die Verknüpfungen zwischen Leber, Milz und Knochenmark in ihrer Bedeutung für die klinische Pathologie bereits klar erkannt, und er hat der Therapie der Lebercirrhosen durch die Milzexstirpation und damit zugleich der Pathophysiologie der Milz neue Wege gewiesen. Dies ist bleibend, auch wenn der Begriff des Morbus BANTI mit wachsender Erkenntnis sich in klarere Krankheitsbegriffe, in die verschiedenen Formengruppen der splenomegalen Cirrhosen auflöst.

D. Die Lebercirrhose bei der Hämochromatose.

Das Krankheitsbild der Hämochromatose ist in voll ausgeprägten Fällen durch folgende Symptome gekennzeichnet: 1. Durch eine hypertrophische Lebercirrhose von LAENNECschen Typus und Milzvergrößerung, 2. durch eine generalisierte Pigmentation mit eisenhaltigen und eisenfreien Pigmenten, und 3. durch eine Glykosurie auf der Grundlage einer echten diabetischen Stoffwechselstörung. Auf diese charakteristische Symptomentrias haben bereits HANOT und CHAUFFARD (1882) hingewiesen und ihr die Krankheitsbezeichnung der cirrhose hypertrophique pigmentaire dans le diabete sucré gegeben. MARIE prägte im Hinblick auf die Hautverfärbung und die Zuckerausscheidung die Bezeichnung des Bronzediabetes, und RECKLINGHAUSEN führte den heute allgemein eingebürgerten Namen der Hämochromatose (1889) ein. Wesenhaft für die Krankheit ist die mit der hypertrophischen Form der LAENNECschen Cirrhose verbundene mächtige Infiltration fast sämtlicher Organe mit Eisenpigment, das bei besonders starker Anhäufung den Geweben eine tief dunkelbraune Färbung verleihen kann. In vielen Fällen wird von dieser Überladung mit Hämosiderin auch die Haut befallen, die hierdurch ein braungelbe bis schwärzlich-braune Verfärbung nach Art der Melanose beim Morbus Addison oder bei der Argyrose annehmen kann. Zu dieser Melanodermie gesellt sich nach längerer Krankheitsdauer ein starker Haarausfall, einschließlich der Augenbrauen und des Bartes, vielleicht hervorgerufen durch eine Schädigung der Haarbalgdrüsen infolge Durchtränkung mit dem eisenhaltigen Pigment.

Die Leber zeigt das Aussehen der granulierten hypertrophischen Form der LAENNECschen Cirrhose, die ihre Besonderheiten durch die rostbraune bis tiefdunkelbraune Färbung des Organs verrät. Mikroskopisch bietet sich das Bild der LAENNECschen Cirrhose dar mit mächtiger Erfüllung der Gewebe durch das eingelagerte eisenhaltige Pigment. Neben diesen eisenhaltigen Pigment tritt auch ein eisenfreier Farbstoff in den Organen auf, der von RECKLINGHAUSEN als Hämofuscin bezeichnet wurde. Während das Eisenpigment sich vorwiegend in Leber, Milz und Knochenmark, in den Epithelien der Gallengänge und der Pankreasgänge, in allen absondernden Drüsenzellen sowie in den Reticulumzellen der Lymphknoten ablagert, findet sich das eisenfreie Pigment in der glatten Muskulatur des Darmes, besonders der oberen Dünndarmschlingen, ferner in der glatten Muskulatur der Gefäßwände, der Prostata und der Samenblasen, sowie in dem Bindegewebsgerüst zahlreicher Organe, z. B. von Leber, Milz, Pankreas, Genitalorganen und Lymphdrüsen. HUEK sieht in dem eisenfreien Pigment einen Abkömmling von Lipoidsubstanzen, die beim Zellzerfall, besonders beim Untergang von roten Blutkörperchen frei werden. Er bezeichnet daher dieses eisenfreie Pigment als Lipofuscin. In wie mächtigem Ausmaße das eisenhaltige Pigment in der Leber abgelagert wird, zeigen deutlich Leberanalysen, nach denen z. B. etwa 7% Eisen und mehr und, umgerechnet auf das ganze Organ, etwa 38 g Eisen in der Leber gefunden werden.

Man hat daran gedacht, daß das in der Leber abgelagerte Pigment die eigentliche zur Cirrhose führende Schädigung darstelle, doch ist hiergegen einzuwenden, daß man unter einer solchen Voraussetzung auch in den Speicheldrüsen, in den Lymphdrüsen, kurz, überall·da, wo bei der allgemeinen Hämochromatose Massenablagerungen von Pigment erfolgen, gleichfalls Gewebsuntergang und Bindegewebswucherung beobachten müßte, was nicht der Fall ist. Weiter hat man die Anschauung vertreten, daß nicht das eisenhaltige Pigment, sondern andere, eisenfreie Zerfallsprodukte der Erythrocyten cirrhotische Prozesse im Lebergewebe auslösen könnten, doch sind gewichtige Stützen hierfür bisher nicht erbracht worden. ROESSLE sieht die Ursache für die Ausbildung der hämochromatotischen Lebercirrhose in der Einwirkung eines unbekannten capillartoxischen Giftes auf die Gefäßwände, die mikroskopisch in einer Auflösung der Capillarwände und capillären Massenblutungen in das Leberbett zum Ausdrucke kommt (Capillaritis hämorrhagica). Man wird hiergegen die Frage aufwerfen müssen, warum die hämorrhagische Capillarschädigung nur an Milz, Leber, Pankreas und Lymphdrüsen zu cirrhotischen Folgeprozessen führt, und warum nicht überall die gleichen Gefäßprozesse, z. B. auch in den Speicheldrüsen, auftreten. Aber selbst wenn man sich vorstellt, daß dieses Capillargift besondere chemische Affinitäten zu Organen mit reichlichem Reticuloendothelgewebe besitzt, so ist es wiederum schwer zu verstehen, warum es auch zur Pankreascirrhose kommt, da die Bauchspeicheldrüse nicht zu den an Reticuloendothel reichen Organen gerechnet werden kann.

Man hat lange Zeit in der mächtigen Hämosiderinablagerung ein sichereres Zeichen eines gesteigerten Blutunterganges gesehen, bis EPPINGER gezeigt hat, daß auch diese Annahme keineswegs gesichert ist. Weder bestand in seinen Fällen eine auffällige Anämie, noch war eine Steigerung der Urobilinausfuhr durch den Stuhl und eine Vermehrung des Bilirubingehaltes in der Duodenalgalle nachzuweisen. Er stellt sich daher vor, daß der Hämochromatose vielleicht eine primäre Insuffizienz aller jener Zellen zugrunde liegt, die normalerweise mit dem Eisentransport verknüpft sind. Sie dürften unter den Verhältnissen dieser Krankheit die Fähigkeit verloren haben, das von ihnen aufgenommene Eisenpigment in entsprechender Weise wieder abzugeben. Unter dieser Betrachtungsweise erscheint die Hämochromatose als Zeichen einer pathologischen Eisenstauung in den Geweben bei im übrigen kaum vermehrtem Hämoglobinabbau. Das Auftreten des eisenfreien Pigments, des Lipofuscins findet hierbei freilich keine Erklärung.

In hämochromatotischen Lebercirrhosen hat man wiederholt einen auffälligen Reichtum an Kupfer festgestellt. Daß dieser Befund zu keinen Rückschlüssen über die Entstehung der hämochromatotischen Lebercirrhosen und auch über den Entstehungsmechanismus anderer Cirrhoseformen berechtigt, ist bereits in Kapitel X (S. 87) näher ausgeführt worden.

Die Diagnose der klinisch voll entwickelten Hämochromatose bereitet keine erheblichen Schwierigkeiten, wenn mit der braungelben Färbung der Haut sich eine hypertrophische Lebercirrhose mit Glykosurie und allgemeinem Haarausfall ohne stärkeren Ikterus verbindet. Der histologische Nachweis von Eisenablagerungen in einem verfärbten ausgeschnittenen Hautstückchen neben Melaninen sichert die Diagnose. Die charakteristische Hautpigmentierung kann jedoch selbst bei starker Hämochromatose der inneren Organe fehlen. In solchen Fällen wird die Kombination von hypertrophischer Lebercirrhose mit einem echten Diabetes wenigstens die Verdachtsdiagnose einer Hämochromatose nahelegen. Ferner gibt es Fälle, wo Lebercirrhose und Hautpigmentierung vorhanden ist, aber die diabetische Stoffwechselstörung fehlt. EPPINGER konnte in solchen Fällen eine starke alimentäre Glykosurie nachweisen. Nach HIJMANS VAN DEN BERGH kommen auch sog. Formes frustes vor, wo nur Hautpigmentierung und Urobilinurie ohne Leber- und Milzvergrößerung besteht (Diabete bronzé fruste). Im Verlaufe der Erkrankung können Hautblutungen und zuweilen auch Hämoglobinurien auftreten.

Die Therapie der Hämochromatose kann bei der Unkenntnis über das Wesen der Krankheit nur rein symptomatisch sein. Die Behandlung des begleitenden Diabetes führt vorübergehend zu einer erheblichen Besserung des Allgemeinzustandes. Kommt es — wahrscheinlich unter dem Einfluß einer abnormen Milzfunktion — doch zu einer stärkeren Anämie, so kann diese durch hohe Eisendosen günstig beeinflußt werden. NAEGELI sieht hierin den Beweis, daß der Körper exogen eingeführtes Eisen zum Hämoglobinaufbau gut verwenden kann.

XIII. Symptomatologie und Therapie der Lebercirrhosen.

Die Mannigfaltigkeit der klinischen Bilder der Cirrhosen ist im wesentlichen bedingt 1. durch den Wechsel in der Größe, Härte und Höckerung der Leber, 2. durch das Bestehen oder Fehlen von Pfortaderstauung, 3. durch die Stärke und Art der begleitenden Gelbsucht, 4. durch die wechselnde Größe der Milz, 5. durch die begleitenden Blutveränderungen und 6. durch das Tempo, mit der der Krankheitsverlauf sich entwickelt und fortschreitet.

Gewöhnlich wird das Krankheitsbild durch unbestimmte Magen-Darmbeschwerden, wie Völlegefühl, Appetitlosigkeit, Übelkeit und Auftreibung des Leibes eingeleitet. In solchen Frühstadien kann bereits eine leichte ikterische Verfärbung der Bindehäute der Augen, eine deutliche Urobilinurie, eine Verhärtung, Vergrößerung und Unebenheit der Leber, eine, wenn auch nur perkutorische Vergrößerung der Milzdämpfung den wahren Charakter des beginnenden Krankheitsprozesses aufdecken. Gewöhnlich ist es aber erst in vorgeschritteneren Stadien die stärkere Auftreibung des Abdomens, hervorgerufen durch Meteorismus oder eine Mischung von Meteorismus und Ascites, wodurch die Patienten zum Arzte geführt werden. In der Regel fehlt bei der durch Meteorismus allein hervorgerufenen Auftreibung des Leibes die normale Einziehung des Nabels. Tritt zu dem Meteorismus ein starkerer Ascites hinzu, so erscheint der Nabel nicht nur allein verstrichen, sondern öfters etwas vorgetrieben. Für den Nachweis von freier Ascitesflüssigkeit in der Bauchhöhle ist zunächst das Ergebnis der Perkussion von Bedeutung, welche eine ihre Lage wechselnde Dämpfung der abhängigen Teile bei Lagewechsel des Patienten ergibt, ferner die Erscheinung des sog. Wellenschlages, der bei Beklopfen der einen abhängigen Bauchgegend in einer deutlichen Undulation der entgegengesetzten Bauchseite zum Ausdrucke kommt. Man kann ihn manchmal bei erheblicher Bauchspannung schon bei der Inspektion des Abdomens in Form eines eigentümlichen Schwappens wahrnehmen, wenn die Kranken sich bewegen. Bei beträchtlicher Spannung des Leibes kann man, wenn die Kranken sich im Bette bewegen, die Anwesenheit großer Flüssigkeitsmengen in der Bauchhöhle daran erkennen, daß der Bauch wie ein massiver, schwerer Körper auf die Seite fällt. Je stärker Meteorismus und Ascites entwickelt sind, desto mehr wird die Leber unter gleichzeitiger Kantenstellung in das Hypochondrium hinaufgeschoben und von meteoristisch geblähten Darmschlingen überlagert, und desto schwieriger wird die Palpation von Leber und Milz, so daß die charakteristischen Veränderungen an Leber und Milz erst nach der Entleerung des Ascites festgestellt werden können. Hat man sich durch die Verschieblichkeit der beiderseitigen Flankendämpfung und durch das Phänomen der Undulation von der Anwesenheit größerer freier Flüssigkeitsmengen in der Bauchhöhle überzeugt, so soll man bei der Bauchpunktion soviel Flüssigkeit wie nur irgend möglich abfließen lassen. Als Einstichstelle dient ein Punkt, der auf der äußeren Hälfte der MONRO-RICHTERschen Linie, d. h. der Verbindungslinie zwischen Nabel und linker Spina iliaca anterior superior liegt. Diese Einstichstelle ist besonders bei liegenden Patienten empfehlenswert, während man beim sitzenden Patienten als Einstichstelle die Mittellinie etwa Handbreit und mehr oberhalb der Schambeinfuge nach vorhergehender Entleerung der Harnblase wählen kann. Nach Beendigung der Bauchpunktion wird am besten die Punktionsstelle durch Emporheben von Hautfalten zu beiden Seiten und durch Fixation der Hautfalten mit Leukoplaststreifen geschlossen, wobei die Punktionsstelle in der Furche zwischen den Hautfalten mit Mullstreifen gedeckt wird. Wenn nach der Punktion die Einstichstelle sich nur oberflächlich, nicht in der Tiefe der Muskelschichten schließt, kann Ascitesflüssigkeit unter die Bauchdecken nachsickern und unter der Bauchhaut bis in das Scrotum abfließen, so daß es hierdurch im Anschluß an die Bauchpunktion manchmal zu einem starken Scrotalödem kommt.

Nach Ablassung des Ascites ist alsbald eine sorgfältige Palpation des Leibes vorzunehmen, die dann die harte Konsistenz der Leber und bei dünnen bzw. überdehnten Bauchdecken die unebene kleinhöckerige Beschaffenheit der cirrhotischen Leber besonders deutlich erkennen läßt. Ist infolge der starken Auseinandertreibung des Leibes und infolge der durch die Zwerchfellhochdrängung behinderten Atmung die Funktion des Ascites einmal notwendig geworden, so pflegt sich der Ascites auch nach weitgehender Entleerung wieder zu erneuern. Die Punktionen werden in immer kürzeren Abständen erforderlich, und meist gehen die Kranken im Laufe von 1—2 Jahren unter den Erscheinungen zunehmenden Kräfteverfalls, bzw. an Leberinsuffizienz zugrunde. Bei starker Ausbildung des Ascites können durch Kompression der unteren Hohlvene Ödeme der unteren Extremitäten und auch des Scrotums hervorgerufen werden, die nach Entleerung der Bauchhöhle sich rasch zurückbilden.

Sicherlich ist der Ascites in erster Linie als Folge der durch den cirrhotischen Prozeß hervorgerufenen Pfortaderstauung anzusehen. Man muß aber auch daran denken, daß das Auftreten des Ascites vielleicht auch mit hormonalen Störungen der Leber in Zusammenhang stehen könnte, die, wie bereits in Kapitel III (S. 18) kurz ausgeführt wurde, einen wichtigen Einfluß auf den Wasserhaushalt des Organismus ausübt. In diesem Sinne sprechen auch Befunde der PICKschen Schule, wonach aus verschiedenen Leberfraktionen eine diuretisch wirkende Substanz sowie auch ein antidiuretischer Stoff gewonnen werden kann, ferner die bei schweren diffusen Lebererkrankungen auftretenden Störungen der Wasserausscheidung. Die Ascitesflüssigkeit hat gewöhnlich die Eigenschaften des Transudates mit einem spezifischen Gewichte unter 1018 und einem Eiweißgehalt von $1/_2$—$1^1/_2$%. Beim Auftreten von entzündlichen Begleiterscheinungen am Peritoneum wird die RIVALTAsche Probe positiv.

Sie beruht auf dem Auftreten einer als Serosamucin bezeichneten, durch Essigsäure in der Kälte fällbaren Substanz in der Punktionsflüssigkeit; sie wird in der Weise ausgeführt, daß man in 200 ccm Wasser, die mit 2 Tropfen Eisessig angesäuert sind, tropfenweise die Ascitesflüssigkeit einfließen läßt. Handelt es sich um ein Exsudat, so sinkt ein hineinfallender Ascitestropfen in Form eines an Zigarrenrauch erinnernden trüben Wölkchens nach abwärts.

Bei Erstpunktionen oder wenig punktierten Ascitesfällen findet man mikroskopisch vorwiegend große Serosaendothelien, die zum Teil in Zellverbänden liegen. Nach wiederholten Punktionen können die großen Endothelzellen allmählich hinter einer größeren Zahl von lymphoiden Zellen zurücktreten, ohne daß hieraus etwa der Verdacht einer komplizierenden Peritonealtuberkulose abgeleitet werden kann. Nur wenn Peritonealergüsse sich auffällig rasch erneuern, wenn Fieber und Schmerzen im Leibe geäußert werden, wenn die Verschieblichkeit des Ascites abnimmt und Lymphocyten in der Punktionsflüssigkeit unter starkem Anstieg des spezifischen Gewichtes und des Eiweißgehaltes das Zellbild beherrschen, wird man die Möglichkeit einer final sich aufpfropfenden tuberkulösen Peritonitis in Erwägung ziehen müssen. In solchen Fällen kann sich gelegentlich an der Punktionsstelle ein umschriebenes tuberkulöses Granulationsgewebe entwickeln. Zuweilen kann der Ascites chylösen oder pseudochylösen Charakter annehmen, ohne daß die Obduktion später eine Verlegung von Lymphbahnen zu ergeben braucht.

Als weitere Folge der Pfortaderstauung kommt es zu einer Stauungshyperämie des gesamten Verdauungstractus, die durch Beeinträchtigung der Resorptionsleistungen des Magen-Darmkanals zu stärkeren Gasansammlungen, zu Diarrhöen und gelegentlich zu Stauungsblutungen leichterer und schwererer Art führt. Teils unter dem Einflusse solcher Resorptionsstörungen, teils infolge begleitender cirrhotischer Pankreaserkrankungen können die Stühle der Kranken einen gesteigerten Fettgehalt aufweisen, der dem Stuhle eine gelbliche, glänzende Farbe verleihen kann. Bei solchen Störungen der Fettresorption spielt eine Verminderung der Gallensäurenproduktion keine Rolle, da selbst bei sehr vorgeschrittenen atrophischen Cirrhosen der Gallensäurengehalt der Duodenalgalle innerhalb normaler Werte erhalten bleibt.

Entwicklung von Kollateralbahnen Die Ausbildung des Ascites steht naturgemäß in Abhängigkeit von den Entwicklungsmöglichkeiten, die für die Ausbildung von Kollateralbahnen bei Behinderung des Pfortaderkreislaufes besteht. Das in den klinischen Darstellungen wegen seiner diagnostischen Bedeutung in den Vordergrund gerückte Kollateralnetz des Caput medusae — um den Nabel herum und mit der Richtung des Blutstromes vom Nabel weg — ist keineswegs eine besonders häufige hämodynamische Folge des gestörten Portalkreislaufes. Vielmehr geht die häufigste Kollateralenbildung in der Tiefe über die Magen- und Ösophagusvenen nach der oberen Hohlvene. Es bilden sich hierbei manchmal riesige Varixkonvolute aus, die mit der Schleimhaut der unteren Speiseröhre und an ihrer Außenwand, besonders am hinteren Umfange hervortreten und durch Platzen in das Lumen der Speiseröhre zu schweren, oft tödlichen Blutungen führen (Vorsicht bei Magensondierungen von Cirrhotikern!). Die bei Pfortaderstauung bestehende Abflußmöglichkeit nach der V. iliaca int. auf dem Umwege über die Hämorrhoidalvenen spielt bei der Lebercirrhose offenbar keine wesentliche Rolle; denn die Bildung von Hämorrhoiden bei Lebercirrhosen stellt, obwohl entgegengesetzte Angaben immer noch durch die Lehrbücher geschleppt werden, sicherlich kein häufigeres Vorkommnis dar.

Wegen des klinisch auffälligen Bildes des Caput medusae ist das venöse Kollateralnetz in der Umgebung des Nabels besonders eingehend untersucht worden. Hiernach obliteriert die embryonale Nabelvene im postfetalen Leben nicht vollständig, sondern der in die Pfortader einmündende proximale Abschnitt bleibt als „Kanalrest" auch beim Erwachsenen offen. Dieser Kanalrest wird bei Pfortaderstauung als Kollateralbahn benutzt, und im Bereich des verödeten Teils der Nabelvene vermitteln Paraumbilikalvenen den Abfluß in die Venae epigastricae BAUMGARTENsche Fälle prof. und superfic. In seltenen Fällen, wie sie zuerst von BAUMGARTEN, später von EPPINGER geschildert worden sind, können sich Cirrhosen besonderer Art — mit verkleinerter Leber und großem Milztumor — mit einem Offenbleiben der Nabelvene in ihrem ganzen Verlaufe verbinden, so daß es mit dem Eintreten der Pfortaderstauung zur Ausbildung eines mächtigen Gefäßstammes im Bereich der vorderen Bauchwand in der Gegend des Nabels kommen kann. Man fühlt dann in der Nabelgegend einen mächtigen Venenstrang, über dem palpatorisch ein Schwirren und auskultatorisch ein Sausen nach Art des Nonnensausens festzustellen ist. Solche Fälle haben aus dem Grunde ein besonderes praktisches Interesse, weil bei einer Laparotomie die außerordentliche Gefahr besteht, den hier besonders wichtigen Abfluß der Pfortader durch die offene Nabelvene anzuschneiden oder zu unterbinden. Solche BAUMGARTEN-schen Fälle von Lebercirrhose mit persistierender Nabelvene sollen daher am besten operativ überhaupt nicht angegangen werden.

Abgesehen von diesen präformierten Ableitungswegen können sich auch durch Vascularisation peritonealer Verwachsungen neugebildete Kollateralbahnen eröffnen, unter denen besonders Gefäßverbindungen in Netz-Bauchwand-Verklebungen manchmal nicht unerheblich zur Entlastung der Pfortaderstauung beitragen können. Solche Beobachtungen haben zu der TALMASchen Operation Anlaß gegeben, bei welcher zur Begünstigung eines Kollateralkreislaufes operative Verbindungen zwischen Netz- und Bauchwand geschaffen werden.

Ein klinisch stärker ausgeprägter Ikterus ist gewöhnlich dem unkomplizierten Bilde der atrophischen Cirrhose fremd, aber eine leichte Gelbfärbung der Augenbindehäute wird nur selten vermißt. Das Auftreten einer stärkeren Gelbsucht bei atrophischen Cirrhosen ist meist ein Zeichen hinzutretender Gallenwegsinfektionen. Gegen das Ende der Krankheit kann ein wachsender Marasmus auftreten, wobei der stark abgemagerte Oberkörper in einem eindrucksvollen Gegensatze zu dem aufgetriebenen Bauch und den ödematös geschwollenen Beinen stehen kann. Öfters besteht auch bei fehlendem Ikterus ein hartnäckiges Hautjucken. Das Ende der Krankheit wird durch zunehmenden Verfall, durch eine tuberkulöse Peritonitis oder durch eine Leberinsuffizienz herbeigeführt, die mit einem komatösen Zustand das Leben der Kranken beschließt. In seltenen Fällen geht die atrophische Lebercirrhose unter rasch zunehmendem Ikterus in die akute gelbe Leberatrophie über.

Bei den *chologenen* Cirrhosen steht im Vordergrunde des klinischen Bildes ein chronischer Stauungsikterus mit Leberverhärtung, erkennbar an der Entfärbung und dem verminderten Urobilingehalt der Stühle. Bei der cholangitischen Form der Cirrhose treten unregelmäßige Fieberperioden hinzu. Milztumor und Ascites können lange fehlen, können aber im weiteren Krankheitsverlaufe hinzutreten. Über eine Wahrscheinlichkeitsdiagnose wird man meist nicht hinauskommen, da die Leberverhärtung schon allein durch die Gallenstauung und die Hyperämie erklärt wird. Erst das Hinzutreten von Ascites kann auch intra vitam eine Diagnose ermöglichen.

Bei den Krankheitsbildern der *assoziierten* und *systematisierten* Cirrhosen, wie sie im vorangehenden Kapitel geschildert wurden, wird das Symptomenbild von der Vergrößerung der Leber und der Milz mit und ohne Ikterus, mit und ohne Anämie, mit und ohne hämorrhagische Diathese beherrscht, und die Erscheinungen der Pfortaderstauung fehlen gänzlich oder treten erst sehr spät hinzu. Charakteristisch für diese Krankheitsprozesse ist ihre lange Dauer, die zwischen mehreren Jahren bis zu 10 Jahren und mehr betragen kann.

      Im Verlaufe von Lebercirrhosen können schwere Koliken im rechten
Oberbauch auftreten, die von echten Gallensteinanfällen klinisch nicht
zu unterscheiden sind. Es kann hierbei auch zu Fieber und zunehmendem
Ikterus kommen. Diese Schmerzanfälle in der Gegend der Gallenblase
brauchen nichts mit einer Cholelithiasis zu tun zu haben, wie dies Opera-
tionsbefunde gelehrt haben, bei welchen die Gallenblase sich frei von
wesentlichen Veränderungen zeigte. NAUNYN führt diese Attacken auf
infektiöse Erkrankungen der Gallenwege zurück, die er als Cholangitis
cirrhotica bezeichnete. Bei solchen Pseudogallensteinkoliken kann der
Nachweis einer großen Milz für die Diagnose bedeutungsvoll sein, da
das chronische Gallensteinleiden nur selten mit starken Milzvergröße-
rungen einhergeht.

Es geht aus diesen Darlegungen hervor, daß kein einziges klinisches
Symptom für sich allein maßgebende diagnostische Bedeutung besitzt,
sondern daß erst das Zusammenspiel der verschiedenen Symptome im
Gesamtbilde die Einreihung der Cirrhoseform in eine bestimmte klinische
Gruppe ermöglicht. Auch das Symptom Ascites spricht nicht beweiskräftig für eine bestimmte Formengruppe der Lebercirrhose, und ebensowenig kann auch von einem irgendwie regelmäßigen Antagonismus
zwischen Ikterus und Ascites die Rede sein, wie er in der historischen
Nomenklatur der Franzosen der „cirrhose avec ascite et sans ictère"
und der „cirrhose sans ascite et avec ictère" vertreten wird. Daher
berechnen auch EPPINGER und ROESSLE das Auftreten von Ascites sta-
tistisch auf sämtliche von ihnen beobachteter Lebercirrhosen, bei denen
sie ziemlich übereinstimmend zwischen 55—58% das Vorkommen von
Ascites nachweisen konnten.

Störungen der Genitalfunktion kommen etwa bei $^{1}/_{4}$ aller Cirrhose-
fälle zur Beobachtung. Histologisch finden sich Atrophien und Ver-
ödungen des Hodenparenchyms, während über Veränderungen der Eierstöcke bei Lebercirrhosen kein hinreichendes Beobachtungsmaterial vor-
liegt. Die Entstehung dieser Hodenveränderungen ist vorläufig noch
vieldeutig; jedenfalls besteht kein Anhaltspunkt für engere Verknüpfungen zwischen Lebercirrhose und Hodenatrophie.

      Da noch 30% des Leberparenchyms ausreichen, um die vitalen
Leistungen der Leber im Stoffwechsel hinreichend zu erfüllen, so kann
es nicht überraschen, daß trotz der erheblichen Verkleinerung der Leber
Stoffwechselstörungen wesentlicher Art bis in das Endstadium hinein
ausbleiben können. So werden selbst bei schwersten Cirrhosen große
Mengen von Ammoniumsalzen restlos in Harnstoff umgesetzt. Wenn
trotzdem bei atrophischen Lebercirrhosen eine vermehrte Ammoniakausscheidung durch den Urin öfters beobachtet wird, so kann dies mithin
nicht auf eine gestörte Harnstoffbildung in der Leber, sondern nur auf
eine abnorme Säurebildung zurückgeführt werden, wobei Ammoniak
für die Neutralisation der pathologischen Säuren herangezogen wird
und damit für die Harnstoffsynthese entgeht. Dementsprechend kann
die gesteigerte Ammoniakausfuhr durch den Harn bei schweren diffusen
Leberkrankheiten durch genügende Alkalizufuhr auf normale Werte
zurückgeführt werden.

Die Erhaltung der Harnstoffsynthese auch bei schweren Cirrhosen schließt es in sich, daß auch die Desaminierung der Aminosäuren, von denen sich im wesentlichen das im Körper gebildete Ammoniak ableitet, beim Cirrhotiker nicht erheblich beeinträchtigt sein braucht. Wenn man trotzdem bei Lebercirrhosen vielfach eine gesteigerte Ausscheidung von Aminosäuren und Polypeptiden im Harn beobachten kann, wenn ferner eine vermehrte Aminosäurenausscheidung im Urin und eine Erhöhung des Aminosäurenspiegels im Blut nach oraler Zufuhr von Aminosäuren ein häufigeres Symptom bei Lebercirrhosen ist, so dürften solche Störungen des Aminosäurenstoffwechsels in anderer Richtung zu erklären sein. Manche Befunde sprechen dafür, daß bereits unter normalen Bedingungen die vom Darm in die Leber eindringenden Abbauprodukte des Eiweißes gewisse Reizwirkungen im Sinne eines gesteigerten Eiweißabbaues zu entfalten vermögen, und man wird sich daher vorstellen können, daß solche Reizwirkungen beim kranken Organ in wesentlich stärkerem Ausmaße in die Erscheinung treten können. Mit Recht betont daher auch ISAAC, daß die Störungen des Aminosäurenstoffwechsels bei Leberkrankheiten recht verwickelter Natur sind, und daß neben einem verminderten Abbau der Aminosäuren auch eine vermehrte Bildung derselben durch gesteigerten Eiweißzerfall in der kranken Leber zu berücksichtigen ist.

Störungen des Kohlehydratstoffwechsels machen sich bei Lebercirrhosen spontan nicht bemerkbar. Wenn es unter den Bedingungen der gewöhnlichen Ernährung zur spontanen Zuckerausscheidung kommt, handelt es sich gewöhnlich um echte diabetische Stoffwechselstörungen, die auf dem Boden einer begleitenden Pankreascirrhose entstehen. Der Ausfall der Belastungskurven mit Lävulose und Galaktose muß naturgemäß je nach dem Stande der Zerstörung und Erneuerung des Leberparenchyms ein schwankender sein. Erwartungsgemäß findet man daher auch bei den Cirrhosen häufig eine negative Galaktoseprobe, d. h. das Ausbleiben einer Galaktosurie, und neuere Untersuchungen berechnen sogar den positiven Ausfall der Galaktoseprobe selbst bei diffusen Leberparenchymschädigungen nur auf 50%. — Die Proben der hyperglykämischen Reaktion nach Zuckerbelastung sind diagnostische Methoden, die dem klinischen Laboratorium vorbehalten bleiben: Die alimentäre Hyperglykämie nach Traubenzuckerbelastung kann nicht als Leberfunktionsprüfung betrachtet werden, weil die Blutzuckerkurve nicht allein vom Kohlehydratstoffwechsel in der Leber, sondern auch von extrahepatischen Faktoren beeinflußt wird. Mit größerer Sicherheit darf die Hyperglykämie nach Lävulosebelastung auf Funktionsstörungen der Leber bezogen werden. Denn da beim Gesunden der Fruchtzucker so schnell in den Stoffwechsel der Leber einbezogen wird, daß eine nennenswerte Blutzuckererhöhung nicht auftritt, so darf man nach ISAAC die Hyperglykämie nach Lävulosebelastung allein auf die Leber als Ort der Störung zurückführen. Dementsprechend findet sich bei Lebercirrhosen nach Lävulosebelastung ein höherer Zuckergehalt des Blutes als bei Gesunden (vgl. Kap. III A).

Die bei Lebercirrhosen vorkommenden Störungen der Fett- und Lipoidresorption können nach BÜRGER und HABS in folgender Weise erfaßt werden: Gibt man einem gesunden Menschen 4 g Cholesterin in 100 g Öl gelöst, so zeigt das Serum 4 Stunden später eine starke lipämische Trübung. Sie bleibt bei vorgeschrittenen Lebercirrhosen aus, ebenso fehlt ein Anstieg des Serumfettes und des Serumcholesterins. Eine eigentliche Leberfunktionsprüfung stellt diese Methode sicherlich nicht dar: Die Störung der Fettresorption beruht auf einer Herabsetzung der Darmresorption infolge Pfortaderstauung, bzw. auf einer begleitenden Störung der äußeren Pankreasfunktionen. Die Brauchbarkeit der Methode wird von BARREDA und URBACH bestritten.

Das Ausscheidungsvermögen der cirrhotischen Leber für intravenös zugeführte körperfremde und körpereigene Farbstoffe, z. B. Tetrachlorphenolphthalein und Bilirubin ist meist deutlich herabgesetzt, doch gibt es auch Fälle von vorgeschrittener Cirrhose, welche $3^1/_2$ Stunden nach der intravenösen Bilirubininjektion keine Verzögerung der Bilirubinausscheidung aus dem Kreislauf zeigen. Neuerdings wird zur Differenzierung von Lebercirrhosen gegenüber anderen Lebererkrankungen die Takata-Ara-Reaktion empfohlen, deren positiver Ausfall auf einer Verschiebung des Verhältnisses Albumine: Globumine beruhen soll (JEZLER und ROHRER). Störungen des Wasserhaushaltes bei Lebercirrhosen können mit dem VOLHARDSchen Wasserversuch erfaßt werden, der selbstverständlich nur bei fehlendem Ascites verwertbar ist. Nehmen wir noch hinzu, daß in vorgeschrittenen Cirrhosefällen der Milchsäurespiegel des Blutes erhöht sein kann, daß sich Verminderungen der trypanociden Serumsubstanzen und Verminderungen des Fibrinogengehaltes des Blutes finden können, so dürfte das Wesentliche über die klinisch erfaßbaren Stoffwechselstörungen bei Lebercirrhosen gesagt sein. Das praktisch wichtigste diagnostische Kriterium für die Erkennung von Lebercirrhosen bleibt immer noch wie bei allen anderen diffusen Leberschädigungen der Nachweis einer Vermehrung der Urobilinkörper im Harn. So groß ist der diagnostische Wert dieser Reaktion, daß ihr dauernd negativer Ausfall gegen das Bestehen von cirrhotischen Leberprozessen spricht.

Behandlung
der Leber-
cirrhosen Da wir unter den ursächlichen Schädlichkeiten nur die alkoholischen Getränke kennen, ohne daß wir uns ein klares Bild von ihrer cirrhogenen Wirkungsweise machen können, so wird jede Prophylaxe und Therapie der Lebercirrhose von einem Alkoholverbot auszugehen haben. Unter der Vorstellung, daß scharfe Gewürze oder Extraktivstoffe des Fleisches zur Bildung von leberschädigenden Zersetzungsprodukten im Darm führen können, hat man rein empirisch empfohlen, alle scharfen Gewürze, starke Bouillon und die käuflichen Fleischextrakte tunlichst zu beschränken. Aus den gleichen Erwägungen heraus werden periodische Milchkuren von mehrtägiger Dauer in Mengen von 1—2 Liter Milch pro Tag empfohlen, deren Wert abgesehen von der Reizlosigkeit der zugeführten Nährstoffe auch in der leichten Resorbierbarkeit der emulgierten Milchfette liegen dürfte.

Eine Verminderung der Eiweißzufuhr, besonders des Fleisches, erscheint aus folgenden Gesichtspunkten begründet: Bei der zentralen Bedeutung der Leber im Eiweißstoffwechsel ist schon aus dem Prinzip der Schonung die Belastung des kranken Organs mit eiweißreicher

Nahrung nicht angebracht. Außerdem können die resorbierten Eiweiß-abbauprodukte Reizwirkungen auf die Leberzelle im Sinne eines gesteigerten intrahepatischen Eiweißzerfalls entfalten. Ferner ist zu berücksichtigen, daß mit zunehmender Pfortaderstauung und stärkerer Entwicklung des Kollateralkreislaufes ein Teil des mit enteralen Resorptionsprodukten beladenen Pfortaderblutes unter Umgehung der Leber in den Kreislauf einfließt. Dann haben wir in gewissem Umfange ähnliche Verhältnisse vor uns, wie sie im Experiment beim Eckschen Fistelhunde durch Überleitung des Pfortaderblutes in die untere Hohlvene geschaffen worden sind: Bei solchen Tieren tritt nach längerer starker Fleischzufuhr das zuerst von Pawlow beschriebene und später vor allem von Fischler eingehend untersuchte Bild der oft tödlichen Fleischintoxikation auf. Infolge einer verminderten Harnstoffsynthese bei gleichzeitig noch erhaltener Desamidierung der Aminosäuren kommt es nach Fleischüberfütterung zu einer Vermehrung von Ammoniumsalzen im Blut, die schließlich zu einer bedrohlichen Alkalose des Blutes und der Gewebsflüssigkeiten führen können[1].

Ferner vermögen die Eiweißbausteine neben ihrer Fähigkeit zur Zuckerbildung bei ihrer Verarbeitung in der Leberzelle auch die Erregbarkeit des zuckerbildenden Prozesses zu steigern. Durch diese Reizwirkung vermögen sie aber zugleich die glykogenbildende und glykogenfixierende Funktion der Leber zu vermindern, was aus therapeutischen Gründen gerade bei Leberkrankheiten zu vermeiden ist. Recht eindrucksvolle Beweise für die schädigende Wirkung der Fleischkost bei Lebercirrhosen sind bei experimentellen Lebercirrhosen von Bollmann erbracht worden: Vergiftet man Hunde wiederholt mit kleinen Dosen von Tetrachlorkohlenstoff, der innerhalb von 10—20 Wochen zu einer atrophischen Cirrhose führt, so wird bei gleichzeitiger Fleischfütterung nicht allein das akute Vergiftungsbild erheblich verschlimmert, sondern auch die Schädigungen des Leberparenchyms fallen wesentlich schwerer aus als bei fleischfrei ernährten Tieren. Wurden die Hunde im Stadium der bereits ausgeprägten Cirrhose mit großen Fleischmengen gefüttert, so kam es zu einem raschen Anwachsen des Ascites und zur Auslösung von schweren Magen-Darmblutungen. Auch bei experimentellen cholostatischen Cirrhosen nach Unterbindung der Gallengänge trat unter Fleischkost zusammen mit schweren Magen-Darmblutungen eine rasche Verschlimmerung des Allgemeinzustandes auf, und auch der Ascites erfuhr hierbei ein auffällig schnelles Wachstum. Aus allen diesen Gründen erscheint es daher geboten, die Eiweißkost, besonders die Fleischzufuhr, auf 50—60 g Eiweiß pro Tag zu beschränken; zweckmäßig sind fleischfreie Tage unter starker Bevorzugung der Kohlehydrate einzuschieben.

Nicht allein zur Deckung des Calorienbedarfes, sondern ganz besonders zum Zwecke einer Glykogenmästung der Leberzellen ist eine sehr reichliche Zufuhr von Kohlehydraten — wie bei allen Leberkrankheiten — auch in den Mittelpunkt der diätetischen Ernährung der Cirrhosekranken zu rücken. In einem gesteigerten Glykogenansatz nach

---

[1] Durch rechtzeitige Zufuhr von Phosphorsäure gelingt es im Experiment, die Fleischvergiftung aufzuheben oder durch prophylaktische Behandlung ihren Ausbruch zu verhindern.

einer ausgiebigen Kohlehydratzufuhr sehen wir heute einen wichtigen
Faktor zur Erhöhung der vitalen Widerstandskraft der Leber gegenüber
toxischen und infektiösen Schädigungen. Demgemäß sollen die kohle-
hydrathaltigen Nahrungsmittel aus Mehl, Reis, Grieß, Hülsenfrüchte
in Form von Suppen und festen Speisen bei mannigfachster Zubereitung
im Diätzettel des Cirrhotikers eine große Rolle spielen. Gleichzeitig soll
eine möglichst reichliche Zufuhr von Zucker, einschließlich Traubenzucker
erfolgen, der in Form von Limonaden, gesüßtem Kompott, Mehlspeisen
und Marmeladen zu verabreichen ist. In vorgeschrittenen Fällen sind
intravenöse Traubenzuckerinjektionen täglich oder in mehrtägigen
Zwischenräumen innerhalb mehrwöchentlichen Kuren sehr empfehlenswert: Man gibt 20 ccm einer 25—50%igen sterilen Traubenzuckerlösung
intravenös und kann diese Behandlung mit einer intramuskulären Zufuhr
von 5 Einheiten Insulin verbinden, die etwa 20 Minuten vorher zu verabreichen sind. Man kann auch die Kohlehydratmast bei Lebercirrhosen
mit einer Insulinbehandlung derartig kombinieren, daß man früh und
abends mehrere Wochen hindurch 5—10 Insulineinheiten intramuskulär
zuführt und eine halbe Stunde später eine Semmel mit reichlich Marmelade oder eine stark gesüßte Mehlspeise bzw. ein stark mit Zucker ver-
setztes gequirltes Ei verabreicht. Vielfach gewinnt man den Eindruck,
daß unter einer solchen Therapie Stillstände und Besserungen bei Cirrhotikern erreicht werden. BOLLMANN hat gewichtige experimentelle
Beweise für die Bedeutung dieser Therapie erbracht: Während die mit
Tetrachlorkohlenstoff vergifteten Hunde bei Fleischfütterung leicht an
der Vergiftung zugrunde gehen, vertragen die Tiere bei reichlicher
Kohlehydratzufuhr, besonders von Zucker wesentlich leichter die wiederholten Vergiftungen. Hierbei ergab sich im einzelnen, daß die Kohle-
hydratnahrung eine ausgesprochene Schutzwirkung gegenüber dem nekro-
tisierenden Einfluß des Giftes auf die Leber entfaltete. Besonders
interessant ist der Einfluß der Ernährung auf die Entwicklung des
Ascites bei Hunden mit unterbundenen Gallengängen: Fleischkost ruft
ein rasches Wachsen des Ascites bei den gelbsüchtigen Hunden hervor.
Umgekehrt ist reichliche Kohlehydratzufuhr im Anfangsstadium des
Ascites imstande, eine vorübergehende rasche Resorption zu begünstigen.
Hieraus geht hervor, daß bei der Entwicklung des Ascites auch diätetische
Einflüsse eine gewisse Rolle spielen.

Eine Beschränkung der Fette erheblicheren Grades ist nur dann
erforderlich, wenn Störungen der Fettresorption bei ausgeprägter Pfortaderstauung, bei komplizierender Pankreascirrhose oder Verminderungen
des Gallenabflusses sich bemerkbar machen. Man kann in solchen
Fällen versuchen, durch Pankreaspräparate oder Gallensäurenpräparate
wie Decholin und Bilival die Resorptionsstörungen zu mildern. Beigaben
von Gemüsen, die zugleich als Fettträger dienen können, sind deshalb
auch wünschenswert, weil sie durch ihren Cellulosereichtum die Darm-
peristaltik anregen. Brunnenkuren mit sulfathaltigen und kochsalz-
haltigen Wassern (Bertrich, Dürkheim, Elster, Ems, Franzensbad, Karlsbad, Marienbad, Kissingen, Mergentheim, Wiesbaden, Salzuflen und viele
andere) verfolgen den Zweck, neben ihrer abführenden und gallentreibenden Wirkung die durch die Pfortaderstauung ausgelösten Stauungs-

katarrhe des Magen-Darmkanals günstig zu beeinflussen. Als nicht voll-
wertiger Ersatz für diese Trinkkuren in den Bädern kommen Hauskuren
mit den entsprechenden Versandbrunnen und mit den SCHERINGschen
Karlsbader und Marienbader Tabletten in Betracht. Die Dauer solcher
Trinkkuren soll etwa 4 Wochen betragen, wobei morgens nüchtern und
bei träger Darmtätigkeit auch nachmittags ein Glas des warmen Brunnens
getrunken werden soll. Von physikalischen Mitteln kommen vor allem
Wärmeapplikationen auf die Lebergegend in Form von Heizkissen, Moor-
und Fangopackungen, mit dem käuflichen Pystianer Schlammkissen in Betracht. Der oft lästige Meteorismus ist mit Tierkohle und durch Präparate
mit Beimischungen zur Tierkohle z. B. Goldhammerpillen, Eucarbon
und Argocarbon zu behandeln. Die Behandlung des Hautjuckens bei
Lebercirrhose entspricht der bereits geschilderten Therapie des Hautjuckens bei Ikterischen. Schwerere Blutungen aus kollateralen Varicen
sind durch intravenöse Calcium- und 10%ige Kochsalzinjektionen,
durch orale bzw. parenterale Zufuhr von Klauden, Koagulen, ferner
durch Gelatine, Eisstückchen und schließlich auch Morphium zu be-
kämpfen.

Den sich entwickelnden Ascites kann man anfänglich durch Diuretica
und Abführmittel aufzuhalten versuchen. Hier empfiehlt sich besonders
das Quecksilberpräparat Salyrgan (in Kombination mit Diuretin als
Novurit im Handel), das bei gesunden Nieren nach Möglichkeit intravenös — zweckmäßig mit 20 ccm einer 25%igen Traubenzuckerlösung
gemischt —, sonst intramuskulär in Mengen von 1—2 ccm eingespritzt
wird. Solche Injektionen können unter Kontrolle des Urins in Abständen
von mindestens 5 Tagen öfters wiederholt werden. Sobald das Abdomen
durch den Ascites stark aufgetrieben ist, soll man die Entleerung durch
Punktion so ausgiebig wie möglich vornehmen. Die hierbei entstehen-
den starken Verluste von Körpereiweiß sind von untergeordneter Bedeutung, weil nach der Entlastung der Bauchhöhle durch die gebesserte
Nahrungsresorption der Eiweißverlust rasch ausgeglichen wird.

Die TALMAsche Operation mit ihren Modifikationen, die durch Annäherung des Netzes an die innere Bauchwand die Kollateralbildung
zu beschleunigen und zu begünstigen versucht, hat sich bei der Bekämpfung des Ascites wenig bewährt. Bei dem Schwächezustand, in
welchem die ascitischen Cirrhotiker zur Operation gelangen, ist die
Mortalität nicht gering. Die Splenektomie bei den geschilderten Formen
der splenomegalen Cirrhosen setzt eine sehr sorgfältige klinische Analyse
voraus. Sie kommt im wesentlichen für diejenigen Fälle in Betracht,
bei welchen ein starker Blutzerfall zu einer schweren hämolytischen
Anämie mit Ikterus und Urobilinurie geführt hat, oder Erscheinungen
einer schweren hämorrhagischen Diathese infolge Blutplättchenmangel
bestehen.

Sofern irgend ein Verdacht auf eine luische Ätiologie des cirrhotischen Prozesses besteht, kommt eine Behandlung mit Jodkali, Salyrgan
oder Bismogenol in Betracht, zu welcher im Verlaufe der Behandlung
eine vorsichtige Kombination mit kleinen Salvarsandosen hinzutreten
darf.

XIV. Herdförmige Entzündungen der Leber: die Leberabscesse.

Im Verlaufe allgemeiner Infektionskrankheiten oder anschließend an lokale Infektionen im Kreislaufgebiet der Pfortader können kleinfleckige Entzündungsherde in der Leber auftreten, die sich in Form von lymphocytären Zellansammlungen des GLISSONschen Bindegewebes und zellreichen Knötchen innerhalb der Leberläppchen — neben kleinen Epithelnekrosen — darbieten. Für die Klinik sind sie ohne Belang, da sie sich unter der Grenze klinischer Nachweisbarkeit halten. Erst wenn es zu größeren eitrigen Einschmelzungsherden innerhalb des Leberbettes kommt, gewinnen die herdförmigen Leberentzündungen in Gestalt der Leberabscesse auch für die Klinik eine erhebliche Bedeutung. Eiterherde im Leberbett können auf drei verschiedenen Wegen zustande kommen, indem Eitererreger in die Leber eindringen: 1. durch den Blutstrom, 2. durch die Gallenwege oder 3. im Anschluß an äußere Leberverletzungen.

Hämatogene Leberabscesse Bei den *hämatogenen* Leberabscessen, die auch als metastatische oder pyämische Leberabscesse bezeichnet werden, sind folgende drei Blutwege in Betracht zu ziehen: die Pfortader, die Leberarterie und die Lebervenen. Unter diesen Blutwegen spielt die Pfortader mit ihren Verzweigungsgebieten praktisch die Hauptrolle. Die sog. *portogenen* Leberabscesse entstehen durch Keimverschleppung aus allen geschwürigen und eitrigen Krankheitsprozessen, deren Abflußgebiet die Pfortader bildet. Deswegen finden sich die portogenen Leberabscesse im Anschluß an Darmerkrankungen mit geschwürigen Begleiterscheinungen, im Gefolge der eitrigen Appendicitis, von infizierten Magencarcinomen und primären Pankreas- und Milzabscessen. Beim Neugeborenen kommt außerdem als Quellgebiet für metastatische Leberabscesse auch die infizierte Nabelwunde in Betracht. Im einzelnen kommt der portogene Leberabsceß in der Weise zustande, daß infizierte Thromben aus dem Wurzelgebiet des Pfortadersystems in den Pfortaderstamm und in die Leber verschleppt werden, oder daß eine kontinuierlich oder diskontinuierlich fortschreitende Thrombophlebitis der abführenden Mesenterialvenen schließlich auch Pfortaderäste innerhalb der Leber erfaßt. In der Regel sind in dem Eiter der einheimischen Leberabscesse die gewöhnlichen Eitererreger, ferner auch Enterokokken, seltener Colibacillen und sehr selten der Bacillus pyocyaneus nachzuweisen. In postappendicitischen Leberabscessen findet man öfters fusiforme Bacillen allein oder in Mischinfektion mit den genannten Eitererregern. Auch Typhusbacillen, Tuberkelbacillen und Actinomyces können Leberabscesse verursachen.

Die *arteriogenen* Leberabscesse, die durch Einschleppung von Eiterkeimen über die Leberarterie entstehen, sind selten. Sie treten als Begleiterscheinung septischer Erkrankungen, besonders im Gefolge der ulcerösen Endokarditis auf. Sie bleiben intra vitam gewöhnlich unerkannt, da der meist rasche tödliche Ausgang des Grundleidens eine Ausbreitung und Verschmelzung der kleinen multiplen Abscesse verhindert.

Leberabscesse können gelegentlich auch durch *retrograde* embolische Infektion über die Leber*venen* zustande kommen. Namentlich bringt man das Auftreten von Leberabscessen im Anschluß an Sinusthrombosen mit retrograden Embolien nach den Lebervenen in Verbindung. Die infektiösen Massen gelangen aus dem infizierten Sinus über die Vena jugularis nach der Vena cava superior und von dort in den rechten Vorhof, von wo sie rückläufig durch die Lebervenen in das Leberbett eingepreßt werden können.

Die im Leberbett sich entwickelnden Abscesse können solitär oder multipel auftreten. Sie zeigen anfänglich eine schwammartige Beschaffenheit, weil inmitten des einschmelzenden Parenchyms Stränge von erhaltenen Gallengängen, Gefäße und Parenchymfetzen stehenbleiben. Erst in späteren Stadien oder bei langsamer Entwicklung bildet sich an der Peripherie der Eiterhöhle ein gefäßreiches Granulationsgewebe aus, das schließlich durch eine bindegewebige Absceßmembran die Eiterhöhle gegenüber dem erhaltenen Nachbargewebe abkapselt. Dann können selbst bei mikroskopischer Untersuchung der Kapselmembran differential-diagnostische Schwierigkeiten gegenüber vereiterten cystischen Geschwülsten der Leber und Echinococcuscysten entstehen. Durch Verschmelzung mehrerer Eiterhöhlen können sich schließlich Absceßhöhlen von beträchtlicher Größe entwickeln, die bis zu mehreren Litern Eiter enthalten können. Der Hauptsitz der Leberabscesse ist der rechte Leberlappen. Spontanheilungen von Leberabscessen sind nicht ganz selten. Nach Absterben der Eitererreger kommt es zu einer käsigen Eindickung des eitrigen Höhleninhaltes, der reichlich Kalksalze in sich aufzunehmen vermag und schließlich durch Einwuchern von Narbengewebe organisiert wird. Ein anderer Ausgang, besonders bei größeren, in der Nähe der Leberoberfläche sich ausbildenden Abscessen ist die Perforation in die Nachbarschaft. Sie kann je nach Lage des Abscesses in den Magen-Darmkanal, in die Gallenblase und in den subphrenischen Raum erfolgen, von wo aus der angesammelte Eiter durch das Zwerchfell sogar in den Brustraum und in den Herzbeutel durchbrechen kann. Auch Durchbrüche von Leberabscessen durch die Bauchdecken nach außen und Einbrüche in die untere Hohlvene mit anschließender Verblutung sind beobachtet worden.

Die häufigste Ursache der in tropischen Ländern auftretenden Leberabscesse ist die Amöbenruhr. Vereinzelte Fälle von Amöbenabscessen der Leber sind auch in europäischen Ländern bei Kranken nachgewiesen worden, die niemals in den Tropen gewesen sind. Die Infektion der Leber erfolgt vom Darm über die Pfortader, in welche die Ruhramöben durch die kleinen Darmwandvenen eindringen. Klinisch macht sich die Leberinfektion gewöhnlich erst Wochen und Monate nach der Darminfektion, manchmal sogar erst nach Jahren bemerkbar. Zunächst kommt es zu einer beträchtlichen hyperämischen Schwellung des ganzen Organs, an die sich erst später die umschriebene eitrige Einschmelzung anschließt.

Bei den chologenen Leberabscessen im Anschluß an Infektionen der Gallenwege spielt die Cholelithiasis die Hauptrolle. Gewöhnlich dringen die Eitererreger durch eine aufsteigende Infektion der Gallenwege in die Leber ein; nur selten dürfte die Infektion des Gallengangssystems auf hämatogenem Wege erfolgen. Die häufigsten Erreger der chologenen Leberabscesse sind die Colibacillen, daneben sind aber auch die gewöhnlichen Eitererreger und gelegentlich auch der FRIEDLÄNDER-Bacillus in Gallenabscessen gefunden worden. Bei Kindern können Leberabscesse auch durch das Eindringen von Spulwürmern in den Choledochus mit anschließender eitriger Gallengangsinfektion hervorgerufen werden. Die chologenen Leberabscesse sind meist klein und multipel und erreichen nur selten einen über Erbsengröße hinausgehenden Umfang. Die Leber kann von solchen kleinen gallig verfärbten Abscessen so dicht durchsetzt sein, daß ihre Schnittfläche von gelbgrünen Eiterpunkten übersät erscheint.

Traumatische Leberabscesse

Schließlich können Leberabscesse auch nach Kontusionen der Lebergegend mit anschließender subcutaner Leberruptur entstehen, indem das zertrümmerte Gewebe auf dem Blutwege oder durch die Gallenwege sekundär infiziert wird. Auch in die Leber einbrechende Magenperforationen, sekundäre Vereiterungen von Lebermetastasen und Echinococcusblasen können in seltenen Fällen die Ursache von Leberabscessen bilden.

Klinisches Bild

Das klinische Bild des Leberabscesses kann akut mit stürmischen Erscheinungen oder auch chronisch verlaufen. Ein einheitliches Krankheitsbild läßt sich jedenfalls nicht aufstellen. In akuten Fällen kann das Krankheitsbild völlig von den Symptomen einer schweren septischen Allgemeininfektion beherrscht sein, ohne daß irgend ein charakteristisches Zeichen auf das Bestehen einer eitrigen Leberinfektion hinweist. Oder es bietet sich bei hohem Fieber eine gleichmäßige Vergrößerung der Leber dar, in der umschriebene Krankheitsherde bzw. eine umschriebene Schmerzhaftigkeit des Organs nicht auffallen. Nur manchmal gibt sich der Absceß durch eine starke umschriebene, schmerzhafte Vorbuckelung an der Leberoberfläche zu erkennen. Läßt sich in diesem Bereich noch außerdem eine Fluktuation nachweisen, dann erscheint die Diagnose des Leberabscesses auch intra vitam nicht allzu schwer. Aber auch in solchen ausgeprägten Fällen sind diagnostische Verwechslungen z. B. mit Senkungsabscessen von der Innenfläche des cariösen Sternums vorgekommen. Von örtlichen Symptomen finden sich ähnlich wie bei den entzündlichen Gallenblasenerkrankungen ausstrahlende Schmerzen in die rechte Schulter, umschriebene Bauchdeckenspannung, ferner umschriebenes perihepatisches Reiben. Beim Sitz des Abscesses an der Leberkonvexität kann es zu Dyspnoe und sehr schmerzhaften Atembewegungen infolge Hochdrängung des Zwerchfelles und begleitender Pleuritis kommen. Ikterus ist keine charakteristische Begleiterscheinung des Leberabscesses. Nur wenn die Leber von zahlreichen cholangitischen Abscessen durchsetzt ist, oder wenn ein Absceß an der Unterfläche der Leber den Choledochus komprimiert, kann ein stärkerer Ikterus auftreten. Ascites ist sehr selten und findet sich nur dann, wenn Leberabscesse an der Unterfläche des Organs eine Kompression der Pfortader bewirken oder thrombophlebitische Prozesse im Pfortaderstamm bestehen.

Ebenso schwierig wie im akuten Stadium kann die Diagnose des Leberabscesses bei chronischem Verlauf sein. Hier können sich ganz uncharakteristische, unklare Krankheitsbilder ergeben, bei denen es in unregelmäßigen Abständen zu Fieberattacken, ähnlich wie bei der chronischen Malaria, kommen kann. Bei oberflächlichem Sitze des Abscesses im rechten Leberlappen stellt sich manchmal, auch wenn eine umschriebene Vorwölbung und Fluktuation fehlt, eine Reflexkontraktur des rechten Musculus rectus abdominis und damit eine charakterische nach rechts geknickte Haltung des Oberkörpers ein. Die Milz ist nur ausnahmsweise vergrößert. Bei sehr oberflächlichen Leberabscessen ist manchmal ein umschriebenes Hautödem im rechten Oberbauch beobachtet worden, das aber auch beim Gallenblasenempyem nach Verklebung der Gallenblasenwand mit der inneren Bauchdeckenwand auftreten kann.

Falls der Absceß nicht erkannt und entsprechend behandelt wird, verläuft das Krankheitsbild unter den Zeichen einer schweren allgemeinen septischen Intoxikation, die schließlich nach längerer Dauer unter zunehmender Kachexie zum Tode führt. Oder es kommt unerwartet zu den geschilderten Perforationen des Abscesses, wobei der Durchbruch des Eiters nach den Bronchien manchmal zu einer Spontanheilung führen kann. Kleinere Abscesse können von selbst zur Ausheilung gelangen, während große Absceßhöhlen eine chirurgische Eröffnung erforderlich machen.

Die exakte Diagnose des Leberabscesses ist also intra vitam nur Differential-diagnose selten mit hinreichender Sicherheit zu stellen. Von um so größerer Bedeutung ist daher eine gründliche Aufnahme der Anamnese, die bei allen unklaren chronisch-fieberhaften Krankheitsprozessen stets feststellen soll, ob der Kranke sich in tropischen Gegenden aufgehalten hat und ein ruhrähnliches Krankheitsbild früher durchgemacht hat. Bejahendenfalls soll man bei solchen Kranken auch an die Möglichkeit einer Amöbenhepatitis denken und eine Emetinbehandlung einleiten. Bei der Differentialdiagnose ist in erster Linie die eitrige Cholecystitis in Betracht zu ziehen, die oft klinisch nicht von den Bildern der Leberabscesse abzugrenzen ist. Praktisch wirkt sich diese Schwierigkeit nicht aus, da hohes Fieber mit Schüttelfrösten und das Vorhandensein einer starken umschriebenen Druckempfindlichkeit in der Lebergegend jedenfalls zu einem chirurgischen Eingreifen Veranlassung geben dürfte. Ähnliche Bilder können sekundär vereiterte Tumormetastasen und vereiterte Echinococcuscysten sowie auch die Leberlues liefern, bei welcher erweichte Gummen mit umschriebener Schmerzhaftigkeit, Vorbuckelung, Pseudofluktuation und unregelmäßigem Fieber einhergehen können. Manchmal können auch der subphrenische Absceß aus anderen Ursachen, die Pankreasnekrose, die rechtsseitige Pyenephrose, Bauchdecken- und Senkungsabscesse und die grobknotige Leber nach überstandener Leberatrophie differentialdiagnostische Schwierigkeiten gegenüber dem Leberabsceß bereiten.

Bei Verdacht auf einen Leberabsceß soll unter allen Umständen eine Behandlung Emetinbehandlung eingeleitet werden: Der Kranke erhält am 1. Tage 0,05 g salzsaures Emetin mit 2—3 ccm physiologischer Kochsalzlösung intravenös injiziert. Bei guter Verträglichkeit werden dann 24 Stunden später 0,1 g intravenös eingespritzt, und die gleiche Dosis wird jeden 2. Tag bis insgesamt 7 Einspritzungen injiziert. Nach einer Pause von 6 Wochen wird diese Injektionsserie mit dem gleichen Turnus wiederholt. Nebenher erhält der Kranke 3mal täglich 2—3 Pillen Yatren puriss. 105

(Behring-Werke) einige Wochen hindurch, wobei nach Ablauf von je 8 Tagen eine ebenso lange pillenfreie Zeit eingeschoben wird. Bei echter Amöbenhepatitis ist der Erfolg oft sehr eindrucksvoll: Schon nach 2—3 Einspritzungen sinkt das Fieber ab, die Schüttelfröste hören auf, die Leukocytose geht zurück. Auch bereits ausgebildete Abscesse können unter dieser Behandlung zur Ausheilung gebracht werden. Im übrigen muß sich die Therapie bei Leberabscessen auf die Allgemeinbehandlung der bestehenden Infektion mit Mitteln wie Chinin, Salicylsäure, Trypaflavin, Germanin sowie auf die Erhaltung der Herzkraft beschränken. Zeigt sich unter dieser Behandlung keine Besserung, so soll mit der chirurgischen Eröffnung der Leberabscesse nicht zu lange Zeit gewartet werden. Von einer Probepunktion bei uneröffneten Bauchdecken ist abzuraten, da eine Infektion des Peritoneums durch nachsickernden Eiter aus der Absceßhöhle erfolgen kann, und weil bei Amöbenabscessen infolge der begleitenden starken Leberhyperämie bedrohliche Nachblutungen beobachtet worden sind.

XV. Spezifische Infektionen der Leber.

A. Syphilis der Leber.

Die von dem Syphiliserreger und seinen Giften ausgelösten Krankheitsvorgänge bestehen teils in verschiedenartigen Formen interstitieller Entzündung, die bald diffus, bald umschrieben auftritt, teils in den spezifischen Granulationsgeschwülsten, den Lebergummen. Art und Stärke der Organveränderungen stehen in keiner engeren Abhängigkeit zu der Menge der in der Leber gefundenen Spirochäten. So können in manchen Fällen von Leberlues größere Leberbezirke von Spirochäten überschwemmt sein, ohne daß sich in ihnen stärkere Gewebsreaktionen bemerkbar machen, und umgekehrt sind öfters in schweren spezifischen Parenchymveränderungen Spirochäten nur vereinzelt oder überhaupt nicht mit der Versilberungsmethode nachzuweisen. Zum Teil mag dies damit zusammenhängen, daß nach längerem Bestehen der Syphilis des Erwachsenen ein großer Teil der Erreger durch lokale Abwehrvorgänge vernichtet wird, wobei dem Sternzellenapparat eine wichtige Aufgabe zufallen dürfte, zum wesentlichen Teile dürfte aber das häufig geringe Ergebnis der Spirochätenuntersuchung auf die während des Lebens durchgeführte spezifische Therapie zurückzuführen sein. Daher kommt dem negativen Spirochätenbefunde bei der Lebersyphilis des Erwachsenen keine entscheidende diagnostische Bedeutung zu, während ein Fehlen der Spirochäten in Säuglingslebern die Annahme einer Leberlues zweifelhaft macht. Man unterscheidet die kongenitale bzw. intrauterine, fetal erworbene Syphilis der Leber von der im späteren Leben erworbenen Leberlues.

Pathologische Anatomie der angeborenen Lebersyphilis

Das Bild der *angeborenen* Lebersyphilis ist vielgestaltig; es wechseln die Befunde von scheinbar makroskopisch unveränderten Lebern über umschriebene Veränderungen bis zur erheblich vergrößerten und diffus verhärteten Leber, welche manchmal leichte Einziehungen der Oberfläche darbieten. Die Regel ist, daß die luisch infizierte Leber vergrößert ist und eine derbe Konsistenz aufweist. Die Schnittfläche läßt die typische acinöse Zeichnung vermissen, und ihre glasige Beschaffenheit mit grau-rötlicher bis graugelber Färbung hat zu dem Vergleichsbilde der „Feuersteinleber" geführt. Mikroskopisch sieht man eine fein-fibrilläre zellreiche Bindegewebswucherung, welche sich zum Teil zwischen den Läppchen, vorzugsweise aber intralobulär ausbreitet und das Struk-turbild so schwer verändert, daß die Leberzellbalken oft kaum noch wiederzuerkennen sind. Als Zeichen des entzündlichen Charakters des Krankheitsprozesses zeigt sich das Lebergewebe von zahlreichen lympho-cytären Zellen durchsetzt, die stellenweise an Lymphome erinnernde Herde bilden können. Ferner kann man auf dem Durchschnitt Fleckchen und Stippchen von gelblichem Farbenton und unscharfer Begrenzung erkennen, die sog. Grießkörner, die mikroskopisch miliare Parenchym-nekrosen darstellen und durch Zerfallsgifte untergehender Spirochäten-haufen zustande kommen. Bildet sich in ihrer Umgebung als Zeichen lokaler Gewebsreaktion eine Leukocyteninfiltration, so entstehen die sog. absceßartigen Miliarsyphilome. Man hat sie früher vielfach mit normalen Blutbildungsherden der fetalen Leber verwechselt, die manchmal auch makroskopisch als kleine gelbgraue Knötchen in Erscheinung treten. Außerdem finden sich nicht selten vielkernige Riesenzellen.

Da die syphilitische Infektion durch die Nabelvene auf den fetalen Organismus übergeleitet wird, so wird es verständlich, daß auch die Nabelvene und die Pfortader Sitz angeboren-syphilitischer Veränderungen sein kann. Hierher gehört die Peripylephlebitis syphilitica, bei welcher die Venen des Pfortadersystems in dicke derbe Stränge mit engem Lumen verwandelt sind. Dieser Prozeß kann sich längs der GLISSONschen Kapsel in die Leber hinein erstrecken, wobei es zur Ausbildung weißlicher intrahepatischer Schwielenstränge kommt, die aus spezifischem Granu-lationsgewebe bestehen und sowohl die Pfortaderverzweigungen wie die Gallengänge einengen können. Hierdurch wird das Auftreten von Ascites und Ikterus als gelegentliche Begleiterscheinung der angeborenen Syphilis verständlich.

Bei der *erworbenen* Syphilis des Erwachsenen kann es bereits im Sekundärstadium zum Auftreten einer spezifischen Hepatitis kommen. Man findet dann die Erscheinungen einer interstitiellen Hepatitis, wobei das Organ von zahlreichen miliaren Gummen durchsetzt sein kann. Diese Leberentzündung der Sekundärperiode kann völlig zur Ausheilung kommen, oder sie führt über ein jahrelanges klinisches Latenzstadium im Endausgang zum Hepar lobatum: Hier bilden sich im Laufe einer langen Entwicklung tief in das Leberinnere eindringende breite Bindegewebssepten aus, die bei allmählicher Umwandlung zu Narben-gewebe schrumpfen und hierdurch eine grobe Lappenbildung der Leber — auch Paketleber genannt — hervorrufen. Die Deformierung des Organs wird weiter dadurch gesteigert, daß Teile des erhaltenen Parenchyms zu großen kugeligen Lappen hypertrophieren. In den Bindegewebszügen und innerhalb der Leberläppchen finden sich kleine Gummen, oder es treten grob-sichtbare Gummiknoten auf, die mit Tumormetastasen ver-wechselt werden können. In seltenen Fällen kann die Spätlues der Erwachsenen auch die Pfortader oder das Lebervenensystem erfassen.

So kann es zu Ascites oder zur Endophlebitis hepatica kommen, die zu
mächtiger Leberanschwellung und ausgedehnten Massenblutungen in das
Leberbett führen kann.

Klinische Symptomatologie, Prognose und Behandlung — Die Lebersyphilis des *neugeborenen* Kindes tritt nicht als selbständiger
Krankheitsprozeß, sondern nur als Teilsymptom der kongenitalen Lues
auf. Vergrößerung und Verhärtung des Organs, allgemeine Kachexie
der Neugeborenen, Milzvergrößerung, Ikterus und Ascites lenken leicht
den Verdacht auf die luische Infektion, die durch den positiven Ausfall
der WASSERMANNschen Reaktion gesichert wird. Das durch die Lebervergrößerung, durch Meteorismus und Ascites aufgetriebene Abdomen
hebt sich in Form der sog. Wespentaille auffällig gegenüber dem ab-
gemagerten Brustkorb ab. Gewöhnlich gehen bei klinisch nachweisbaren
Leberveränderungen die Säuglinge bald nach der Geburt zugrunde.

Die *erworbene* Syphilis ruft im *Sekundär*stadium Lebererkrankungen
hervor, die sich in leichteren Fällen nur in dem Auftreten einer Urobilinurie und in dem positiven Ausfall der Galaktoseprobe zu erkennen geben.
Bei stärkeren Leberschädigungen kann es zum Ikterus kommen, der
gewöhnlich das Bild des Icterus simplex darbietet, aber auch in die akute
gelbe Leberatrophie übergehen kann. Die Verbindung des Ikterus mit
der sekundären Periode der Syphilis und mit dem Sekundärexanthem
macht die Erkennung seiner Besonderheit nicht schwierig, und die
WASSERMANNsche Reaktion, die jedoch gerade beim Ikterus der Sekundärperiode nicht immer positiv auszufallen braucht, kann die Diagnose
weiter sichern.

Nicht immer bietet sich die Leberlues der *Tertiär*periode in Form
des Hepar lobatum dar. Öfters braucht sich ihr Tastbefund nicht von
dem der gewöhnlichen atrophischen Lebercirrhosen zu unterscheiden.
Für ihre Abgrenzung gegenüber diesen Lebercirrhosen und multiplen
Lebermetastasen ist eine stärkere Schmerzempfindlichkeit der Leber,
hervorgerufen durch eine den cirrhotisch-gummösen Prozeß begleitende
Perihepatitis, von gewisser diagnostischer Bedeutung. Bisweilen wird
die Lebersyphilis von länger dauerndem Fieber begleitet, das verschiedene
Typen aufweisen kann: So gibt es Fälle, die nur gelegentlich Temperatursteigerungen darbieten. Oder man begegnet regelmäßig auftretenden,
selbst monatelang anhaltenden Fieberattacken, die leicht zu Verwechslungen mit Malariaanfällen, Leberabsceß und Cholangitis Veranlassung
geben. In anderen Fällen tritt ein chronisch-remittierendes, selten ein
kontinuierliches Fieber auf, das zu Fehldiagnosen, z. B. Typhus, Tuberkulose, führen kann. Für dieses luische Leberfieber ist es recht charakteristisch, daß nach Einleitung der spezifischen Behandlung oft rasche
Entfieberung eintritt. Die Ursache des Fiebers dürfte auf die Resorption
fiebererregender Stoffe aus zerfallenden Gummen oder auf bestehende
Mischinfektionen zurückzuführen sein. Im Gegensatz zu anderen lang
anhaltenden Fieberzuständen erscheint der Allgemeinzustand beim
luischen Leberfieber oft nicht erheblich beeinträchtigt. Das Blutbild
zeigt hierbei das Fehlen einer Leukocytose bzw. eine Leukopenie mit
relativer Lymphocytose. Die WASSERMANNsche Reaktion braucht nicht
immer positiv auszufallen; ihr negativer Ausfall spricht also nicht gegen
das Bestehen einer Lebersyphilis.

Prognose und Verlauf der syphilitischen Lebererkrankungen wird von der frühzeitigen Diagnose und Behandlung bestimmt. Mit der frühzeitigen Erkennung wächst auch die Möglichkeit, die spezifischen Schädigungen der Leber zu beseitigen und ihr weiteres Fortschreiten zu verhindern. Selbst in vorgeschrittenen Fällen kann die Einleitung der spezifischen Therapie noch weitgehende Besserungen herbeiführen, so lange noch nach Abheilung der syphilitischen Veränderungen die Möglichkeit zu einer hinreichenden Regeneration des Lebergewebes gegeben ist.

Die Behandlung der Lebersyphilis in allen ihren Stadien entspricht den allgemeinen Richtlinien der Syphilisbehandlung. Ikterus, der schon vor Beginn der Behandlung bestand, bildet keine Gegenindikation gegen eine Salvarsanbehandlung. Tritt jedoch Gelbsucht während der Behandlung auf, so empfiehlt es sich, die Salvarsanbehandlung vorübergehend auszusetzen, und die Behandlung allein mit Jodkali, Quecksilber oder Bismogenol fortzusetzen. — Die symptomatische Behandlung entspricht der bei den bisher geschilderten Lebererkrankungen dargelegten Therapie. Insbesondere empfiehlt sich eine reichliche Kohlehydratkost und die Einleitung einer mit Traubenzuckerinjektionen kombinierten Insulinbehandlung, die durch Glykogenmast der Leberzelle zu einer Erholung des geschädigten Parenchyms und zu einer Anregung seiner regeneratorischen Leistungen beitragen kann.

Die Einführung der Salvarsantherapie hat die Frage des sog. Salvarsanikterus aufgerollt. Man unterscheidet einen Frühikterus, der innerhalb der ersten Wochen nach Beginn der Salvarsankur auftritt, und einen Spätikterus, der noch mehrere Monate nach Abschluß der Salvarsanbehandlung sich ausbildet. Beide Formen verlaufen unter dem Bilde des sog. katarrhalischen Ikterus, bei beiden sind Übergänge in die akute Leberatrophie beobachtet worden. Man hat viel darüber gestritten, ob den während der Salvarsanbehandlung auftretenden Ikteruszuständen eine Salvarsanschädigung der Leber zugrunde liegt, und inwieweit überhaupt der sog. Salvarsanikterus etwas mit der Salvarsantherapie zu tun hat. Sicherlich sind im Beginn der Salvarsanära zeitweilig nicht einwandfreie giftige Salvarsanpräparate zur Anwendung gekommen. Dies gilt für manche früheren Beobachtungen in Frankreich und England, wo nachgeahmtes Salvarsan wiederholt Leberparenchymschädigungen mit Gelbsucht hervorrief. Dem einwandsfreien Salvarsan können aber solche Fälle selbstverständlich nicht zur Last gelegt werden.

Im Experiment ergeben sich keine Unterlagen für eine unmittelbar hepatotoxische bzw. ikterogene Wirkung des Salvarsans bei einer den Behandlungsdosen entsprechenden Menge. Nur in toxischen Dosen kommt es im Tierversuch zu Parenchymschädigungen der Leber, aber selbst bei tödlicher Vergiftung ist das Auftreten einer Gelbsucht eine große Seltenheit. Nach Chloroformschädigung der Leber vermögen selbst hohe Salvarsandosen keine nachweisbare Steigerung der mikroskopischen Leberveränderungen herbeizuführen. Beim Menschen sind selbst Einzeldosen von 3 g Neosalvarsan ohne auffällige Reaktionserscheinungen von seiten der Leber — auch von schwächlichen Individuen — ertragen werden. Ebenso rief nach ZIELER eine zweimalige Salvarsanzufuhr bei

Der sog. Salvarsanikterus: Früh- und Spätikterus

einem Falle von Icterus simplex keine klinische Verschlimmerung des
Leberleidens, ja nicht einmal eine Erhöhung des Bilirubinspiegels im
Blute hervor. Es spricht somit nichts dafür, daß dem Salvarsan bei
vorschriftsmäßiger Anwendung eine unmittelbare toxische Wirkung
selbst auf die geschädigte Leber zukommt. Höchstens ist bei Salvarsan-
idiosynkrasie mit Überempfindlichkeitserscheinungen auch im Bereich
der Leber zu rechnen, die zu einem echten Salvarsanikterus führen
können. Aber auch in solchen Fällen konstitutioneller Disposition ergibt
sich nur eine Erklärung für die Entstehung eines Frühikterus, nicht
aber für den Mechanismus des sog. Salvarsan*spät*ikterus. Denn man
kann sich zwar vorstellen, daß eine Leberschädigung infolge einer Arznei-
überempfindlichkeit bald nach der Zufuhr der Substanz auftreten kann,
man kann sich aber schwer vorstellen, daß Wochen und Monate nach
der Ausscheidung des Salvarsans — zumal noch ohne andere Zeichen
eine Überempfindlichkeit — eine isolierte Organüberempfindlichkeit in
Form eines Spätikterus in die Erscheinung treten sollte.

So wird man zu dem Schlusse gedrängt, daß nicht das Salvarsan
den Ikterus auslöst, sondern daß die verschiedenen Formen des sog.
Salvarsanikterus nichts anderes sein dürften als der Ausdruck einer
verschiedenen Beeinflussung der syphilitischen Leberinfektion unter dem
Einflusse der Salvarsanbehandlung. Man faßt den an die Salvarsanbehandlung sich anschließenden *Früh*ikterus heute als eine HERXHEIMER-
sche Reaktion in der Leber auf, bei welcher es sich um ein Freiwerden
von leberschädigenden Endotoxinen aus den rasch unter der Salvarsan-
wirkung zerfallenden Spirochäten handelt. Der *Spät*ikterus wird in
Analogie zu den Neurorezidiven nach Salvarsanbehandlung als ein
syphilitisches Monorezidiv der Leber betrachtet, hervorgerufen durch
die der Salvarsanabtötung entgangenen und sich erneut vermehrenden
Leberspirochäten. Hierdurch wird es auch erklärlich, daß der Spätikterus gewöhnlich nicht nach intensiver, sondern häufig nach ungenügen-
der Salvarsanbehandlung, die zu einer unzureichenden Vernichtung der
Spirochäten führt, auftritt. Es besteht somit keine zwingende Veranlassung, die Krankheitsbilder des Früh- und Spätikterus nach Salvarsanbehandlung als Folgen einer unmittelbaren Salvarsanschädigung der
Leber anzusehen. Wahrscheinlich sind diese Ikteruszustände nur Folgeerscheinungen der durch die Salvarsanbehandlung beeinflußten syphilitischen Infektion, vielleicht handelt es sich manchmal überhaupt nur um
ein zufälliges Zusammentreffen von Salvarsanbehandlung mit unspezifischen ikterischen Lebererkrankungen; vielleicht vermögen auch Lues
und Salvarsan zusammen, d. h. im Anschluß an den raschen Zerfall
der Spirochäten enteralen Giften günstige Angriffsflächen in dem
geschädigten Leberparenchym zu schaffen.

Für das Verhalten am Krankenbett ergeben sich hieraus folgende
Richtlinien: Wenn auch dem Salvarsan für sich allein keine Giftwirkung
selbst auf die bereits schon vorher geschädigte Leber zukommen dürfte,
so ist doch immerhin damit zu rechnen, daß jedenfalls der nach Salvarsan
eintretende Spirochätenuntergang durch Zerfallstoxine schädigend auf die
durch die Lues bereits kranke Leber wirken kann. Eine Fortsetzung der
Salvarsantherapie beim Früh- und Spätikterus *kann* daher durch die

Einleitung eines erneuten Spirochätenzerfalls zu einer Steigerung der bestehenden Parenchymschädigung führen. Aus Vorsichtsgründen soll man daher bei einem im Verlauf einer Syphilis eintretenden Ikterus — ob behandelt oder nicht, ob luischer oder nichtluischer Ikterus, ob Früh- oder Spätikterus — zunächst kein Salvarsan anwenden und mit Quecksilber, Wismut und Jodkali zunächst weiterbehandeln. Erst nach Abklingen des Ikterus empfiehlt es sich, vorsichtig wieder eine Salvarsanbehandlung mit kleinen Dosen aufzunehmen und sie allmählich zu voller Höhe unter Kontrolle des allgemeinen klinischen Bildes zu steigern.

B. Tuberkulose der Leber.

Während die Tuberkulose der Leber sich klinisch nur selten bemerkbar macht, ist sie auf dem Sektionstische — bei der Miliartuberkulose und im Anschluß an die Lungenphthise — eine häufige Erscheinung. Sie bietet sich in Form von miliaren und submiliaren disseminierten Tuberkeln dar, den kleinsten Tuberkeln unter allen tuberkulösen Knötchen der verschiedenen Organe, so daß die Lebertuberkel bei der Obduktion sehr leicht der Feststellung entgehen können. Nur wenn sie bei Miliartuberkulose den Überzug der Leber durchsetzen oder als subseröse Knötchen weißlichgrau durch die Kapsel hindurchschimmern, macht ihre makroskopische Diagnose keine wesentlichen Schwierigkeiten. Wenn sie jedoch in der Tiefe des Leberbettes in begrenzter Zahl sich entwickeln und gleichzeitig noch eine Fettleber besteht, bedarf es einer sehr sorgfältigen histologischen Untersuchung, um ihre Anwesenheit nachzuweisen. Nach den vorliegenden Statistiken dürften sich bei Phthisikern in mindestens 50—60% Lebertuberkel finden, und bei der Darmtuberkulose sollen miliare Lebertuberkel einen fast regelmäßigen Befund darstellen. Die Lebertuberkel finden sich weniger im Inneren der Leberläppchen, vielmehr vorzugsweise im interlobulären Gewebe, wo sie in wechselndem Ausmaße Entzündungsprozesse mit reaktiver Bindegewebswucherung und Gallengangswucherungen auslösen können. Man sieht dann im GLISSONschen Bindegewebe zahlreiche, teilweise in Verkäsung begriffene Knötchen, in denen sich Riesenzellen finden. Von hier aus können die Tuberkel auch in die peripheren Abschnitte der Leberläppchen sich ausbreiten, die hierbei teilweise zerstört werden. Lang bestehende Lebertuberkel können nach einer narbigen Abkapselung zur Ausheilung kommen. Die Lebertuberkel entstehen hämatogen: durch Eindringen der Erreger über die Leberarterie oder im Anschluß an Darmtuberkulose über die Pfortader. Sie treten akut in stärkerer Aussaat bei der Miliartuberkulose auf, wobei die Leber eine nachweisbare Vergrößerung erfahren kann, oder sie entstehen in Schüben chronisch im Verlaufe von Lungen- und Darmtuberkulose.

Neben dieser durch kleinste Knötchen charakterisierten häufigsten Form der Lebertuberkulose gibt es auch eine mit größeren Tuberkeln verlaufende Lebertuberkulose, bei welcher sich käsige Herde bis zu Erbsengröße und mehr ausbilden können. Sie zeigen eine ikterische Verfärbung und weisen in ihrem Inneren kleine, mit galligem und käsigem Inhalt erfüllte Höhlen auf. Hier handelt es sich um Gallengangstuberkel, welche wahrscheinlich durch eine auf dem Lymphwege fortschreitende tuberkulöse Infektion der größeren Gallenwege zustande kommen oder auf hämatogen entstandene, in der Wand der Gallenwege sich ausbildende Tuberkel zurückzuführen sind. Sie können leicht in die Gallenwege durchbrechen und tuberkulöse Käsemassen auf diesem Wege nach dem Darm entleeren. In anderen Fällen entwickelt sich die Tuberkulose der Gallengangswand in Form einer spezifischen Wandinfiltration, die auch als „Röhrentuberkulose der Leber" bezeichnet wird. Sie entspricht den tuberkulösen Wandinfiltrationen bei der tuberkulösen Bronchitis, Salpingitis und der Tuberkulose anderer Kanalsysteme.

Nur in sehr seltenen Fällen vermag die Lebertuberkulose sich auch im klinischen Bilde deutlich bemerkbar zu machen, wenn nämlich zahlreiche Einzeltuberkel zu großen Konglomerattuberkeln zusammenfließen. Dann kann es zu tuberkulösen Leberknoten von wechselnder Größe, sogar bis zu Faustgröße und mehr kommen, die mit Leberabscessen, erweichten Gummen, Echinokokken und Lebercysten verwechselt worden sind und wiederholt unter einer Fehldiagnose zu einem operativen Eingreifen Veranlassung gaben. Selbst bei der Obduktion kann manchmal erst die mikroskopische Untersuchung und der Bacillennachweis eine Klärung bringen. Man findet solche grobknotige Lebertuberkulose zuweilen bei Säuglingen und Kleinkindern sowie bei Angehörigen von Naturvölkern, die noch nicht eine hinreichende Immunisierung durch einen tuberkulösen Infekt erfahren haben.

Zur Frage der tuberkulösen Lebercirrhose

Wenn auch mit der Ansiedlung der tuberkulösen Knötchen im interlobären Bindegewebe stärkere Bindegewebswucherungen häufig festzustellen sind, so ist es doch recht fraglich, ob eine Lebertuberkulose zu einer echten Lebercirrhose führen kann. Die meisten als tuberkulöse Lebercirrhose beschriebenen Fälle halten einer Kritik nicht stand, weil es sich bei ihnen nur um das finale Hinzutreten einer Tuberkulose zu einer schon vorher bestehenden atrophischen Lebercirrhose gehandelt hat. Als sehr seltenes Vorkommnis wird jedoch die tuberkulöse Lebercirrhose durch klinische Beobachtungen (A. FRAENKEL und ISAAC) gestützt: Hier findet sich ein interlobär und intralobulär sich ausbreitendes tuberkulöses Granulationsgewebe, welches von zahlreichen Tuberkeln durchsetzt ist.

Tuberkulöse hepatolineale Krankheitsbilder

Als Seltenheit ist ferner bei Erwachsenen eine tuberkulöse hepatolineale Erkrankung mit starker Leber- und Milzvergrößerung zu verzeichnen, welche lange Zeit bei gutem Allgemeinbefinden mit einem unregelmäßigen Fieber einhergehen kann und klinisch schwer von den Bildern der Leberlues, der Cholangitis und Milzvenenthrombose abzugrenzen ist. Im Anschluß an die durch Adrenalininjektion hervorgerufene Milzverkleinerung können stärkere Fiebersteigerungen auftreten. Mikroskopisch findet man das Bild der hypertrophischen Cirrhose mit Wucherung des interlobulären und intralobulären Mesenchyms, welches — ebenso wie die Milz — zahlreiche Tuberkel aufweist.

Da die Lebertuberkulose im klinischen Bilde fast immer hinter der primären tuberkulösen Infektion zurücktritt, so ist sie gewöhnlich nicht Gegenstand einer besonderen Therapie. Für die Prognose bleibt die Erkrankung der Leber von untergeordneter Bedeutung, auch wenn im Verlaufe der tuberkulösen Erkrankung die Leber sekundäre Veränderungen durch Verfettung und durch Amyloidosis erfährt.

C. Aktinomykose der Leber.

Die Aktinomykose der Leber ist wohl stets ein sekundärer Krankheitsprozeß, ausgelöst von einem primären Infektionsherd an anderer Stelle, von welchem es zu einem Eindringen des Strahlenpilzes in die Leber kommt. Die primäre Infektion bei Leberaktinomykose findet sich in der Regel im Darmtractus, am häufigsten in der Ileocöcalgegend und im Bereich der angrenzenden Abschnitte des Dünn- und Dickdarms. Hier ruft die Darmaktinomykose durch Fieber, lokalen Druckschmerz und einen nachweisbaren infiltrativen Prozeß im rechten Unterbauch ein der akuten Perityphlitis ähnliches Bild hervor. Von hier aus können die aktinomykotischen Zerfallsherde nach den verschiedensten Richtungen durchbrechen, und von hier aus kann es durch Verschleppung der Pilze über das Pfortadersystem auch zu Lebermetastasen kommen. Gegenüber diesem hämatogenem Wege über die Pfortader spielen die übrigen Blutwege für die Entstehung der Leberaktinomykose nur eine geringe Rolle: So kann es gelegentlich nach Aktinomykose des Unterkiefers zu einer metastatischen Leberaktinomykose über die Leberarterie kommen, oder durch Übergang einer medinastinalen Aktinomykose auf die untere Hohlvene können retrograd die Pilze in die Lebervenen und in das Leberparenchym eingepreßt werden.

Greift der Krankheitsprozeß von der hinteren Wand des Coecums oder des Colon ascendens auf das retroperitoneale Bindegewebe über, so kann durch retroperitoneale Ausbreitung des Strahlenpilzes schließlich auch die Leber befallen werden. Auch von einer primären Lungenaktinomykose kann durch kontinuierliches Fortschreiten der Infektion die Leber erfaßt werden, indem die Pilzerkrankung durch das Zwerchfell hindurchschreitet und auf die Leberkonvexität übergreift.

Die durch den Strahlenpilz hervorgerufenen Leberveränderungen sind verschiedenartig: Neben kleinen bis stecknadelkopfgroßen Abscessen sind auch faustgroße Infiltrate und Abscesse beschrieben worden. Bald kommen die Herde einzeln vor, bald erreichen sie durch Zusammenfließen und eitrige Einschmelzung ein wabiges Aussehen, das makroskopisch an die multilokuläre Echinokokkenerkrankung der Leber erinnert.

Nach dem Tastbefunde kann die Leberaktinomykose zu Verwechslungen mit Tumormetastasen, Gummen, Abscessen und Echinokokken Veranlassung geben. Ihre Erkennung wird nur dann möglich sein, wenn die primäre Infektion an anderen Stellen des Körpers durch den Nachweis der Actinomycesdrusen gesichert worden ist.

Sofern die Aktinomykose der Leber überhaupt eine auf sie besonders gerichtete Therapie erforderlich macht, kann sie nur eine chirurgische sein.

D. Die WEILsche Krankheit (Icterus infectiosus).

Der Icterus infectiosus — von seinem Entdecker WEIL bereits 1886 als selbständiges Krankheitsbild erkannt und hervorgerufen durch die Spirochaeta ictero-haemorrhagica — ist in ausgeprägten Fällen durch folgende Symptome gekennzeichnet: Fieber, Ikterus mit Milzschwellung, hämorrhagische Nephritis, Muskelschmerzen, besonders in der Wadengegend. Nach einer Inkubationszeit von etwa 5—7 Tagen beginnt die Krankheit oft plötzlich mit Fieber, Schüttelfrost, Kopfschmerzen und starken Muskelschmerzen, die besonders in den Waden lokalisiert sind. Während dieser Krankheitsperiode, die der Diagnose noch Schwierigkeiten bereiten kann, besteht eine starke Leukocytose. 3—8 Tage nach Beginn der Krankheit tritt rasch Ikterus ein, dessen Stärke sehr wechseln kann, und mit dessen Erscheinen die Temperatur absinkt. Es schließt sich eine fieberfreie Periode von 4—10 Tagen Dauer an, worauf in etwa 75% der Fälle eine zweite Fieberperiode einsetzt, die nur wenige Tage anzuhalten braucht, aber auch bis zu 20 Tagen sich hinziehen kann. In schweren Fällen kann es neben dem stark ausgeprägten Ikterus zu hochgradiger Oligurie, hämorrhagischer Diathese, Hautausschlägen, Myokardschädigungen und sehr selten auch zur Endokarditis (HEGLER und WOHLWILL) kommen. Die Mortalität beträgt in einzelnen Endemien bis 10%; im allgemeinen sind Todesfälle relativ selten und erfolgen gewöhnlich in den ersten 5—10 Tagen der Krankheit. Als Folge der hämorrhagischen Diathese können Hirnblutungen und Darmblutungen auftreten.

Diesen typischen Fällen stehen in nicht geringer Zahl rudimentär verlaufende Formen gegenüber, bei welchen die klinischen Symptome nur angedeutet zu sein brauchen und sogar der Ikterus fehlen kann. Solche Fälle können nur im Rahmen epidemiologischer Zusammenhänge, durch Heranziehung des Tierexperimentes oder serologischer Methoden richtig erkannt werden.

Zu diesem Zwecke werden einige Kubikzentimeter des Patientenblutes, das gewöhnlich nur in der ersten Krankheitswoche infektiös ist, auf das Meerschweinchen übertragen. Auch mit dem Urin erkrankter Menschen ist die Übertragung vielfach gelungen. Es entwickelt sich beim Versuchstier ein tödlich verlaufender Ikterus; in den Organen, besonders in der Leber, sind die Erreger kulturell und im Ausstrich nachzuweisen. Im Rekonvaleszentenserum sind reichlich komplementbindende und verklumpende Antikörper vorhanden, mit deren Hilfe auch nach Ablauf der Krankheit die Diagnose noch serologisch gesichert werden kann.

Die Ursache des Ikterus bei der WEILschen Krankheit ist in einer Schädigung der Leberzellen zu suchen. Histologisch ist für die Krankheit charakteristisch, daß trotz des ausgeprägten Ikterus schwere Leberveränderungen fehlen können. Man findet eine Auftreibung der Zellkerne, eine Verfettung der Sternzellen, Gewebsödem, eine Lockerung des Zusammenhanges der Leberzellen, Zellinfiltrationen, aber nur in einzelnen schweren Fällen konnten kleine Leberzellnekrosen nachgewiesen werden. Nur in wenigen Fällen bot die Leber ein der akuten Leberatrophie nahekommendes Bild dar. Die Gallengänge erweisen sich stets als durchgängig. Neben der hepatocellulären Entstehung des Ikterus spielt wahrscheinlich auch eine hämolytische Komponente eine Rolle (LEPEHNE): Die Sternzellen und das Reticuloendothel der Milz enthalten neben wenig veränderten Erythrocyten auch zahlreiche Trümmer von roten Blutkörperchen, die auf einen gesteigerten Blutuntergang hinweisen. Aus diesen Befunden ist zu schließen, daß die tödlich verlaufenden Fälle des infektiösen Ikterus meist nicht an den Leberveränderungen, sondern an der Infektion zugrunde gehen.

Bei der Therapie ist neben der üblichen Behandlung der begleitenden Herz- und Nierenschädigungen eine starke Überschwemmung des Körpers mit Traubenzucker anzustreben, die durch orale, rectale und intravenöse Traubenzuckerzufuhr — zweckmäßig in Kombination mit kleinen Insulindosen — erfolgen soll. Neuerdings wird auch ein spezifisches Immunserum fabrikmäßig zur Verfügung gehalten, über dessen Wirkung günstige Berichte vorliegen.

Beim Ikterus des Gasbacillensepsis ist neben dem Gallenfarbstoff als Zeichen des intravasal sich vollziehenden Blutzerfalls auch Hämatin in der Zirkulation vorhanden, dessen Anwesenheit den Kranken ein schmutzigbräunliches Kolorit verleiht. Die schwere Schädigung der Leber im Verein mit der intravitalen Auflösung der roten Blutkörperchen lassen keinen Zweifel daran, daß der Ikterus bei der Gasbacillensepsis komplexer Natur ist, und daß er sich aus einem hepatocellulären und hämolytischen Ikterus zusammensetzt. *Ikterus bei Gasbacillensepsis*

XVI. Diffuse Lebervergrößerungen auf nicht entzündlicher Grundlage (Stauung, Ablagerungen und Speicherungen).

A. Pathophysiologie und Klinik der Stauungsleber.

Seit den Untersuchungen BARCROFTS über die Funktion der Milz als Blutdepot wissen wir, daß die zirkulierende Blutmenge einen variablen Faktor im Kreislauf darstellt, und daß von der gesamten Blutmenge sich nur ein Teil in rascher Strömung befindet. Ein anderer Teil ist teils stagnierend, teils in verlangsamter Strömung als Depot- oder Reserveblut in bestimmten Capillardepots, so in der Milz, in den Capillaren des Splanchnicusgebietes, in den subpapillären Plexus der Haut, und so auch in der Leber. Die Vorstellung BARCROFTS über die Depotwirkung der Milz gründet sich auf seine Kohlenoxydversuche: Läßt man Ratten CO einatmen, so tritt sehr rasch eine Sättigung des arteriellen Blutes auf. Tötet man bei ausgeprägter Vergiftung die Versuchstiere, so zeigt sich trotz des starken CO-Gehaltes des Blutes das Milzblut fast frei von Kohlenoxyd. Hieraus ergibt sich der Schluß, daß in der Milz ein Teil des Blutes gewissermaßen außerhalb des Kreislaufes in einem Depot gestapelt sei, in das CO nicht eindringen kann. Dieser Befund besteht nur bei vollkommener Ruhe; sobald die Tiere arbeiten, weist auch das Milzblut einen reichlichen CO-Gehalt auf. Hiernach stellt die Milz ein Blutdepot dar, daß in der Ruhe aus dem allgemeinen Kreislauf ausgeschaltet ist, aber bei der Arbeit sich öffnet, um entsprechend dem gesteigerten Sauerstoffbedarf der Gewebe die gespeicherten Erythrocyten in den Kreislauf auszuwerfen. *Leber und Milz als Blutdepot*

Überträgt man diese Methode auf die Leber, so ergibt sich aus weiteren Versuchen von BARCROFT, daß zwar die Leber als Blutdepot eine sehr bedeutungsvolle Rolle spielt, daß aber im Gegensatz zum Milzblut auch in der Ruhe eine CO-Vergiftung des Leberblutes eintritt. Das beweist, daß die in der Leber gespeicherten Blutmengen nicht aus dem arteriellen Kreislauf ausgeschaltet sind, und daß der Speicherung von Blut in der Leber ein anderer Mechanismus zugrunde liegen muß.

Zur Klärung dieses Mechanismus haben vor allem die Ergebnisse der Anaphylaxieforschung beigetragen: Beim tödlichen anaphylaktischen Shock des Hundes findet sich die Leber und das Wurzelgebiet der Pfortader strotzend mit Blut überfüllt, so daß sich der Hund geradezu in seine Leber verbluten kann. Etwa 60% des zirkulierenden Blutes können dann in der Leber nachgewiesen werden. Aus solchen und anderen

Die Leber-venensperre Ergebnissen schlossen Pick und Mautner auf Sperrvorrichtungen an den abfließenden Lebervenen, die das Abfließen des Blutes zum rechten Herzen drosseln. Das morphologische Substrat für diesen eigentümlichen Sperrmechanismus ist in Verstärkungen der Gefäßmuskulatur an den Lebervenen des Hundes gefunden worden. Unter dem Einfluß von vagatropen Giften verengern sich diese Muskelwülste, so daß durch Verkleinerung des Venenlumens Behinderungen des Abflusses entstehen. Sympathicotrope Stoffe öffnen diesen Sperrmechanismus, wodurch — z. B. durch Adrenalin — durchschnittlich 150 ccm Blut aus der normalen Leber in den Kreislauf ausgeworfen werden. Da diese Muskelringe auch beim Menschen — wenn auch in geringerer Ausprägung — vorhanden sind, so wird man dieser Venensperre auch für die menschliche Pathologie eine gewisse Bedeutung im Sinne eines Drosselapparates zuschreiben dürfen. Solche Sperrsysteme stellen übrigens nichts Spezifisches für die Leber dar, sondern sind inzwischen auch an den Nebennierenvenen, an den Lungengefäßen und auch im Bereich der Schilddrüsenvenen angetroffen worden.

Es kann hiernach kein Zweifel sein, daß die Leber ein bedeutungsvolles Blutdepot darstellt, daß bei Kreislaufstörungen einen erheblichen Teil des zirkulierenden Blutes in sich aufzunehmen vermag. Kraft ihres Sperrmechanismus kommt der Leber eine wichtige Funktion für die Regulierung der dem Herzen zuströmenden Blutmenge zu. Sie stellt ein dem Herzen vorgeschaltetes Kreislauforgan (Hess) dar, dem im Sinne einer Entlastung des rechten Herzens wichtige Aufgaben zufallen.

Ursachen der Stauungsleber Die Rolle der Leber als Blutdepot kommt unter krankhaften Bedingungen in Gestalt der Stauungsleber zum klinischen Ausdruck. Sie ist Folge einer Überfüllung des Gefäßbettes der Leber mit sauerstoffarmen, CO-reichen und unter Stauungsdruck stehenden Blutes. Damit sind zugleich die Schädlichkeiten gegeben, welche das Schicksal der Leber unter dem Einflusse chronischer Blutstauung bestimmen: Der erhöhte Capillardruck, welcher die Leberzellen mechanisch einer Druckschädigung unterwirft, und die verschlechterten Ernährungsbedingungen des Parenchyms, das dauernd von einem an Sauerstoff verarmten Blute umspült wird. Hierzu treten auch toxische Schädigungen der Leberzellen durch Schlackenstoffe des Gewebsstoffwechsels, die sich infolge des mangelhaften Abtransportes und infolge der beeinträchtigten Oxydationen und Resynthesen im Organ anhäufen.

Die Stauungsleber entwickelt sich als Folgeerscheinung eines gestörten Blutabflusses aus den Lebervenen nach dem rechten Herzen. Sie findet sich daher bei allen Herzfehlern, die zu einem Erlahmen des rechten Ventrikels führen, sowie bei Erkrankungen des Atmungsapparates, welche infolge besonders starker Beanspruchung des rechten Herzens die Leistungsfähigkeit des rechten Herzabschnittes in Frage stellen. Die häufigste Ursache für die Stauungsleber bilden daher die Tricuspidalfehler, die Pulmonalstenose und die Mitralfehler, ferner die chronischen Erkrankungen des Herzmuskels und das Lungenemphysem. Klappenfehler im Bereich der Aorta führen erst dann zur Stauungsleber, wenn in einem späteren Stadium der Krankheit mit dem Versagen des linken Ventrikels Stauungen im kleinen Kreislauf und damit gesteigerte Beanspruchungen für das rechte Herz entstehen.

Bei leichterer Stauungshyperämie, im *ersten* Stadium der Anschoppung tritt auf der Oberfläche und auf dem Durchschnitt der Leber die acinöse Zeichnung deutlich hervor. Die erweiterten Zentralvenen heben sich aus den durch Fettinfiltration gelb verfärbten Leberläppchen deutlich heraus, wodurch eine gewisse Ähnlichkeit mit einer Muskatnuß entstehen soll. Mikroskopisch zeigen sich in diesen Anfangsstadien der Stauung die Zentralvenen erweitert, und bei völliger Erhaltung der Leberstruktur sind die Leberzellbalken durch die zwischen ihnen verlaufenden gestauten Capillaren auseinandergedrängt. Bei stärkeren Graden und nach längerer Dauer der Stauung kommt es — im 2. Stadium der Stauungsleber — durch Druck der erweiterten Capillaren auf die zwischen ihnen eingepreßten Leberzellbalken zu einer Atrophie und schließlich auch zu einem Untergange der Leberzellen. Als Folge eines solchen Parenchymverlustes entsteht eine Verkleinerung der Leber, die atrophische Stauungsleber, die atrophische Muskatnußleber oder cyanotische Atrophie. Mit dem Schwinden der Parenchymzellen zunächst im Läppchenzentrum wird schließlich das Innere der Acini nur noch von der Vena centralis und den gestauten Capillaren eingenommen; es entstehen alsdann die sog. Blutseen der Stauungsleber, weitmaschige mit Endothel ausgekleidete, prallgefüllte Bluträume. Je mehr auch die Peripherie der Leberläppchen unter dem Einflusse der Stauung zugrunde geht, desto mehr kommt es zu einer Verschmelzung der Venenbezirke der einzelnen ursprünglichen Läppchen, es bilden sich venöse Stauungsstraßen aus, welche die Zentren der benachbarten Läppchen miteinander verbinden. Hierdurch bildet sich eine außerordentlich deutliche Gefäßzeichnung der Leber aus, die aber nicht mehr der ursprünglichen Venenanordnung entspricht und das Bild eines Umbaues der Leberstruktur hervorruft (umgebaute, chronische Stauungsleber nach GERLACH). Dieser Umbau erfährt eine weitere Steigerung dadurch, daß von den erhaltenen peripheren Abschnitten der Leberläppchen atypische Regenerationen ausgehen. In vielen Fällen chronischer Stauung entwickelt sich ferner eine Verdickung und Hyperplasie der Gitterfasern, die sich auch zu kollagenem Bindegewebe umwandeln können. So können Bilder entstehen, die der echten Cirrhose ähneln können, und deren Verwechslung mit der atrophischen Cirrhose zu dem nicht mehr aufrecht zu erhaltenden Begriff der cirrhose cardiaque geführt hat (vgl. Kapitel XI S. 100). In diesem Endstadium ist die Leber hart und infolge des Parenchymverlustes unregelmäßig eingesunken und runzelig. Dann haben wir das Bild der harten Muskatnußleber, der cyanotischen Induration, der indurierten atrophischen Stauungsleber, der sog. cirrhose cardiaque vor uns. Mit Recht hebt GERLACH hervor, daß „es kein Unglück wäre, wenn die Bezeichnung Muskatnußleber — übrigens ebenso wie mancher andere kulinarische Vergleich unseres Faches ganz verschwände".

Lokale Ursachen

In seltenen Fällen kann eine Stauungsleber auch durch lokale Erkrankungen der abführenden Lebervenen hervorgerufen werden. So hat CHIARI das Krankheitsbild der syphilitischen Endophlebitis obliterans der Lebervenen beschrieben, deren Verlegung zu einer mächtigen Stauungsleber führt. Daneben können Thrombosen der unteren Hohlvene, die auf die Lebervenen übergreifen, seltene Tumormetastasen in der Nähe der Einmündung der Lebervenen in die untere Hohlvene zu schwerster Stauungshyperämie, ja selbst zu schweren Massenblutungen der Leber führen.

Klinisches Bild

Das klinische Bild der Stauungsleber kann für sich allein keine Selbständigkeit beanspruchen. Falls nicht als Folge einer venösen Hyperämie des Darmes eine stärkere Gasauftreibung des Abdomens die Palpation der Leber erschwert, fühlt man gewöhnlich die Stauungsleber als ein deutlich vergrößertes Organ von glatter Oberfläche, nicht auffällig harter Konsistenz und mit öfters ausgeprägter Druckempfindlichkeit. Dieser Leberschmerz ist auf die Spannung der Leberkapsel zurückzuführen. Bei Tricuspidalstenose und bei Insuffizienz der Tricuspidalklappen sind Leberpulsationen nachzuweisen, die Ausdruck eines auch an den Jugularvenen in Erscheinung tretenden Venenpulses sind. Der Lebervenenpuls tritt präsystolisch oder systolisch auf. Dem präsystolischen Lebervenenpuls liegt eine Tricuspidalstenose mit starker Hypertrophie und Dilatation des rechten Vorhofes zugrunde, dessen Kontraktionen neben rückläufig fortgepflanzten Wellen nach den Jugularvenen auch pulsatorische Schwankungen der Lebermasse über die Lebervenen hervorrufen. Dem häufigeren systolischen Lebervenenpuls liegt eine Tricuspidalinsuffizienz, meist infolge Überdehnung des Ansatzringes der Tricuspidalsegel bei muskulärer Insuffizienz der rechten Kammer zugrunde. Hierbei pflanzen sich die vom rechten Ventrikel ausgelösten Kontraktionswellen über die obere Hohlvene nach den Jugularvenen und über die untere Hohlvene nach den Lebervenen und in das Venensystem der Leber fort.

Pulsationen der Leber

Die unter dem Einflusse chronischer Stauungen hervorgerufene indurierte atrophische Stauungsleber kann bei der Palpation einen der atrophischen Lebercirrhose ähnlichen Befund darbieten. Das Vorhandensein von Kreislaufstörungen, von chronischen Herzfehlern, von Emphysem und allgemeiner Cyanose wird meist ohne Schwierigkeit eine richtige klinische Deutung des Leberprozesses ermöglichen.

Cyanotischer Ikterus der Herzkranken

Als Begleitsymptom der Leberstauung kann eine deutliche Vermehrung des Bilirubinspiegels im Blute auftreten. Meist kommt es nur zu einem Subikterus, in manchen Fällen kann jedoch eine stärkere Gelbsucht mit Übergang von Gallenfarbstoff in den Harn auftreten. Die Ursache des Ikterus der Herzkranken, des von EPPINGER genannten cyanotischen Ikterus beruht zum wesentlichen Teile auf Leberzellschädigungen durch Stauungsdruck und schlechte Ernährungsverhältnisse, wodurch die Ausscheidung des Gallenfarbstoffes nach den Gallenwegen beeinträchtigt wird. EPPINGER hat daneben auch die Möglichkeit einer hämolytischen Komponente beim Entstehungsmechanismus des cyanotischen Ikterus betont. Infolge der Stauung soll sich der gesamte reticuloendotheliale Zellapparat im Zustande gesteigerter Funktion befinden, so daß hierdurch ein gesteigerter Blutabbau mit hieran sich anschließender gesteigerter Gallenfarbstoffbildung bewirkt wird. In diesem

Sinne spricht auch der starke Gallenfarbstoffgehalt der Duodenalgalle, die starke Vermehrung des Urobilingehaltes der Stühle, sowie Eisenablagerungen in Leber und Lunge.

Ascites ist selbst im Endstadium der indurierten atrophischen Stauungsleber ein seltenes Vorkommnis. Ist er vorhanden, so sind folgende Möglichkeiten in Betracht zu ziehen: es kann sich um die Kombination einer Stauungsleber mit einer sich *später* ausbildenden echten atrophischen Cirrhose handeln, wobei die Stauungsleber der späteren Einwirkung cirrhogener Gifte vielleicht günstige Angriffsflächen zu bieten vermag. Oder Stauungsleber und Lebercirrhose sind unabhängige Teilerscheinungen der gleichen Giftursache, wobei das gleiche Gift, z. B. der Alkohol, einerseits zur Myokardschädigung mit Stauungsleber, andererseits zu Lebercirrhose führt. Ferner wird man auch an das Vorliegen der von Friedel Pick beschriebenen Kombination von obliterierender Perikarditis mit perihepatitischer Schwielenbildung (Zuckergußleber), an die perikardiale Pseudolebercirrhose zu denken haben (vgl. Kapitel XI S. 102). Hier handelt es sich um eine chronische Polyserositis, die nicht nur die Perikardialblätter und den serösen Überzug der Leber befällt, sondern auch auf andere seröse Häute (Pleura, Peritoneum und Gelenkinnenflächen) übergreifen kann. Ascites ist hier Ausdruck einer serösen Peritonitis, bei der es offen bleiben muß, ob sie immer durch tuberkulöse Gifte zustande kommt. In manchen hierher gehörigen Fällen, die besonders Jugendliche betreffen, ist die tuberkulöse Ätiologie durch den Nachweis von Riesenzellen, Tuberkeln und Tuberkelbacillen in dem schwieligen Leberüberzug bewiesen worden. Schließlich kann der bei chronischen Leberstauungen auftretende Ascites auch durch eine tuberkulöse Peritonitis hervorgerufen werden. Da chronische Schwächezustände des rechten Herzens, besonders bei Klappenfehlern der Tricuspidalis und bei der Pulmonalstenose, infolge der verminderten Durchblutung der Lunge die Ausbreitung der Lungentuberkulose begünstigen, so kann es durch Weiterschreiten dieser Infektion auch zur Entwicklung einer tuberkulösen Peritonitis kommen.

Die Therapie der Stauungsleber deckt sich völlig mit der Behandlung der sie auslösenden Kreislaufstörung, mit deren Besserung auch die Stauungsleber in den Anfangsstadien sich rasch wieder zurückbilden kann. Die intramuskuläre und besonders die intravenöse Injektion von 2 ccm Salyrgan, zweckmäßig in 20 ccm 25%iger Traubenzuckerlösung unter Beigabe eines Digitalispräparates zugeführt, vermag durch rasche Entwässerung des Organismus zu einer schnellen Beseitigung der Stauungsleber beizutragen.

B. Lebervergrößerungen durch Ablagerungen und Speicherungen.

1. Die Fettleber.

Unter den Vergrößerungen der Leber, die durch Ablagerungen zu einer gleichmäßigen Volumenzunahme des ganzen Organs führen, ist zuerst wegen ihrer Häufigkeit die Fettleber zu nennen. An ihr Auftreten knüpft sich das Problem der intravitalen Organverfettung, deren

Mechanismus nach einem langen Streite zwischen Pathologen und Klinikern jetzt in seinen Grundzügen als geklärt betrachtet werden kann. Die hier maßgebenden Untersuchungen knüpfen an die Fettleber bei der Phosphorvergiftung an, die früher als klassisches Beispiel der sog. fettigen Degeneration, der lokalen Fettbildung in geschädigten Zellen gegolten hat. Während die älteren Pathologen nicht daran zweifelten, daß im mikroskopischen Bilde der Phosphorfettleber eine Umwandlung von Eiweiß in Fett in Erscheinung träte, wissen wir heute, daß die Hauptmenge des Fettes in einer Phosphorleber durch Fettinfiltration, d. h. durch *Fettwanderung* aus den Depots durch die Blutbahn in die Leber hineingelangt. Der Beweis für eine solche Fettwanderung ist vor allem durch ROSENFELD erbracht worden: er konnte zeigen, daß das Fett der Phosphorleber in seiner chemischen Zusammensetzung mit dem Fette der Depots im subcutanen Fettgewebe übereinstimmt. Füllt man die Fettlager beim Hunde durch Verfütterung z. B. von Hammelfett oder Kokosfett mit artfremden Fett auf, und leitet man alsdann eine Phosphorvergiftung ein, so häufen sich Hammelfett oder Kokosfett in der Leber an. Andererseits bleibt die Verfettung der Leber nach Phosphorvergiftung aus, wenn man die Vergiftung bei sehr fettarmen hungernden Tieren durchführt. Die Verfettung der Leber kommt also durch die Mobilisierung und Einwanderung des Depotfettes zustande.

Fettleber
bei Krank-
heits-
zuständen Was für die Entstehung der Fettleber bei der experimentellen Phosphorvergiftung gilt, dürfte für alle Formen der Fettleber zutreffen: für die Fettleber im Hungerzustande, bei schwerer Zuckerkrankheit, bei schweren Infektionskrankheiten und Anämie sowie für die Fettlebern nach Vergiftungen mit Arsen, Antimon, Chloroform, Alkohol und Phloridzin. Bei allen diesen Vorgängen kommt die Fetteinwanderung zustande, wenn in der Leber ein starker Glykogenmangel besteht, sei es, daß eine Erschöpfung des Glykogenvorrates z. B. durch Hunger besteht oder toxische Schädigungen der Leberzellen zu Störungen der Glykogenbildung und Glykogenfixation geführt haben. Diese Fettwanderung scheint ein Vorgang mit kompensatorischem Charakter zu sein, indem bei Mangel an abbaufähigen Kohlehydraten die Fette zur Deckung des Energiebedarfes in erhöhtem Maße in den Stoffwechsel der Leber einbezogen werden müssen.

So gesichert hiernach der Mechanismus der Fettleber im Sinne einer Fettinfiltration, d. h. Fettwanderung erscheint, so dürfte daneben eine sog. Fettphanerose eine allerdings untergeordnete Rolle spielen. Das Auftreten von Fett in den geschädigten Zellen kann sich zum kleinen Teil auch daraus erklären, daß bereits vorher vorhandenes Fett durch die Schädigung der Plasmastruktur der Zellen den Färbungsmethoden zugänglich gemacht wird. Es wird sichtbar, ohne eingewandert zu sein, daher der Name der Fettphanerose. Außerdem sind in der Phosphorleber und in den Fettlebern beim Menschen vermehrte Mengen von Lipoidsubstanzen, besonders Cholesterinester und Lecithin gefunden worden, die freilich gegenüber den Massen von Neutralfett so gering sind, daß sie für die Volumenvermehrung der Fettleber keine erhebliche Bedeutung beanspruchen können. Die Fettleber entsteht mithin nach unseren heutigen Kenntnissen durch Fettinfiltration, daneben durch Fettphanerose und Lipoidinfiltration, wobei die beiden letzteren Vorgänge gegenüber der eigentlichen Verfettung an Umfang beträchtlich zurücktreten. Die in die Leber bei Glykogenmangel einwandernden Fettmassen können erheblich sein: Während der normale Fettgehalt der Leber bei gewöhnlicher Ernährung etwa 3—5% des Gesamtgewichtes beträgt, kann der Fettgehalt der Fettleber bis zu 40% des Gesamtorgans emporsteigen.

Die fühlbare Fettleber zeigt eine gleichmäßige Vergrößerung, eine glatte Oberfläche, weiche Konsistenz und ist im Gegensatz zur Stauungsleber nur selten druckempfindlich. Auf dem Obduktionstische ist wegen der postmortalen Erstarrung der Fettmassen die Konsistenz des Organs wesentlich härter. Funktionsstörungen erheblicherer Art fehlen, und wenn sie vorhanden sind, sind sie auf die Schädigungen des Leberparenchyms durch das übergeordnete Leiden zurückzuführen.

2. Die Glykogenose der Leber.

Gewissermaßen das Gegenstück zur Fettleber mit ihrem Glykogenmangel bildet die Glykogenspeicherungskrankheit oder Glykogenose, die von GIERKE auf Grund autoptischer Befunde an 2 Kindern von 6 bzw. 9 Jahren zuerst klar beschrieben hat. Als wichtigstes Symptom des Krankheitsbildes findet sich hier eine seit frühester Jugend bestehende enorme Lebervergrößerung, der histologisch eine mächtige Glykogenstauung zugrunde liegt. Mikroskopisch findet sich eine gleichmäßige, gewaltige Einlagerung tropfig gespeicherter Glykogenmassen in sämtlichen Leberzellen, teilweise auch in den Kernen. Abgesehen von dieser Riesenleber brauchen auffällige Krankheitserscheinungen nicht zu bestehen. Gelegentlich treten eigenartige Anfälle von vertiefter Atmung und einem ausgesprochenen Kohlehydrathunger auf. Neben dem stark aufgetriebenen Leib ist in manchen Fällen eine starke Fettleibigkeit bemerkenswert. Diagnostisch ist ferner wichtig das Fehlen eines Milztumors, von Aszites, Gelbsucht und einer Urobilinogenurie.

Die Untersuchung des Stoffwechsels deckt schwere Störungen des Kohlehydratstoffwechsels auf. Charakteristisch ist zunächst eine Hypoglykämie mit Nüchternwerten um 50 mg-%, ohne daß klinische Zeichen der Hypoglykämie auftreten. Daneben besteht eine Acetonurie, die bei der gewöhnlichen Kinderkost nicht verschwindet. Belastung mit Traubenzucker führt zu einer sich über 3 Stunden hinziehenden starken Hyperglykämie, während normalerweise bei der gleichen Traubenzuckerbelastung etwa nach 2 Stunden wieder der Ausgangswert des Blutzuckerspiegels erreicht ist. Trotz der gewaltigen Glykogendepots in der Leber vermag die Injektion von Adrenalin keine Glykogenmobilisation herbeizuführen, es erfolgt nur ein minimaler Anstieg des Blutzuckers. Andererseits besteht gegenüber Insulin eine hochgradige Empfindlichkeit: so sank in einem Falle von BEUMER und LOESCHKE nach Zufuhr von 2 Einheiten Insulin der Blutzucker von 95 mg-% auf 29 mg-%, wobei bemerkenswerterweise hypoglykämische Erscheinungen nur mäßig ausgeprägt waren. Die Besonderheit der Stoffwechselstörung bei der Glykogenspeicherungskrankheit kommt also vor allem darin zum Ausdruck, daß trotz der starken Glykogenstapelung in der Leber der Blutzuckerspiegel sich dauernd innerhalb hypoglykämische Werte bewegt. Eine

Überfunktion des Pankreas im Sinne einer übermäßigen Insulinproduktion kann nicht die Ursache für die Hypoglykämie sein, da sie im Gegensatz zur Insulinhypoglykämie durch Adrenalininjektion nicht ausgeglichen werden kann. Die starke Insulinempfindlichkeit dieser Kranken muß daher durch den raschen Aufbrauch des im Kreislauf befindlichen Zuckers erklärt werden, der durch einen hinreichenden Nachschub von Traubenzucker aus den Glykogendepots der Leber merkwürdigerweise nicht ergänzt werden kann. Es muß daher das Leberglykogen bei dieser Krankheit schwer mobilisierbar sein, es ist nach einem Ausspruche BEUMERs in der Leber gewissermaßen eingefroren. SCHÖNHEIMER konnte nachweisen, daß bei Leberautolyse eine Verminderung des Glykogens im Gegensatz zu normalen Lebern nicht eintrat. Hieraus geht hervor, daß das Glykogen in den Organen nicht in der üblichen Weise abgebaut wird. Dagegen kommt es zu kräftigem Glykogenabbau, wenn man das Glykogen nach Isolierung aus den Organen einer fermentativen Aufspaltung überläßt, oder wenn man den Organbrei eines Glykogenkranken mit dem Organbrei eines anderen Kranken vermischt. Es handelt sich also um ein abbaufähiges Glykogen, nicht um eine andere chemische Substanz. Ein Mangel an diastatischem Ferment besteht nicht. Es findet sich mithin ein Zustand, bei dem Ferment und Substrat nebeneinander vorhanden sind, aber nicht miteinander in Reaktion treten. Für das Ausbleiben des fermentativen Vorganges bei der Glykogenkrankheit dürfte am ehesten ein Schutz des Glykogens durch Bindung an das Zelleiweiß in Betracht kommen (UNSHELM).

Vor allem sind Leber und die Nieren an der Glykogenspeicherung beteiligt; in einem Falle von BISCHOFF bei einem 4 Monate alten Säugling bestand neben der durch Glykogenspeicherung bewirkten Lebervergrößerung nur noch eine mächtige Herzhypertrophie, die als eine Glykogenose des Herzens aufgeklärt werden konnte.

Die Glykogenspeicherungskrankheit verläuft nach den vorliegenden Erfahrungen sehr langsam, eine Reihe der beschriebenen Fälle sind schon seit mehreren Jahren ohne auffällige Veränderungen des klinischen Bildes in Beobachtung. Das Blutbild weist keine auffälligen Befunde auf.

3. Die cerebrosidzellige Lipoidose vom Typus GAUCHER.

Die Krankheit ist in einem Teil der Fälle ausgesprochen familiär, jedoch nicht hereditär, d. h. es werden mehrere Angehörige einer Generation befallen, ohne daß die Krankheit in der Aszendenz und Deszendenz aufzutreten braucht. Die Entwicklung der Krankheit vollzieht sich unauffällig. Gewöhnlich wird die große Milz gelegentlich einer beliebigen ärztlichen Untersuchung festgestellt, und erst sekundär pflegt sich an die Milzvergrößerung die Lebervergrößerung anzuschließen. Beide Organe nehmen dann in einem jahrzehntelangen Verlauf riesenhafte Größen an, wobei die Lebervergrößerung hinter dem Milztumor stets zurückbleibt. Hierbei braucht die körperliche und geistige Leistung der Kranken nicht wesentlich beeinträchtigt zu sein. Die bisher beobachtete äußerste Lebensdauer betrug 56 Jahre. Ausnahmslos fehlt Ascites. Der Krankheitsprozeß kann auch das Knochensystem erfassen, wodurch Schmerzen im Bereich der großen Röhrenknochen, von Brustbein und Rippen, Gibbusbildungen und Spontanfrakturen entstehen können (Skeletform oder ossäre Form des Morbus GAUCHER). Bereits frühzeitig verbindet sich mit der auffälligen Milz- und Lebervergrößerung eine gelblichbraune bis bronzefarbene Verfärbung der Haut. Sie beruht auf einer allgemeinen Hämochromatose, welche stets mit der Krankheit vergesellschaftet ist und sich mit ihrem Fortschreiten gleichfalls verstärkt. Hierzu kommt eine thrombopenische Purpura, die zu häufigen Nasenbluten, zahlreichen Hautblutungen und Darmblutungen führt. Der Tod erfolgt durch interkurrente Infektionen oder im Gefolge der hämorrhagischen Diathese sowie im Anschluß an die Milzexstirpation. Die Splenektomie ist von günstigem Einfluß auf die Blutungsneigung, doch wird die dem Krankheitsprozeß zugrunde liegende Stoffwechselstörung hierdurch nicht zum Stillstande gebracht.

In frühen Stadien der Krankheit bei Säuglingen und Kleinkindern kann der auffallend große Milztumor der einzige Hinweis auf die GAUCHERsche Krankheit sein. Zur sicheren Diagnose am Lebenden ist die mikroskopische Untersuchung des Milzpunktates erforderlich, die die typischen GAUCHER-Zellen im frischen oder gefärbten Präparat erkennen läßt. Sie stellen große epithelartige Zellen mit eigentümlicher Runzelung oder Knitterung des Protoplasmas dar, wobei in ihnen öfters zahlreiche Kerne (bis zu 21 Zellkernen) gezählt werden können. Auf dem Durchschnitt der GAUCHER-Leber sieht man eine gelblichgraue Streifung, die an die Ausbreitung von leukämischen Infiltraten erinnert und durch die Einlagerung bzw. Wucherung der GAUCHER-Zellen bedingt ist. Vielfach kommt es zu cirrhotischen Veränderungen mit starker Zunahme des GLISSONschen Bindegewebes, dessen Verdickung sowohl auf einer Bindegewebswucherung wie auf einer reichlichen Einlagerung von GAUCHER-Zellen beruht. Dieser voluminöse Zelltypus ist außer in Milz und Leber nur noch in Knochenmark und Lymphknoten anzutreffen. Niemals sind bisher die großen GAUCHER-Zellen im strömenden Blut angetroffen worden.

Nach EPSTEIN ist die GAUCHER-Substanz Cerasin, vielleicht daneben auch Phrenosin, die beide in die Gruppe der Cerebroside gehören. Die Quellbarkeit des Cerasins bildet wahrscheinlich die Erklärung für das Aufschwellen der GAUCHER-Zellen zu den abnorm großen Zellgebilden. Die Krankheit befällt besonders Angehörige ostjüdischer Familien und bevorzugt das weibliche Geschlecht. Anämie, Leukopenie und Plättchenmangel dürften auf eine gestörte Hämopoese in dem von GAUCHER-Zellen erfüllten Knochenmark zurückzuführen sein.

4. Die phosphatidzellige Lipoidose vom Typus NIEMANN-PICK.

Hier handelt es sich gleichfalls um eine konstitutionell bedingte, angeborene und familiäre Abweichung des Lipoidstoffwechsels. Während die mit Morbus GAUCHER behafteten Kranken mit ihrer enormen Milz- und Lebervergrößerung viele Jahrzehnte zu leben vermögen, führt diese Krankheit bereits innerhalb der beiden ersten Lebensjahre zum Tode. Im Krankheitsbilde zeigt sich neben einer stärkeren Vergrößerung der peripheren Lymphdrüsen eine beträchtliche Milz- und Lebervergrößerung, und auch hier ist die starke Beteiligung von Kindern ostjüdischer Familien sehr auffällig. Die Erscheinungen der Leber- und Milzvergrößerung können bereits im Alter von 4 Wochen bis 3 Monaten auftreten, in anderen Fällen bestand bis zum 6. Lebensmonate eine normale Entwicklung. Dann tritt ein starkes Zurückbleiben des Wachstums auf, schließlich können die Kinder weder stehen noch sitzen, wobei die geistige Entwicklung gleichfalls immer mehr zurückbleibt. Verknüpfungen der Krankheit mit amaurotischer Idiotie sind beschrieben worden.

Entscheidend für die Diagnose ist die chemische Struktur der von der Lipoidverfettung erfaßten Zellen und ihre Verteilung im Organismus. Besonders in Leber und Milz treten große, blasse, auffallend transparente Schaumzellen auf, deren Inneres von kleinen Vakuolen erfüllt ist, die in Gefrierschnitten als „maulbeerartig gehäufte, mäßig glänzende Tröpfchen" (L. PICK) erscheinen. Der Prozeß der Lipoidzellverfettung erfaßt nicht nur die Reticulumzellen und Sinusendothelien der Milz, der Leber, des Thymus, des Nebennierenmarks und der Lymphknoten, sondern greift auch auf die Herzmuskulatur und die quergestreifte Muskulatur über und befällt in größter Ausdehnung auch die Epithelien der Leber, der Nieren, Schilddrüse und die Ganglien und Gliazellen des Zentralnervensystems. Entsprechend dieser hochgradigen Lipoidverfettung hat die Leber das Aussehen einer Fettleber.

Bei der NIEMANN-PICKschen Krankheit handelt es sich um eine hochgradige Durchtränkung der Zellen mit Lecithin, das auch in den Kern eindringt und auf diese Weise das Zentralorgan der Zellen vernichtet (EPSTEIN). Aus dem sich so vollziehenden Untergang der Zellen erklärt sich der rasche Verlauf der Krankheit und der frühzeitige Eintritt des Todes innerhalb der beiden ersten Lebensjahre.

Die Diagnose kann durch die histologische Untersuchung eines peripheren Lymphknotens gestellt werden, doch ist der sicherste diagnostische Weg die Milzpunktion oder die Knochenmarkspunktion, in deren Material der Nachweis der schaumigen Zellen erbracht werden kann. Die Milzexstirpation bleibt nach den bisherigen Erfahrungen ohne jede Wirkung auf den Ablauf der rasch tödlichen Stoffwechselstörung.

Lebervergrößerung bei essentieller Hypercholesterinämie mit Xanthomatose

Neben diesen beiden Formen der Lipoidose vermag auch die essentielle Hypercholesterinämie mit Xanthomatose zu beträchtlichen Lebervergrößerungen führen. Sie ist klinisch durch das Auftreten von gelblichen cholesterinhaltigen knotigen Infiltraten auf der Haut, den Schleimhäuten, besonders der Lippe und des Kehlkopfs klinisch gekennzeichnet. Der Cholesteringehalt des Serums ist mit ganz vereinzelten Ausnahmen sehr stark erhöht. Histologisch finden sich die sog. Xanthomzellen, schaumig aufgetriebene Zellen mit starkem Cholesteringehalt. Durch konsequent durchgeführte fettarme Ernährung konnte die Hautxanthomatose und die Hepatosplenomegalie in einem Falle von BÜRGER und GRÜTZ zur Rückbildung gebracht werden.

5. Die Amyloidleber.

Die Amyloidleber entwickelt sich als Folgeerkrankung bei schweren chronischen Allgemeinerkrankungen. Man findet sie besonders bei chronischen Eiterungen, z. B. der chronischen Osteomyelitis, im Gefolge der mit eitrigen und käsigen Einschmelzungsprozessen einhergehenden Lungentuberkulose, bei syphylitischen Erkrankungen, Leukämie und lang bestehenden malignen Geschwülsten. Die Amyloidablagerung in der Leber tritt hinter der Amyloidinfiltration von Milz, Nieren, Nebennieren und Darm an Häufigkeit zurück. Klinisch fällt bei der Amyloidleber die auffällige Härte des glatten und gleichmäßig vergrößerten Organs auf. Ikterus und Pfortaderstauung fehlen gewöhnlich.

Die Ablagerung der Amyloidsubstanz ist an die Blutgefäße und den sie begleitenden Bindegewebsapparat gebunden. Sie erfolgt in Form scholliger Massen teils innerhalb der Läppchen in der Wand der Capillaren bzw. in den Lymphspalten zwischen Blutcapillaren und Leberzellen, teils im Bereich der zwischen den Läppchen verlaufenden Arterien. Mit zunehmender Amyloidablagerung kommt es zu einer Kompression und Druckatrophie der Leberzellen, die in großen Bezirken zugrunde gehen und durch homogene Amyloidmassen ersetzt werden können. Schließlich ergibt sich das Obduktionsbild der sog. Speckleber, bei welcher das Lebergewebe auf dem Durchschnitt ein glasiges, an gekochten Speck erinnerndes Aussehen gewinnt. Stets bleibt aber selbst bei ausgedehntester Amyloidinfiltration der Leber so reichlich funktionierendes Parenchym übrig, daß schwerere Funktionsstörungen von seiten der Leber nicht in die Erscheinung treten. Charakteristisch für Amyloid ist seine Mahagonibraunfärbung durch Lugolsche Lösung und die Rotfärbung bei Behandlung mit Methylviolett.

Wird die Amyloidosis der Organe durch eine harte Milz, hartnäckige Durchfälle, auffällig starke Albuminurie ohne Blutdrucksteigerung, durch eine vergrößerte Leber mit glatter Oberfläche und harter Konsistenz nahe gelegt, so kann die klinische Diagnose durch die Bennholdsche Kongoreaktion weiter gestützt werden: Spritzt man bei gesunden Menschen 10 ccm einer 1%igen Kongorotlösung intravenös ein und gewinnt man nach 4 und nach 60 Minuten eine Blutprobe, so nimmt innerhalb dieser ersten Stunde nach der Injektion der Kongorotgehalt des Serums nur um 11—29% ab. Bei Amyloidkranken verschwindet das Kongorot sehr rasch aus der Blutbahn: Eine Stunde nach der Injektion sind meist nur geringe Reste, oft nicht einmal Spuren des Farbstoffes im Serum nachzuweisen. Die Ursache für dieses rasche Verschwinden des Farbstoffes liegt in der starken Speicherung des Kongorots durch die Amyloidsubstanz. Erfolgt die Farbstoffinjektion kurz vor dem Tode, so kann man bei der Obduktion die Amyloidleber abnorm rot gefärbt antreffen.

Anhang: *Formen der Pigmentleber.*

Ablagerungen von Pigmenten in der Leber sind für sich allein auf das klinische Bild ohne Einfluß und beanspruchen daher in erster Linie das Interesse des pathologischen Anatomen. Am häufigsten findet man in der Leber eisenhaltiges Pigment als Folge eines gesteigerten Blutunterganges in der Leber gespeichert. Es findet sich hier ferner bei Ernährungsstörungen der Säuglinge und manchmal auch beim Abdominaltyphus. Die stärksten Eisenablagerungen in der Leber bestehen bei der

Hämochromatose. Ferner begegnet man in der Leber braunen Ab-
nutzungspigmenten, die bei allen schweren chronischen Lebererkrankungen sowie besonders bei der Altersatrophie anzutreffen sind. Weiter
kann es in der Leber zu ausgedehnten Ablagerungen melanotischer
Pigmente, besonders in den KUPFFERschen Sternzellen kommen, z. B.
bei Melanosarkomatose und bei Malaria. Die Pigmentablagerungen sind
in der Regel nicht allein auf die Leber beschränkt; eine Sonderstellung
kommt mithin der Pigmentleber weder in klinischer noch in histologischer
Hinsicht zu.

XVII. Gutartige und bösartige Lebergeschwülste.

Primäre Geschwülste der Leber — gutartiger oder bösartiger Natur —
sind selten. Unter den gutartigen Lebergeschwülsten sind zu nennen:
Adenome, Fibrome, kavernöse Angiome, cystische Geschwülste (Lymph-
cysten, Flimmerepithelcysten, Gallengangscysten). Sie spielen klinisch
meist überhaupt keine Rolle. Wenn sie ausnahmsweise durch Vorwölbung der Leberoberfläche der Palpation zugänglich werden, können
sie leicht mit erweichten Tumorknoten, Gummen, Echinococcuscysten
oder Leberabscessen verwechselt werden. Die Flimmerepithylcysten
gehen wahrscheinlich von embryonal versprengten Epithelresten des
Vorderdarmes aus, welche mit dem Zusammenschluß der paarigen Leber-
anlagen schließlich in das Leberparenchym eingebettet werden. Hierfür spricht auch die wiederholte Feststellung von glatten Muskelfasern
in der Cystenwand, welche als Reste versprengter Darmmuskulatur
angesprochen werden. Die mit Zylinderepithel ausgekleideten Cysten
gehen von versprengten Gallengangsepithelien aus, wobei die in sie
eingelagerten Schleimdrüsen das Sekret des Cysteninhaltes liefern
dürften.

Im Gegensatz zu diesen isolierten, dem klinischen Nachweis gewöhnlich entgehenden Lebercysten führt die cystische Leberdegeneration,
die Cystenleber zu beträchtlichen Vergrößerungen des Organs. Sie ist
fast immer mit einer cystischen Degeneration der Nieren, mit doppelseitigen Cystennieren vergesellschaftet. Die Leber ist hierbei von einem
vielkammerigen System dünnwandiger, mit wäßriger Flüssigkeit gefüllter
Höhlen durchsetzt, die wie kleine Trauben unter der Oberfläche bläulich
durchschimmern oder sich über sie vorwölben. Diesen Cystenbildungen
liegen ausgedehnte embryonale Entwicklungsstörungen im Gallengangssystem zugrunde. Ihre Diagnose kann intra vitam durch die auffällige
Kombination der unregelmäßigen, höckrigen Lebervergrößerung mit
Cystennieren gestellt werden.

Die sehr seltenen *primären* Leber*carcinome* nehmen von den Leberepithelzellen oder von den Epithelien der Gallenwege ihren Ausgang.
Gewöhnlich entsteht der primäre Leberkrebs in einem schon vorher
längere Zeit erkrankten Organ, besonders auf der Grundlage einer lang
bestehenden Lebercirrhose. Eigentümlicherweise kommt ihm nur eine
geringe Neigung zur Metastasierung außerhalb der Leber zu, obwohl er
innerhalb der Leber in die Blutgefäße einbrechen und sich über weite

Strecken im Gefäßbett strangartig ausbreiten kann. Sofern es überhaupt zu Metastasen kommt, beschränken sie sich gewöhnlich auf die Lungen. Die Metastasen primärer Lebercarcinome sind ein besonders charakteristisches Beispiel für die auch bei metastatischen Schilddrüsentumoren oder Pankreastumoren bekannte Tatsache, daß die von hochdifferenzierten Zellen sich ableitenden Krebse auch nach ihrer Verschleppung in andere Körperbezirke die Funktion ihres Mutterorganes bewahren können. So sind in Lungenmetastasen primärer Leberkrebse, in Achselhöhlenmetastasen, ja sogar in einer Augenmetastase Anhäufungen von Gallenfarbstoff beobachtet worden. Man hat in der Anwesenheit von Bilirubin innerhalb solcher Metastasen eine wichtige Stütze für die Fähigkeit der Leberzellen zur Bildung von Gallenfarbstoff, also für die hepatocelluläre Entstehung des Gallenfarbstoffes erblickt. Doch kann man mit dem gleichen Rechte behaupten, daß die Zellen von Leberepithelmetastasen den angehäuften Gallenfarbstoff nicht bilden, sondern ebenso wie ihre Mutterzellen ihn aus dem Kreislaufe ausscheiden.

Gegenüber dem überaus seltenen Vorkommen des primären Leberkrebses sind *Krebsmetastasen* in der Leber häufig. Sie entstehen durch Verschleppung von primären Carcinomen des Magen-Darmkanals, des Pankreas, der Speiseröhre, der Gebärmutter und der Eierstöcke über das Pfortadergebiet oder über die Lymphwege. Ferner können Magen- und Gallenblasencarcinome kontinuierlich in das Leberbett einwuchern. Gewöhnlich tritt der sekundäre Leberkrebs in Form umschriebener harter Knoten auf, seltener zeigt er ein diffus-infiltrierendes Wachstum. Mit zunehmender carcinomatöser Durchdringung kann es zu beträchtlichen unregelmäßigen Gestaltveränderungen des sehr harten Organs kommen. An der Leberoberfläche führen die Carcinomknoten entsprechend ihrer verschiedenen Größe und Vorbuckelung zu einer grobknotigen Höckerung der Leber. Zentrale Erweichungen der schlecht durchbluteten Tumorknoten können zu einer Dellenbildung, zur Ausbildung des sog. Krebsnabels führen.

Primäre Sarkome und Endotheliome der Leber sind außerordentlich selten; klinisch können sie niemals exakt diagnostiziert werden. Selbst im Kindesalter sind sie mehrfach beobachtet worden. *Metastasen* von *Sarkomen*, die zu riesigen Vergrößerungen der Leber Veranlassung geben können, entwickeln sich besonders im Anschluß an primäre Melanosarkome, z. B. der Haut oder der Choroidea des Auges.

Klinisch wird die Ausbreitung maligner Tumoren in der Leber durch eine unregelmäßig zunehmende Vergrößerung, Verhärtung und grobe Höckerung der Leber bei gleichzeitigem auffälligem Kräfteverfall nahegelegt. Das Zusammentreffen dieser Zeichen ermöglicht gewöhnlich eine Abgrenzung gegenüber den Lebercirrhosen, bei welchen der Ernährungszustand lange Zeit befriedigend bleibt und die Höckerung der Leberoberfläche feiner und gleichmäßiger ist. Ein Milztumor spricht gegen Tumormetastasen der Leber, jedoch nicht gegen primäre Lebercarcinome, die sich gerade auf dem Boden von vorausgehenden Lebercirrhosen entwickeln können. Das rasche Wachstum der Lebertumoren führt zu Spannungen der Leberkapsel, die ein dauerndes dumpfes Druckgefühl im Oberbauch bewirken. Verdacht von Neoplasmen in der Leber macht natürlich eine eingehende Untersuchung aller Organe erforderlich, in deren Bereich mit der Möglichkeit eines Primärtumors zu rechnen ist. Durch schließliches Übergreifen der Geschwulstknoten auf die Leberpforte kann es durch Kompression von Pfortader und Gallenwegen zu Ascites und Ikterus kommen. Im Punktat des carcinomatösen Ascites treten oft zahlreiche sog. Siegelringzellen mit einer fast die ganze Zelle erfüllenden Vakuolenbildung auf, wobei ein Rest des Protoplasmas randständig nach Art der Petschaft eines Siegelringes erhalten bleibt. Sie stützen die Tumordiagnose, wenn sie in größeren Zellverbänden innerhalb der Ascitesflüssigkeit auftreten. Lebertumoren können von unregelmäßigem Fieber begleitet werden, das mit einem Zerfall der Geschwulstmassen oder mit Sekundärinfektionen der Gallenwege in Verbindung gebracht wird.

Die Diagnose einer Melanosarkomatose der Leber ist leicht zu stellen, wenn durch die Ausscheidung des fertigen Melanins der Harn eine auffallend dunkle bis schwärzliche Farbe aufweist. Sehr häufig wird jedoch nur die farblose Vorstufe, das Melanogen ausgeschieden, auf dessen Anwesenheit man bei allen ungeklärten Vergrößerungen und Verhärtungen der Leber den Harn kontrollieren soll:

Die einfachste Probe ist der Zusatz von größeren Mengen 10%iger Eisenchloridlösung zum Harn. Die zunächst ausfallenden Eisenphosphate reißen das Melanin als schwärzlichen Niederschlag mit sich, der sich nach weiterem Eisenchloridzusatz unter Erhaltung der Schwarzfärbung löst. Oder man versetzt den Harn mit Nitroprussidnatrium und Kalilauge: Bei Anwesenheit von Melanogen nimmt der Harn eine violette Färbung an, die nach Ansäuern mit Essigsäure in eine blaue Farbe übergeht.

Behandlung

Unter den gutartigen Lebergeschwülsten sind gelegentlich Hämangiome und Lebercysten Gegenstand einer operativen Behandlung gewesen. Auch Leberadenome, die zu Stieldrehungen von lappenförmig ausgezogenen Leberteilen geführt hatten, sind mehrfach operiert worden. Die Behandlung der malignen Lebergeschwülste muß sich auf eine Schmerzlinderung durch Narkotica und bei zunehmendem Ascites auf eine Entlastung durch Bauchpunktion beschränken.

XVIII. Die Echinokokkenkrankheit der Leber und ihre Formen.

Es gibt zwei verschiedene Formen des Leberechinococcus beim Menschen: den Echinococcus cysticus, die häufigste Form und den Echinococcus multilocularis seu alveolaris.

Der Echinococcus cysticus ist die blasige Jugendform, der Finnenzustand des Hundebandwurms, der Taenia echinococcus. Der Hund infiziert sich durch die Aufnahme von finnenhaltigem Fleisch des Schlachtviehs, vor allem von Schafen, ferner von Schwein und Rind. Nach dem Genuß von finnigem Schlachtfleisch kommt es im Magen-Darmkanal des Hundes zur Entwicklung des Bandwurmes. Er ist sehr klein, etwa 5—6 mm lang und hat nur 3 Glieder. Die befruchteten embryonenhaltigen Eier werden vom Hunde mit dem Kot ausgeschieden, gelangen jedoch durch Lecken auch in den Mund der Tiere, von wo sie durch enge

Berührung mit dem Menschen bei mangelnder Hygiene in den menschlichen Magen-Darmkanal eingeführt werden. Die Infektion kann auch manchmal durch den Genuß von Obst und Gemüsen, die durch Hunde verunreinigt sind, erfolgen. Die radiärgestreifte Eihülle der befruchteten Eier des Hundebandwurms wird im menschlichen Darme aufgelöst, worauf die Embryonen frei werden. Sie dringen alsdann in die Venen der Darmwand ein und gelangen mit dem Pfortaderstrom in die Leber. Hier wachsen die Embryonen zu den Finnencysten, den sog. Blasenwürmern heran, die man im Altertum als Hydatiden bezeichnet hat. Die Vermehrung beim Menschen kann auf zwei Wegen erfolgen: der seltenere Weg im Gegensatz zum Schaf und zum Schwein ist der, daß an der Innenwand der Cysten zunächst solide Zapfen heraussprossen, die sich allmählich im Inneren aushöhlen. In diesen Hohlräumen bilden sich die Kopfanlagen, die Scolices, aus, die mit 4 Saugnäpfchen und einem Hakenkranze versehen sind. Wesentlich häufiger erfolgt beim Menschen die Vermehrung der Finnen durch Bildung der sog. Tochterblasen. Sie sind genau wie die Mutterblasen gestaltet. Sie wölben sich nach dem Inneren der Cyste vor, lösen sich schließlich von dem Mutterboden los, um frei in der Cystenflüssigkeit zu schwimmen (endogene Blasenbildung). Nach dem gleichen Mechanismus entwickeln sich aus den Tochterblasen die Enkelblasen. So kann es bei langem Bestehen von Echinococcuscysten schließlich zu sehr zahlreichen Blasenbildungen kommen, deren Zahl bis mehrere Hundert betragen kann. Eine Blasenbildung nach außen (exogene Blasenbildung) mit nachträglicher Abschnürung selbständiger Cysten ist beim Echinococcus cysticus des Menschen bisher nicht beobachtet worden. Nicht immer bilden sich Tochter- und Enkelblasen; öfters kommt es nur zur Ausbildung einer einzigen Cyste, die frei von endogener Blasenbildung bleibt. Entweder ist es hier überhaupt nicht zu Fortpflanzungsvorgängen gekommen, oder es ist eine nachträgliche Auflösung der Kopfanlagen und der endogenen Tochterblasen erfolgt. Als Überbleibsel der Kopfanlagen kann man im Cysteninhalt den sog. Hydatidensand finden, der aus Trümmern von abgestoßenen Köpfchen und Häkchen besteht. — Manchmal finden sich in der Leber gleichzeitig mehrere Echinococcuscysten.

Im Gegensatz zu der *endo*genen Blasenbildung des cystischen Echinococcus, der auch als unilokulärer Echinococcus bezeichnet wird, führt der multilokuläre oder alveoläre Echinococcus zu anderen Leberveränderungen: Das Wachstum vollzieht sich hier durch *exo*gene Sprossung und Blasenbildung, wobei die Sproßbildungen nach Art einer bösartigen Geschwulst infiltrierend in das Lebergewebe eindringt. Cystische Bildungen treten hinter den soliden Sprossungen zurück. So entsteht im Leberbett ein Bild, das an ein Gallertcarcinom oder bei gleichzeitigen Zerfallserscheinungen auch an eine Aktinomykose erinnern kann. Mit dem infiltrativen Eindringen des Alveolarechinococcus in das Leberparenchym kommt es zu ausgedehnten Nekrosen, so daß im Bereich des Ausbreitungsweges das Gewebe eine wabenartige oder wurmstichige Beschaffenheit annehmen kann.

Bei der histologischen Untersuchung bietet sich der Alveolarechinococcus der Leber als ein maschig angeordnetes Hohlraumsystem dar, in welchem man manchmal, keineswegs immer, die Kopfanlagen mit Saugnäpfchen und Häkchen finden kann. Vielfach verfallen aber die Parasiten in den Hohlräumen einer fortschreitenden Degeneration, so daß man in den Waben oft nur Trümmer von Membranen und einzelne Häkchen antrifft. Mit Vorliebe siedelt sich der Alveolarechinococcus im rechten Leberlappen an. Neben dem wesenhaft verschiedenen Wachstum sprechen auch geographische und morphologische Gründe dafür, daß dieser Echinococcus nicht bloß eine besondere Wachstumsform des cystischen Echinococcus darstellt, sondern das Zwischenstadium einer besonderen Taenie des Hundes ist. Freilich ist der experimentelle Beweis für die Selbständigkeit des Alveolarechinococcus noch nicht geglückt, da Fütterungsversuche mit finnenhaltigem Gewebe des Alveolarechino-coccus noch nicht zur Entwicklung einer scharf abgrenzbaren Hundetaenie geführt haben.

Folgeer-scheinungen Die Wirkungen der beiden Echinococcusformen auf das Lebergewebe sind prinzipiell die gleichen. Es kommt zur Druckatrophie des ver-drängten Lebergewebes, zu Bindegewebswucherungen, zu unregelmäßigen Parenchymregenerationen, wodurch die Leber eine erhebliche Ver-größerung, Gestaltsveränderung und grobe Höckerung ihrer Oberfläche erfahren kann. Bei beiden Formen kann es auch zum Einbruch der parasitären Gebilde in die Gefäßbahnen und zur Ansiedlung neuer Tochtergebilde in anderen Organen, vor allem in den Lungen kommen.

Durch seine stärkere Neigung zum Zerfall und durch seinen stärkeren nekrotisierenden Einfluß auf das Lebergewebe wird durch den Alveolar-echinococcus das Leben des Kranken viel unmittelbarer bedroht als beim cystischen Echinococcus. Sekundäre Vereiterungen treten beim Alveolarechinococcus rascher und häufiger auf, und mit den destruieren-den Einwirkungen auf das Leberparenchym erklärt es sich auch, daß sehr viel häufiger als beim cystischen Echinococcus ein ausgeprägter Ikterus auftritt. Auch der cystische Echinococcus kann gelegentlich vereitern, in vielen anderen Fällen kann aber die Cyste spontan ab-sterben, wonach es unter Resorption der Cystenflüssigkeit allmählich zur Einschmelzung der Echinokokkenmembran und schließlich zur Ver-kalkung der nekrotischen Massen kommt. Als Rest der ursprünglichen Cyste kann man in solchen kreidigen Gebilden manchmal noch Häkchen finden, die wegen ihres Chitingehaltes von den Verdauungskräften des Organismus nicht angegriffen werden. Andererseits kann der cystische Echinococcus sogar mehrere Jahrzehnte lebendig bleiben, wobei er in seinem Inneren zahlreiche Tochter- und Enkelblasen bilden kann.

Infolge des infiltrierenden Wachstums und der geringen Neigung zur Cystenbildung beim Alveolarechinococcus kommen Spontanperforationen nur beim cystischen Echinococcus vor. Sie können in die Bauchhöhle, in den Magen und in den Darm erfolgen, und auch von Perforationen durch die Bauchdecken nach außen wird berichtet, wonach unter Ab-stoßung der Blasen sogar Spontanheilungen erfolgen können. Die Per-forationen in den Magen-Darmkanal kündigen sich auch ohne begleitende Kollapserscheinungen in plötzlichen auffallend wäßrigen Entleerungen an. Auch Perforationen nach der Lunge durch das Zwerchfell mit an-schließender Perforation nach dem Bronchus und Entleerung von großen

Mengen von Cystenflüssigkeit durch den Mund sind beobachtet worden, ebenso Durchbrüche in die Gallenwege. Perforationen in die Perikardialhöhle, in die großen Gefäßstämme oder in das Herz führen unmittelbar zum Tode.

Lange Zeit können die Echinokokken in der Leber völlig symptomlos bleiben, und nicht selten werden verkalkte Echinococcuscysten als Nebenbefund auf dem Sektionstische festgestellt, ohne daß ihr Träger jemals klinische Zeichen der Krankheit dargeboten hat. Stärkere Beschwerden treten erst auf, wenn mit der Ausbildung größerer Cysten oder mit dem Wachstum des alveolären Echinococcus eine mit schmerzhafter Spannung des peritonealen Überzugs verbundene Lebervergrößerung auftritt, wenn durch den Sitz des cystischen Echinococcus an der Leberkonvexität Behinderungen der Atmung oder durch Kompression der Pfortader und der Gallenwege Ascites und Ikterus entstehen. *[Klinischer Befund]*

Die Diagnose des *cystischen* Leberechinococcus wird nahegelegt, wenn bei gutem Allgemeinbefinden und normaler Temperatur glattkugelige, langsam wachsende, wenig schmerzhafte Tumoren mit prallelastischer Konsistenz bzw. sogar mit deutlicher Fluktuation innerhalb des Leberbettes auftreten. Das sog. Hydatidenschwirren, dem man früher eine große diagnostische Bedeutung zugemessen hat und das in einer stärkeren wellenartigen Erschütterung der Vorwölbungen beim Beklopfen entsteht, ist kein häufiges Symptom. Die Verdachtsdiagnose des Leberechinococcus wird weiter gestützt, wenn bei der Röntgenuntersuchung kugelige Vorwölbungen der Leberkonvexität — evtl. unter Zuhilfenahme des Pneumoperitoneums — zu erkennen sind. Weitere Stützen für die Diagnose ergeben sich durch das Vorhandensein einer Eosinophilie des Blutes, durch den positiven Ausfall der Komplementbindungsreaktion mit Cystenflüssigkeit vom Schaf und durch die Auslösung einer allergischen Hautreaktion durch intracutane Injektion von einigen Tropfen carbolisierter Cystenflüssigkeit vom Schafechinococcus. Von einer Probepunktion der Cysten ist abzuraten, da beim Abfließen von Cystenflüssigkeit in den Bauchraum bedrohliche anaphylaktische Zustände auftreten können. Die Cystenflüssigkeit ist eine wäßrig klare, selten auch gallig verfärbte Flüssigkeit von spezifischem Gewicht zwischen 1009—1015, deren Eiweißgehalt sehr gering ist. *[Diagnose]*

Kommt es zu Vereiterungen von Echinococcuscysten, so wird häufig eine Verwechslung mit Leberabscessen unvermeidbar sein. Zur Klärung der Differentialdiagnose wird auch hier die Eosinophilie des Blutes und die Komplementbindungsreaktion beitragen.

Der *alveoläre* Leberechinococcus ist wegen seines infiltrativen Wachstums der Diagnose kaum zugänglich. Gewöhnlich begegnet man in vorgeschrittenen Fällen einer oft von Ikterus und Milzvergrößerung begleiteten unregelmäßig vergrößerten Leber, die am meisten den Verdacht von Tumormetastasen oder vielleicht einer hypertrophischen Lebercirrhose erweckt.

Sofern der cystische Echinococcus durch seine Größe zu stärkeren Beschwerden führt, oder sekundäre Vereiterungen des Cysteninhaltes eintreten, kann die Therapie nur in einer Entleerung und Verödung der Cysten bestehen. Der alveoläre Echinococcus ist wegen seines infiltrierenden *[Behandlung]* den Wachstums einer operativen Behandlung nur selten zugänglich. In vereinzelten Fällen sind durch Resektionen größerer Leberteile Heilungen erzielt worden. Gewöhnlich führt aber der Alveolarechinococcus — öfters rascher, aber auch schleichend und sich über viele Jahre hinziehend — unter einem den malignen Lebertumoren ähnlichen Bilde schließlich zum Tode.

XIX. Verletzungen der Leber und der Gallenwege.

Ursachen und Formen der Leberverletzungen

Man unterscheidet *offene* Leberverletzungen durch Schuß- und Stichwunden bei Eröffnung der Bauchdecken und *subcutane* Leberverletzungen infolge stumpfer Gewalt durch Quetschungen und Zerreißungen ohne Eröffnung der Bauchdecken. Die subcutanen Verletzungen der Leber nach stumpfer Gewalteinwirkung gehören zu den häufigen traumatischen Organschädigungen. Sie umfassen fast ein Drittel aller stumpfen Bauchverletzungen. Es hängt dies damit zusammen, daß die Leber unterhalb des Zwerchfellgewölbes vorn und seitlich vom unteren Rippenbogen und hinten von der Rückenmuskulatur umfaßt wird und bei stärker einwirkender Gewalt nur geringe Möglichkeiten zum Ausweichen besitzt. Die Schwere der Leberverletzung braucht nicht in engerer Beziehung zur Stärke der Verletzung der Bauchdecke oder der Rippen zu stehen: starke Läsionen der Bauchdecken können mit geringen Leberverletzungen einhergehen, und selbst schwerste tödliche Leberzerreißungen können ohne wesentliche Schädigungen der Bauchdecken eintreten. Gleiches gilt auch für die Verletzungen der übrigen parenchymatösen Bauchorgane.

Unter den *direkten* stumpfen Gewalteinwirkungen, die zu subcutanen Leberverletzungen führen können, sind Verletzungen durch Hufschlag, Quetschung, Pufferung, Überfahren, Absturz mit Aufschlag auf den Bauch zu nennen. Hier vollzieht sich der Mechanismus der Leberverletzung offenbar durch Quetschung der Leber gegen die Wirbelsäule durch den nach der Tiefe gepreßten Rippenkorb. Bei *indirekt* wirkender Gewalt, z. B. bei Leberrupturen nach Sturz auf den Kopf, durch Fall auf die Beine — ohne unmittelbare Gewalteinwirkung auf die Lebergegend — kommen die Leberzerreißungen durch contre-coup-Wirkung zustande, indem die Leber mit großer Heftigkeit an das Zwerchfellgewölbe oder die vordere Rippenwand anprallt. Beim Absturz in aufrechter Haltung können Leberzerreißungen entlang der Aufhängebänder entstehen. Im einzelnen kann man mit STERN folgende Formen unter den subcutanen Leberrupturen unterscheiden:

1. Als häufigste Form die Zerreißung der Leber mit gleichzeitigem Einriß ihrer Kapsel.

2. Herdförmige Zertrümmerungen innerhalb des Leberbettes ohne gleichzeitigen Kapseleinriß. Hierbei kann es auch zu Lostrennungen von Leberteilen innerhalb der Kapsel und sekundär zu einer Nekrose des abgetrennten Leberabschnittes kommen. Der Endausgang dieser Verletzung ist Resorption, Schwielenbildung, sekundäre Infektion mit Absceßbildung oder cystische Umwandlung des Herdes.

3. Umschriebene Ablösung der Kapsel von der gequetschten oder zerrissenen Lebersubstanz durch ein subkapsuläres Hämatom.

Der rechte Leberlappen wird bei diesen Zusammenhangstrennungen weit häufiger als der linke Leberlappen befallen.

Das klinische Bild der subcutanen Leberverletzungen ist wenig charakteristisch. Im Vordergrunde des Bildes steht bei ausgedehnten Leberverletzungen ein schwerer Kollapszustand, wobei eine umschriebene Bauchdeckenspannung im Oberbauch mit ausstrahlenden Schmerzen nach der rechten Schulter bestehen kann. Es tritt mithin ein allgemeines peritoneales Bild in die Erscheinung, das in erster Linie den Verdacht einer Perforation nahelegt, und unter dieser Annahme sind sehr viele chirurgische Eingriffe bei Leberverletzungen vorgenommen worden. In etwa ein Drittel der Fälle können die Leberverletzungen von Ikterus begleitet sein. Der sog. Frühikterus, der sich nach den vorliegenden Erfahrungen einige Tage nach der Verletzung entwickeln kann, hängt vielleicht mit spastischen Verengerungen der Gallenwege infolge vegetativer Innervationsstörungen oder mit Verstopfungen der Gallenabflußwege durch Blutkoagula zusammen. Vielleicht werden durch die Kontusion des Lebergewebes vorübergehend auch funktionelle Schädigungen der Leberzellen selbst hervorgerufen. Entwickelt sich der Ikterus als sog. Spätikterus erst längere Zeit nach der Einwirkung des Traumas, so dürfte er durch sekundäre Infektionen der Gallenwege oder durch toxisch-infektiöse Schädigungen der Leberzellen zustande kommen. In sehr seltenen Fällen können auch Verlegungen der großen Gallenwege durch peritoneale Schwielenbildungen, narbige Verengerungen des verletzten Ductus choledochus Ursache eines Spätikterus sein. Kleinere Leberrupturen können, ohne auffällige Symptome zu machen, unter Narbenbildung zur Ausheilung kommen. Höchstens kann vorübergehend eine starke Urobilinurie als einziger Hinweis auf das Bestehen einer Leberverletzung auftreten.

Die Mehrzahl der größeren Leberrupturen dürfte gewöhnlich unter der unbestimmten Diagnose einer schweren inneren Verletzung zur Operation gelangen. Selbst wenn hierdurch die Gefahr der Blutung beseitigt ist, drohen dem Leberverletzten noch weitere Gefahren durch den Eintritt von Sekundärinfektionen der Gallenwege und des Leberparenchyms.

Wesentlich seltener als die subcutanen Leberverletzungen sind die durch stumpfe Gewalteinwirkung hervorgerufenen subcutanen Verletzungen der Gallenblase und der Gallenwege. Ihre Seltenheit erklärt sich aus der geschützten Lage des Gallengangssystems an der Unterfläche der Leber. Zerreißungen der Gallenblase kommen — abgesehen von Schuß- und Stichverletzungen — durch lokale Gewalteinwirkungen wahrscheinlich nur bei zufällig prallgefüllter Gallenblase zustande oder einige Tage nach der Verletzung im Anschluß an eine umschriebene Wandgangrän, die sich aus einer traumatischen Wandblutung der Gallenblase entwickelt. In anderen Fällen dürfte die Ruptur der Gallenblase nach äußerer Gewalteinwirkung durch schon bestehende Steinbildung, chronische Cholecystitis mit Adhäsionen begünstigt werden.

Krankheits-
bild des
Cholaskos

Die Ruptur der Gallenblase oder der Gallenwege wird ebenfalls gewöhnlich von Shockerscheinungen begleitet. Falls sich nicht bald spontane Verschließungen der Rupturstelle durch Verklebungen ausbilden, kommt es zu einem Übertritt von größeren Gallenmengen in die Bauchhöhle, zum Gallenascites oder Cholaskos. Hierbei kann sich ein stürmisch verlaufender Vergiftungszustand entwickeln, der unter Subikterus innerhalb weniger Tage mit zunehmender Benommenheit tödlich endet. In anderen Fällen kommt es zu einem mehr chronisch ablaufenden Krankheitsbilde, bei welchem sich neben dem Auftreten von freien oder abgekapselten Flüssigkeitsmengen im Leibe ein extremer Kräfteverfall bemerkbar macht, der nur bei frühzeitiger Entleerung der Gallenmengen aus der Bauchhöhle behoben werden kann. Das klinische Bild kann alsdann weitgehende Ähnlichkeiten mit der Peritonealtuberkulose gewinnen. Das schwere Vergiftungsbild im Anschluß an innere Rupturen der Gallenwege beruht zum wesentlichen Teil auf einer Gallensäurenresorption aus der Bauchhöhle; es ist das einzige klinische Beispiel für das Bestehen einer echten Cholämie, einer echten Gallensäurenvergiftung (ROSENTHAL, MELCHIOR, WISLICKI).

XX. Erkrankungen der Lebergefäße.

Erkran-
kungen der
Leber-
arterie:
Arterio-
sklerose und
Embolie

Arteriosklerotische Erkrankungen der Leberarterie entziehen sich selbst bei erheblicher Lumenverengerung dem klinischen Nachweis, weil die langsam zunehmende Verlegung des Gefäßes eine hinreichende Ausbildung von arteriellen Kollateralen ermöglicht. Im Gegensatz zu der klinischen Bedeutungslosigkeit des allmählichen Verschlusses der Leberarterie führt der sehr seltene akute embolische Verschluß der Leberarterie im Gefolge von Erkrankungen des linken Herzens zu dem unmittelbar lebensbedrohlichem Bilde der totalen anämischen Lebernekrose. Unter schweren Kollapserscheinungen, starken Schmerzen im Oberbauch, zunehmendem Ikterus, schweren Vergiftungserscheinungen durch autolytischem Leberzerfall und Leberinsuffizienz tritt in kurzer Zeit der Tod ein.

Aneurys-
men der
Leberarterie

Sackförmige Aneurysmen der Leberarterie sind als große Seltenheit im Gefolge akuter Infektionskrankheiten oder längere Zeit nach stumpfen Gewalteinwirkungen am Oberbauch, z. B. nach Hufschlag beobachtet worden. Sie sind der direkten Diagnose fast nie zugänglich, da sie gewöhnlich von der Leber überlagert werden. Nur ganz ausnahmsweise bei beträchtlicher Größe können sie als pulsierender Tumor mit umschriebenen systolischen Geräuschen im Oberbauch nachweisbar werden. Folgende klinische Symptome lassen an die Möglichkeit eines Leberaneurysmas denken: 1. Starke Schmerzanfälle im mittleren Oberbauch, die manchmal fast an tabische Krisen erinnern. Im Gegensatz zu Gallensteinkoliken liegt das Schmerzmaximum im mittleren Oberbauch, und die Schmerzen strahlen von hier aus nicht nach der rechten Schulter und der rechten Rückenseite aus. 2. Schwere Darmblutungen, die gewöhnlich nach einer sehr heftigen Schmerzattacke auftreten. Sie kommen durch Perforation des Aneurysmas in den Magen-Darmkanal oder in die Gallenwege zustande. 3. Wechselnder Ikterus durch Kompression der Gallenwege.

Die Perforation des Aneurysmas der Leberarterie kann auch unter den Erscheinungen einer lebensbedrohlichen inneren Blutung in die freie Bauchhöhle erfolgen. In der Mehrzahl der Fälle bleiben die Aneurysmen der Leberarterie intra vitam völlig symptomlos, so daß sie als Nebenbefund bei der Sektion erst aufgedeckt werden. In den wenigen Fällen, in welchen ein Leberaneurysma bei der Probelaparotomie angetroffen wurde, ist wiederholt die Unterbindung der Leberarterie mit gutem Erfolg durchgeführt worden, offenbar weil während der Ausbildung des Aneurysmas sich gleichzeitig ein genügender arterieller Kollateralkreislauf entwickelt hatte.

Zu beträchtlichen Lumenverkleinerungen der Lebervenen kann es durch Tumormetastasen an der Einmündung der Vv. hepaticae in die untere Hohlvene oder durch eine syphilitische obliterierende Endophlebitis der Lebervenen kommen. Dann entwickelt sich infolge der starken Hemmung des venösen Abflusses aus der Leber eine mächtige Stauungsleber mit Massenblutungen in das Leberbett, die nach längerem Bestehen unter starkem Parenchymuntergang zur atrophischen Leberinduration, zur sog. Stauungscirrhose führen kann (vgl. S. 129 und S. 140). *Erkrankungen der Lebervenen*

Verlegungen des Pfortaderstammes können durch Pfortader*thrombose* (Pylethrombose) oder Pfortader*entzündung* (Pylephlebitis) hervorgerufen werden. Die Pfortader*thrombose* pflegt sich im Gefolge anderer Erkrankungen, am häufigsten terminal bei der atrophischen Lebercirrhose sowie bei der visceralen Lues zu entwickeln, ferner infolge Verlangsamung des Blutstromes bei Druck auf die Pfortader von außen durch Tumorpakete oder tuberkulöse Drüsenmassen an der Leberpforte, durch peritoneale Verwachsungen mit Einbeziehung der Pfortader in das Schwielengewebe. Zu diesen mechanischen Faktoren können infektiöse oder marantische Schädigungen der Gefäßwand als Thrombose begünstigende Faktoren hinzutreten. *Erkrankungen der Pfortader*

Bei langsam und unvollständig sich entwickelnder Pylethrombose kann sich das gewöhnliche Bild der Pfortaderstauung mit Meteorismus und Ascites ausbilden, das naturgemäß bei gleichzeitigem Bestehen von Lebererkrankungen ausschließlich auf das Organleiden bezogen werden dürfte. Je ausgedehnter der thrombotische Verschluß des Pfortaderstammes ist, und je schneller er sich ausbildet, ohne zeitlich Möglichkeiten für die Entwicklung eines venösen Kollateralkreislaufes zu gewähren, desto mehr bildet sich das schwere Symptomenbild des fast totalen Pfortaderverschlusses dar: es kommt zu einer mächtigen Stauungshyperämie fast des gesamten Magen-Darmtractus, die schließlich in eine ausgedehnte hämorrhagische Infarzierung des Magen-Darmkanals übergeht. Im klinischen Bilde führen diese Vorgänge zu Bluterbrechen und massiven blutigen Stuhlentleerungen, und unter rascher Entwicklung eines Trommelbauches mit Ascites erfolgt in wenigen Tagen der Tod mit und ohne Ikterus. Kommt es zu einer Rekanalisation des Pfortaderstammes, oder läßt die Entwicklung der Pfortaderthrombose Zeit zur Ausbildung eines venösen Kollateralkreislaufes, so können sich die schweren klinischen Erscheinungen wieder zurückbilden; doch ist man *Die Pfortaderthrombose* vor erneuten Verschlimmerungen infolge Fortschreitens der Thrombose niemals sicher.

Diagnose des Pfortaderverschlusses

Sind die Symptome des rasch sich entwickelnden Ascites, des sichtbaren venösen Kollateralnetzes in den Bauchdecken, des Meteorismus und der Darmblutungen vorhanden, so bereitet die Diagnose der Pfortaderthrombose keine besonderen Schwierigkeiten. Sie kann aber fast zur Unmöglichkeit werden, wenn die Thrombose des Pfortaderstammes final zu einer Lebercirrhose hinzutritt, bei welcher bereits die Zeichen der Pfortaderstauung bestehen. Unter solchen Bedingungen kann die komplizierende Pfortaderthrombose nur dann mit einem gewissen Verdacht vermutet werden, wenn klinisch eine akute Verschlimmerung mit plötzlich schnell wachsendem Ascites, Temperatursteigerungen und Darmblutungen einsetzt. Freilich wird das Auftreten intestinaler Blutungen hierbei meist als Ausdruck von Blutungen aus geplatzten kollateralen Varicen gedeutet werden. Auch Verwechslungen mit einer terminalen tuberkulösen Peritonitis, die nicht selten den tödlichen Ausgang von Lebercirrhosen beschleunigt, sind nicht zu vermeiden.

Behandlung Die Behandlung muß sich im allgemeinen auf die Bekämpfung des Meteorismus durch Beschränkung blähender Speisen, durch Zufuhr von Kohle und Regelung des Stuhlganges, auf Entlastung des Abdomens durch Ascitespunktion und bei Darmblutungen auf die Zufuhr von gerinnungsbefördernden Mitteln (Gelatine, Kalkpräparate, intravenöse Injektionen von 10% Kochsalzlösung) beschränken. Legt der positive Ausfall der Wassermannschen Reaktion den Verdacht eines engeren Zusammenhanges zwischen Lues und Pfortaderthrombose nahe, so ist eine spezifische Behandlung — zunächst mit Jod- und Wismutpräparaten — geboten.

Formen der Pfortaderentzündung Die *chronische* Pfortader*entzündung* ist gegenüber der langsam sich entwickelnden Pfortaderthrombose weder klinisch noch pathologisch-anatomisch immer exakt abzugrenzen, weil sie oft mit Pfortaderthrombose einhergeht und auch bei der Pfortaderthrombose infektiöse Wanderkrankungen eine Rolle spielen können.

Bei der *akuten* Pylephlebitis steht zunächst eine schwere septische Allgemeininfektion mit Schüttelfrösten und intermittierendem Fieber im Vordergrunde des Symptomenbildes. Dann treten im Verlauf der schweren Infektion ziemlich plötzlich zunehmende Schmerzen im Epigastrium, rasch wachsender Meteorismus, stark blutige Darmentleerungen hinzu, die den Verdacht auf eine komplizierende Thrombophlebitis der Pfortader lenken. Die Ausbildung von Ascites und eines venösen Kollateralnetzes an den Bauchdecken wird gewöhnlich durch den raschen tödlichen Ablauf der Krankheit und die frühzeitig sinkende Herzkraft verhindert.

Pathologisch-anatomisch erscheint bei der akuten Pylephlebitis die Pfortader in einen mehr oder minder soliden Gefäßstrang umgewandelt, der in seinem Inneren von eitrigen Thromben erfüllt ist und stellenweise Einschmelzungen seiner Wand aufweist. Als Fortsetzung der eitrigen Pylephlebitis entwickeln sich innerhalb des Leberbettes multiple kleine Abscesse, die die ganze Leber durchsetzen können.

Ihren Ausgang nimmt die akute Pylephlebitis meist von Eiterherden im Wurzelgebiet der Pfortader. Hier sind die akute Appendicitis, dysenterische, tuberkulöse und carcinomatöse Darmgeschwüre, Prostata- und periproktitische Abscesse, Beckenvenenthrombosen im Anschluß an infektiöse Erkrankungen des weiblichen Genitalapparates zu nennen. Auch im Anschluß an infektiöse Gallenblasenerkrankungen können akute Pfortaderentzündungen hervorgerufen werden, wobei Eitererreger über die Vena cystica dem Pfortaderstamm zugeleitet werden. Metastatische Pylephlebitiden können im Verlaufe von schweren septischen Erkrankungen entstehen, ferner kann bei Säuglingen von einer Phlebitis der Nabelvene eine Thrombophlebitis der Pfortader ausgelöst werden. Auch Milzvenenthrombosen können sich auf dem Pfortaderstamm ausbreiten und zu Pfortaderverschlüssen führen.

Da es wegen des stürmischen tödlichen Verlaufs der akuten Pylephlebitis nicht zu Ascites und zur Ausbildung eines sichtbaren venösen Kollateralnetzes zu kommen pflegt, so kann, solange Darmblutungen im Symptomenbilde fehlen, der Krankheitsprozeß anfänglich schwer von der infektiösen Cholangitis oder von Leberabscessen abzugrenzen sein.

Die Therapie muß bestrebt sein, die primären Eiterherde auszuschalten, wodurch in seltenen Fällen ein Stillstand der Pfortadererkrankung erzielt werden kann; in den allermeisten Fällen wird jedoch mit der Ausbildung des entzündlichen Pfortaderverschlusses jede Therapie erfolglos bleiben.

XXI. Anatomie und Physiologie der extrahepatischen Gallenwege. Technik und Ergebnisse der Gallenwegsdiagnostik.

Das Sekret der Leber, die Galle, wird durch die Ductus hepatici und den Ductus choledochus nach dem Duodenum abgeleitet. In den Ductus choledochus mündet der Ductus cysticus, der mit der blindsackartigen Gallenblase endigt. Innerhalb des Ductus cysticus findet sich ein sehr kompliziert gebauter Klappenapparat, die Valvula spiralis Heisteri, die dem Übertritt der Galle aus den Ductus hepatici in die Blase keinen erheblichen Widerstand entgegensetzt, dagegen das Abfließen der Blasengalle nach dem Choledochus nur bei einem stärkeren Überdruck in der Gallenblase ermöglicht (Abb. 6). Man unterscheidet an der Gallenblase einen Boden (fundus), einen Körper (corpus) und einen Trichter (infundibulum), deren Wandstruktur durch eine ausgesprochen geflechtartige Anordnung der Muskulatur, ähnlich derjenigen der Harnblase, ausgezeichnet ist (vgl. Abbildung). An diese Gallenblasenabschnitte schließt sich der eigentliche Hals (collum) an, dessen Beginn durch die erste HEISTERsche Falte gekennzeichnet ist. Die Schleimhaut des Collum läßt noch das zierliche Faltensystem der Gallenblase in verkleinertem Maßstabe erkennen. Es endigt dort, wo der enge Blasengang, der Ductus cysticus aus dem Gallenblasenhalse hervorgeht. Im Ductus cysticus, dessen Länge sehr erheblichen Schwankungen unterliegen kann, fehlt eine geschlossene Muscularis, dagegen finden sich in seiner Wand reichlich elastische und nervöse Elemente. Der proximale Abschnitt des Ductus cysticus ist besonders eng und weist ein wirr sich kreuzendes, grobes Faltensystem auf, welches seine Durchgängigkeit erheblich erschwert und ihm bei Füllung ein korkzieherartiges Aussehen verleiht. Im Gegensatz zu diesem proximalen Abschnitt des Ductus cysticus, auch Pars valvularis genannt, ist der distale Teil ebenso wie Ductus hepaticus und Ductus choledochus fast ganz frei von glatter Muskulatur. Erst am untersten Ende des Ductus choledochus an seiner Einmündung in das Duodenum findet sich eine stärker entwickelte Längsmuskulatur

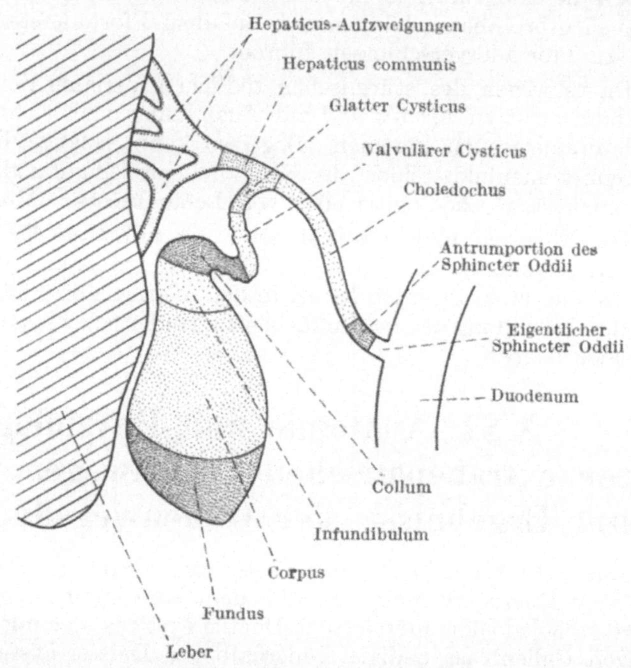

Abb. 6. Schema der extrahepatischen Gallenwege.

und eine selbständige, aus der Darmmuskulatur entspringende Ringmuskulatur, der ODDISCHE Sphincter, an welchem man im einzelnen ein Antrum und einen Sphincter im engeren Sinne unterscheidet.

Ein-
dickungs-
arbeit und
Resorp-
tions-
leistungen
der Gallen-
blase

Auf ihrem Wege durch die extrahepatischen Gallenwege wird der Lebergalle durch Schleimdrüsen Schleim beigemengt, und außerdem wird ihr aus schweißdrüsenartigen Drüsenknäueln ein besonderes, nicht schleimiges Sekret hinzugefügt. Die in die Gallenblase übertretende Lebergalle erfährt hier eine sehr beträchtliche Eindickung durch rasche Wasserresorption. Hierdurch wird eine Konzentrierung der festen Gallenbestandteile durchschnittlich um das 10fache im Vergleich zu der einfließenden Lebergalle herbeigeführt. In vielen Fällen kann die Konzentrationsleistung der Gallenblase wesentlich hierüber hinausgehen: so kann die nach Hypophysin entleerte Blasengalle nach vergleichenden Bilirubinbestimmungen manchmal 90mal konzentrierter als die zugehörige Lebergalle sein (KALK). Sehr eindrucksvoll wird die starke Konzentrationsleistung und die damit verbundene Aufnahmekraft der Gallenblase für die ihr zuströmende Lebergalle durch folgenden Versuch von MANN und BOLMANN bewiesen: Unterbindet man bei Hunden mit erhaltener Gallenblase den Ductus choledochus, so entwickelt sich infolge der starken Reservoirfunktion der Gallenblase ein deutlicher ·Ikterus erst frühestens nach 36—48 Stunden. Wird aber zugleich mit der Ligatur der großen Gallengänge die Gallenblase entfernt oder der Ductus cysticus unterbunden, so findet sich bereits nach 3 bis 6 Stunden Gallenfarbstoff im Plasma und im Urin, und schon nach 24 Stunden ist eine allgemeine ausgeprägte Gelbsucht vorhanden.

Hinter diesem Wasserresorptionsvermögen tritt die Resorptionskraft der Gallenblase für andere körpereigene und körperfremde Stoffe so erheblich zurück, daß der Konzentrationseffekt der normalen Gallenblase immer deutlich gewahrt bleibt. Auch Gallenpigment, Lipoide und Neutralfette, Gallensäuren können von der gesunden Gallenblasenwand im begrenzten Umfange resorbiert werden; im Vergleich zur Wasserresorption ist jedoch der zeitliche Ablauf und die Größe der Resorption anderer Gallenbestandteile so gering, daß stets eine starke Eindickung der Lebergalle in der Gallenblase erfolgt. Nur die leicht diffundierbaren anorganischen Salze werden aus der Gallenblase zugleich mit dem Gallenwasser in erheblichem Ausmaße resorbiert. Ähnliche Unterschiede der resorptiven Leistungen treten auch bei zahlreichen körperfremden Salzen, Alkaloiden und Farbstoffen in die Erscheinung: ein Teil von ihnen wird rasch von der Gallenblasenschleimhaut aufgenommen, während andere eine erhebliche Eindickung erfahren. Letzteres trifft z. B. auf das Tetrabrom- und Tetrajodphenolphthalein zu, deren Eindickung in der Gallenblase die Voraussetzung für die röntgenologische Darstellung der Gallenblase bildet. Mit dieser Eindickungsarbeit erfüllt also die *Reservoir-* Gallenblase die Funktion eines Reservoirs, das die von der Leber *funktion und druck-* sezernierte dünnflüssige Galle in großen Mengen in sich aufzustapeln *regulierende Leistungen* vermag und in konzentrierter Form wieder in den Darm als hochwirk- *der Gallen-* sames Verdauungssekret abgibt. Mit dieser Reservoirfunktion der *blase* Gallenblase ist zugleich zwangsläufig die Funktion eines dem Gallendruck innerhalb der Leber regulierenden Organs verknüpft.

Die in der Gallenblase eingedickte Galle wird durch einen aktiven *Aktive Kon-* Kontraktionsvorgang der Blasenwand in gewissen Intervallen nach dem *traktion der Gallenblase* Duodenum entleert. Die aktive Entleerung der Gallenblase ist, abgesehen von einer größeren Reihe klinischer und experimenteller Befunde vor allem durch die klinischen Beobachtungen über die Entleerung der Gallenblase im Röntgenbilde nach transduodenaler Einführung von Magnesiumsulfat, nach Zufuhr einer Eigelbmahlzeit und nach Hypophysininjektion gesichert. Wenn vorübergehend die Frage der aktiven Entleerungstätigkeit der Gallenblase umstritten war, so erklärt sich dies aus Beobachtungen, wonach bei Eröffnung der Bauchhöhle Kontraktionsvorgänge an der Gallenblase fast nie beobachtet worden sind. Heute wissen wir, daß die Innervationsvorgänge an der Gallenblase so außerordentlich empfindlich sind, daß Narkose, breite Eröffnung der

Bauchhöhle, Abkühlung der Gallenblase, Morphiumzufuhr das Auftreten von Spontankontraktionen verhindern, ja selbst so starke Kontraktionsreize wie die des Hypophysins völlig unterbrechen. Bei möglichster Ausschaltung dieser Störungsfaktoren durch Lokalanästhesie, möglichst kleine Schnittführung sind kräftige Kontraktionen der Gallenblase nach Einbringung von Eigelb und Rahm in das Duodenum einwandfrei beobachtet worden. Hierbei entleerte sich die Gallenblase durchschnittlich bis 60% ihres Inhalts.

Synergistische Innervationsvorgänge an Gallenblase und Oddischem Sphincter

Bevor die Galle aus dem Ductus choledochus in den Darm übertritt, muß sie noch die kompliziert gebaute ODDIsche Sphinctermuskulatur am distalen Choledochusende passieren. Ihr kommt nach WESTPHAL eine wichtige regulierende Tätigkeit auf die Gallenentleerung nach dem Darm und auch auf den Füllungszustand der Gallenblase zu: leichte elektrische oder pharmakologische Vagusreizungen mit kleinen Pilocarpinmengen rufen eine Kontraktion der Gallenblase und eine Erschlaffung des ODDISchen Sphincters hervor. Die Folge hiervon ist eine rasche Entleerung der Gallenblase mit raschen Übertritt von Galle nach dem Darm. Stärkere Vagusreizungen rufen noch stärkere Kontraktionen der Gallenblase hervor, aber gleichzeitig tritt hierbei ein Schluß des Sphincter Oddii ein. Die Folge hiervon ist eine Abflußhemmung der Galle und eine Verhinderung der Gallenblasenentleerung, wodurch Galle sogar rückwärts nach den Ductus hepatici gestaut werden kann. Bei Sympathicusreizung kommt es umgekehrt zu einer Tonusherabsetzung und Erschlaffung der Gallenblase und zu einer gleichzeitigen Verengerung des Sphincterringes. Hierdurch erfährt der Gallenabfluß nach dem Darm und der Abfluß der eingedickten Galle aus der Gallenblase eine deutliche Hemmung. Die Gallenblasenentleerung nach dem Darm steht somit unter der Herrschaft von Vagusimpulsen, während umgekehrt der Sympathicus durch Erschlaffung der Gallenblase und Verengerung des Sphinctergebietes die Gallenentleerung nach dem Darm hemmt. Sehr auffällig erscheint hierbei, daß nach den WESTPHALschen Ergebnissen sowohl Vagus- wie Sympathicusreize eine Verengerung des unteren Choledochusendes durch Sphincterkrampf bewirken. Es erklärt sich dies daraus, daß der *obere* Teil des Sphincterabschlusses, das sog. Antrum, durch *vagale* Impulse zur Kontraktion gebracht wird, während der *untere* Sphincterteil durch *Sympathicusreize* verengert wird. Es können somit sowohl Vagusreize wie Sympathicusreize das untere Choledochusende zur Verengerung bringen, wobei *verschiedene* Abschnitte des Sphinctersystems erregt werden.

Aus diesem feinen Spiele der geschilderten Innervationsvorgänge im Bereich der extrahepatischen Gallenwege ergibt sich ein Verständnis für die klinischen Bilder von nervösen Betriebsstörungen am Gallengangssystem, die man jetzt mit dem Sammelbegriff der Dyskinesien der Gallenwege zusammenfaßt: Wie die Analyse der Innervationsvorgänge an den Gallenwegen nämlich lehrt, braucht die Gallenstauung in den Gallenabflußwegen nicht ausschließlich durch anatomisch erfaßbare Hindernisse verursacht zu sein, sondern auch Motilitätsneurosen der Gallengegend können zu Stagnationen des Gallenblaseninhaltes und zu Hemmungen des Gallenabflusses nach dem Darm Veranlassung geben.

Überblicken wir nochmals das Schicksal der Galle von ihrem Eintritt in die Gallencapillaren bis zu ihrem Austritt in den Zwölffingerdarm, so sind es im wesentlichen zwei Faktoren, die den Gallenstrom im Gallenabflußsystem beherrschen: die Sekretions- und Excretionsleistungen der Leber, abhängig vom Funktionszustande des Leberparenchyms, und die Tätigkeit der Muskelapparaturen des Gallengangssystems, die die Austreibung der in den Gallenwegen befindlichen und der in der Gallenblase angesammelten und eingedickten Galle besorgen. Mit Recht hat BRUGSCH die Notwendigkeit der reinlichen Scheidung dieser beiden Vorgänge betont. Unter der *Cholerese* versteht man in Analogie zur Diurese die Ausscheidung von Galle aus der Leber. Hiervon ist scharf der Begriff der *Cholokinese* oder *Cholagogie* zu trennen, der die Austreibung der in der Gallenblase aufgestapelten und eingedickten Galle umfaßt. Die Notwendigkeit dieser begrifflichen Trennung ergibt sich auch vom pharmakotherapeutischen Standpunkte, weil es choloretische Substanzen, die den Gallenfluß anregen, und cholokinetische Substanzen gibt, welche fast ausschließlich die Kontraktion der Gallenblase anregen.

Zu den choleretischen Pharmaca, welche die Abscheidungsgröße der sezernierten Galle erhöhen, also eine vorübergehende Gallenflut hervorrufen, gehören die Gallensäuren und das Atophan. Beide Stoffe rufen im einzelnen eine ganz verschiedene Wirkung hervor: während die Injektion von gallensauren Salzen (Decholin) zusammen mit der raschen Ausscheidung der eingespritzten Gallensäuren auch eine vermehrte Ausschwemmung anderer gallefähiger Stoffe bewirkt, wird im Gegensatz hierzu durch Atophaninjektion eine dünne, wasserreiche und an Gallensubstanzen arme Galle ausgeschüttet, die möglicherweise nicht Ausdruck eines gesteigerten Funktionszustandes der Leberzellen ist, sondern vielleicht auf eine gewisse schädigende Wirkung der sezernierenden Leberzellen zurückzuführen ist. Dieser Unterschied zwischen beiden Stoffen kommt auch darin zum Ausdruck, daß unter der Einwirkung gallensaurer Salze die Ausscheidung gleichzeitig injizierter gallefähiger Stoffe, z. B. von Farbstoffen beschleunigt wird, während dem Atophan diese Fähigkeit nicht zukommt (ADLER). Eine schädigende Wirkung des Atophans auf die Leberzellen wird auch durch klinische Beobachtungen gestützt, wonach im Gefolge von längerer Anwendung des Atophans ein hepatocellulärer Ikterus auftreten kann und bei bereits vorhandenen Leberkrankheiten Übergänge in die akute Leberatrophie erfolgen können.

Unter den cholokinetischen Stoffen, denen die wichtige Eigenschaft einer Anregung der Gallenblasenkontraktion zukommt, sind vor allem zu nennen: das Wittepepton, die 25—30% Magnesiumsulfatlösung, die Eigelb- und Eigelbsahnemahlzeit und ganz besonders das Hypophysin. Während die erstgenannten Stoffe ihre Wirkung bei enteraler Zufuhr entfalten, und zum Teil neben ihrer cholokinetischen Wirkung auch einen choloretischen Effekt ausüben, wirkt das Hypophysin bei subcutaner Zufuhr im wesentlichen rein cholokinetisch.

Mit Hilfe dieser Substanzen sind wir seit der Einführung der Duodenalsonde durch EINHORN und GROSS (1910) in die Lage versetzt, nicht nur das Sekret der Leber in wenig verändertem Zustande, sondern auch

Cholerese und Cholokinese

Choleretische Pharmaca

Cholokinetische Stoffe

den Inhalt der Gallenblase für klinische Untersuchungszwecke zu gewinnen. Zugleich ergeben sich aus den Eigenschaften dieser Pharmaca wichtige therapeutische Richtlinien und diagnostische Gesichtspunkte für die Erkenntnis der Gallenblasenerkrankungen und der nervösen Betriebsstörungen, der sog. Dyskinesien des Gallenwegssystems.

Gewinnung
von Duo-
denalgalle Zur Gewinnung der Duodenalgalle wird auch heute noch die von EINHORN und GROSS angegebene und später nicht wesentlich verbesserte Duodenalsonde benutzt, die aus einem dünnen langen Gummirohr mit einem olivenförmigen, vielfach durchlöcherten Metallknopf an seinem Ende besteht. Von sehr vielen Untersuchern wird heute allein der dünne Gummischlauch ohne Metallolive verwendet, der blind endigt und seitlich eine Abflußöffnung aufweist. Er bietet den Vorteil, daß der Schlauch leicht durch die Nase eingeführt werden kann und beim Herunterschlucken fast keinen Brechreiz hervorruft. JUTTE hat diesen Schlauch modifiziert, indem er eine zusammensteckbare Sonde konstruierte, deren unterer Teil zunächst mit einem Mandrin versehen wird und rasch durch die Speiseröhre in den Magen eingeführt werden kann. Nach Entfernung des Mandrins wird dann an das Mundende ein Verlängerungsschlauch angesetzt, der nunmehr mit dem bereits eingeführten Schlauchstück unter Schluckbewegungen tiefer gleitet. Die JUTTEsche Sonde (erhältlich bei der Firma Haack, Königsberg, Steindamm 157) hat bei stark würgenden Patienten den Vorteil einer leichteren Einführung, ist aber in der Regel entbehrlich.

Die übliche Duodenalsonde zeigt 3 Markierungen im Abstande von 45 cm, 70 cm und 80 cm vom Mundende des Schlauches. Die Sonde wird beim nüchternen Patienten entweder durch die Nase oder durch den Mund eingeführt und durch Nachschieben zum Herabgleiten in den Oesophagus gebracht. Erreicht die Marke 45 die Zahnreihe, so spricht dies, falls keine Rollung des Schlauches in der Speiseröhre erfolgt ist, dafür, daß die Sonde in den Magen einzutreten beginnt. Nunmehr wird der Patient in eine möglichst rechte Seitenlage mit leicht erhöhtem Oberkörper gebracht, worauf unter weiteren Schluckbewegungen und vorsichtigem Nachschieben der Sonde allmählich die Marke 70 in die Zahnreihe eintreten soll. Nun wartet man in rechter Seitenlage das Eintreten der Sonde in das Duodenum ab, was nicht selten in kurzer Zeit, gewöhnlich aber erst im Verlaufe von 1—2 Stunden erfolgt. Über die Marke 80 in der Zahnreihe hinaus braucht der Duodenalschlauch nicht geschluckt oder tiefer hinabgeschoben zu werden. Der Eintritt der Sonde in das Duodenum kann durch Trinken von warmem Wasser, durch Einspritzen von Öl oder Milch durch den Schlauch begünstigt werden, doch haben diese Hilfsmittel den großen Nachteil, daß die zur Untersuchung gelangende Duodenalgalle mehr oder minder verunreinigt gewonnen wird. Solange die durch die Duodenalsonde abfließende oder mit der Spritze abgesaugte Flüssigkeit auf Kongopapier sauer reagiert, befindet sich das untere Schlauchende noch im Magen. Liegt der Sondenkopf am Übergange des Pylorus zum Duodenum, so kann sich Galle in größeren Mengen dem Magensaft beimischen. Die Mischflüssigkeit ist dann gewöhnlich stark gallig getrübt, hervorgerufen durch Ausfällung der Gallensäuren im salzsauren Milieu. Nicht immer gelingt es trotz einwandfreier Einführung der Sonde Duodenalgalle zu gewinnen: Es kann zu Verschlingungen und Verknotungen der Sonde im Magen kommen, manchmal besteht ein vorübergehender Krampf des ODDISCHEN Sphincters, der einen Gallenabfluß nach dem Zwölffingerdarm verhindert. In solchen Fällen kann man durch Zurückziehen der Sonde, durch längeres Abwarten, durch Durchblasen der Sonde mit Luft, bzw. durch Durchspülen mit lauwarmem Wasser eine Streckung der Sonde und ein normales Eintreten des Sondenendes in das Duodenum herbeiführen. Fließt selbst nach zwei Stunden bei fehlendem Ikterus keine Duodenalgalle ab, so empfiehlt es sich, für diesen Tag die Sondierung abzubrechen.

Die aus der Sonde abfließende oder durch Ansaugung mit der Spritze gewonnene reine Duodenalgalle, die als A-Galle oder Lebergalle bezeichnet wird, ist von goldgelber Farbe, infolge ihres Mucingehaltes leicht fadenziehend, alkalisch reagierend und klar. Sie stellt ein Gemisch der aus dem Choledochus abfließenden Galle mit Pankreas- und Dünndarmsekret dar. Da jedoch die Pankreassekretion keine kontinuierliche ist und häufig erst auf Nahrungsreize stärker einzusetzen pflegt, so darf man die nüchtern gewonnene Duodenalgalle im wesentlichen als „Lebergalle" betrachten, die durch die Darmsekrete keine erhebliche Verdünnung erfahren hat. Bei längerer zeitlicher Beobachtung können in der Duodenalgalle hellere Gallenportionen durch farbstoffreichere Gallenmengen vorübergehend abgelöst werden. Von manchen werden sie auf die Sekretion einer zeitweilig stärker konzentrierten Lebergalle zurückgeführt, wahrscheinlich aber werden sie durch Beimengungen von konzentrierter Blasengalle hervorgerufen.

Die A-Galle oder „Lebergalle"

Will man im Anschluß an die Gewinnung der A-Galle auch einen Aufschluß über die Austreibungskraft der Gallenblasenwand und über die Beschaffenheit des Gallenblaseninhaltes gewinnen, so muß man sich hierzu der bereits erwähnten cholokinetischen Pharmaca bedienen. Folgende klinische Methoden stehen zur Verfügung: Die Methode von MELTZER-LYON, bei welcher nach Abfließen der gewöhnlichen Duodenalgalle 20—30 ccm einer 30%igen Magnesiumsulfat-Lösung durch die Duodenalsonde eingespritzt werden, ferner die Methode von STEPP, bei welcher zwecks Einleitung der Gallenblasenentleerung 30 ccm 10%iger Witte-Peptonlösung intraduodenal eingespritzt werden, und schließlich die heute am meisten angewendete Methode von KALK-SCHÖNDUBE, bei der 2 ccm Hypophysin intramuskulär injiziert werden. Bei den ersten Methoden tritt die Gallenblasenentleerung durchschnittlich nach einer Latenzzeit von 10—15 Minuten auf, während beim Hypophysinreflex die Verdunklung des Gallenflusses gewöhnlich nach einer Latenzzeit von 20—25 Minuten ziemlich plötzlich einsetzt. Diese tiefdunkle bis dunkelschwarzbraun gefärbte Galle wird als Blasengalle oder B-Galle bezeichnet. Sie besteht mithin im wesentlichen aus ausgepreßter Blasengalle, der in geringem Maße auch Lebergalle und Darmsekrete beigemischt sind.

Die B-Galle oder „Blasengalle". Methoden zu ihrer Gewinnung

Nach Aufhören der Gallenblasenentleerung nimmt die Duodenalgalle wieder die Beschaffenheit der A-Galle vor Eintritt des Gallenblasenreflexes an. Sie wird als C-Galle bezeichnet und besitzt keine größere diagnostische Bedeutung.

C-Galle

Eindickung der „Blasengalle" im Vergleich zur „Lebergalle"

Der Bilirubingehalt der A-Galle beträgt nach der Methode von HIJMANS VAN DER BERGH bis 25 mg-% Bilirubin. Die nach der Hypophysininjektion gewonnene Blasengalle zeigt im Vergleich zur A-Galle normalerweise durchschnittlich eine etwa 18fache Eindickung, doch kommen auch bei Gesunden Eindickungen bis zum 90fachen und mehr vor. Unter krankhaften Bedingungen sind Bilirubineindickungen sogar bis um das 150—300fache beobachtet worden (KALK). Dies sind Befunde, die beträchtlich über unsere bisherigen Vorstellungen von der Konzentrationskraft der Gallenblasenwand hinausgehen. Gegenüber dieser hochgradigen Eindickung des Gallenfarbstoffes in der Gallenblase erfahren die Gallensäuren in der B-Galle gewöhnlich eine ganz wesentlich geringere Einengung, was für eine gewisse Rückresorption der Gallensäuren durch die Gallenblasenschleimhaut spricht. Für die Praxis ist im allgemeinen die quantitative Bestimmung des Gallenfarbstoffgehaltes in der A- und B-Galle entbehrlich. Man darf den Gallenblasenreflex als positiv bezeichnen, wenn der Bilirubingehalt der B-Galle schon bei grober Betrachtung wesentlich stärker als der der A-Galle erscheint.

Will man den Bilirubingehalt in den verschiedenen Gallenportionen quantitativ bestimmen, so muß die Galle vorher bis zur schwachen Gelbfärbung mit Wasser verdünnt werden, weil sonst die zugesetzte Menge des Diazoreagens zur vollständigen Kuppelung mit Bilirubin nicht ausreicht und infolgedessen Mischfarben entstehen, welche eine colorimetrische Bestimmung verhindern.

Zusammensetzung der A-Galle unter normalen und krankhaften Bedingungen

Die diagnostische Bedeutung der A-Galle ist für sich allein gering. Wohl lassen sich Beeinträchtigungen des Gallenabflusses durch unmittelbare Betrachtung der Duodenalgalle gut erkennen, doch gehen solche Feststellungen über die Farbstoffarmut der Duodenalgalle nicht über das hinaus, was man bereits aus dem vorhandenen Ikterus und der geringeren Färbung der Stühle leicht erkennen kann. Ähnliches gilt für das Verhalten der A-Galle bei Krankheitsprozessen mit gesteigertem Blutuntergang: Wohl kann man in solchen Fällen einen starken Farbstoffreichtum der Duodenalgalle antreffen, doch stellen die starke Urobilinurie, die dunklen urobilinreichen Stühle, die Veränderungen des Blutbildes bereits so charakteristische klinische Symptome dar, daß neben ihnen die Pleiochromie der Galle nur die Bedeutung eines Ergänzungsbefundes beanspruchen kann.

Albuminocholie

Die normale Duodenalgalle enthält keine durch Kochen koagulierbare Eiweißkörper, sondern nur das durch Essigsäure fällbare Mucin. Bei entzündlichen Erkrankungen der Gallenwege und bei schweren diffusen Leberschädigungen kann durch Hitze fällbares Eiweiß in der Duodenalgalle auftreten. Der Eiweißnachweis erfolgt in der Weise, daß 0,4%ige Essigsäure tropfenweise bis zur fast lakmusneutralen Reaktion der Galle zugesetzt wird; eine Säuerung der Galle darf nicht hervorgerufen werden, da sonst eine Trübung durch Ausflockung von Gallensäuren auftritt. Nach Zusatz von etwas Kochsalz wird die Galle aufgekocht. Tritt jetzt eine deutliche Flockung auf, so darf von Albuminocholie gesprochen werden. Eine große diagnostische Bedeutung — wie etwa der Albuminurie bei Nierenkrankheiten — kommt jedoch der Albuminocholie nicht zu, da ihr Auftreten selbst bei schweren diffusen Leberkrankheiten sehr schwankend ist.

Urobilinkörper sind in der normalen Duodenalgalle nicht nachweisbar. Dagegen kann bei infektiösen Erkrankungen der Gallenwege, bei hepato-cellulären Ikterusformen, bei der Lebercirrhose, nach Gallensteinanfällen und besonders bei Erkrankungen mit gesteigertem Blutuntergang eine vermehrte Urobilinogenausscheidung durch die Duodenalgalle beobachtet werden. Man prüft den Urobilinogengehalt der Duodenalgalle in der Weise, daß gleiche Mengen des EHRLICHschen Urobilinogenreagens zugesetzt werden. Infolge des Salzsäuregehaltes des Reagens kommt es zu einer Ausfällung der Gallensäuren, deren Flocken abfiltriert werden. Im Filtrat tritt dann bei Vorhandensein von Urobilinogen eine deutliche Rotfärbung auf.

Die normale A-Galle ist sehr zellarm. Bei entzündlichen Erkrankungen der Gallenwege und beim sog. katarrhalischen Ikterus finden sich in ihr öfters Leukocyten, doch ist ihr Auftreten nur im Rahmen des gesamten klinischen Bildes verwertbar, da sie auch bei Entzündungsprozessen des Magens und Duodenums gefunden werden können. Voraussetzung für die diagnostische Verwertung dieses Befundes ist die Leukocyten-freiheit des vorher abfließenden Magensaftes, um Irrtümer durch ver-schlucktes Sputum zu vermeiden. Die Duodenalgalle muß für diesen Zweck stets sofort mikroskopisch untersucht werden, da das beigemischte Trypsin des Pankreas die Zellbestandteile des Duodenums rasch ver-dauen kann.

Der diagnostische Wert der Duodenalsondierung liegt vor allem in der B-Galle, deren Gewinnung nicht nur wichtige Aufschlüsse über den Gallenblaseninhalt zu liefern vermag, sondern zugleich auch tiefere Einblicke in den Zustand der Gallenblase und in die Innervations-vorgänge am Gallenabflußsystem vermittelt. So kann die bakteriologische Untersuchung des Gallenblaseninhaltes die Diagnose von chronischen Gallenblaseninfektionen ermöglichen und insbesondere die Diagnose der Typhusbacillenträger sehr erleichtern, wobei positive Ergebnisse selbst bei negativen Stuhlbefunden erzielt werden können. Ferner kann man manchmal bei Gallenblasenentzündungen Haufen von Leukocyten in der B-Galle finden, die in der A-Galle fehlen. Die Gewinnung der B-Galle erfolgt am besten durch intramuskuläre Injektion von 2 ccm Hypo-physin. Über die diagnostische Bedeutung des Hypophysingallenblasen-reflexes läßt sich zusammenfassend folgendes sagen: Er ist normal, positiv, wenn nach einer Latenzzeit von 20—25 Minuten post injectionem eine deutliche Verdunklung des Gallenflusses erfolgt. Die häufigste Ursache für den negativen Ausfall der Hypophysinprobe ist der Ver-schluß des Ductus cysticus und krankhafte Veränderungen der Gallen-blasenwand. Die Gallenblase kann infolge entzündlicher Veränderungen eine verminderte Reizansprechbarkeit oder Kontraktibilität besitzen, oder die krankhaft veränderte Wand vermag den Gallenblaseninhalt nicht hinreichend einzudicken (konzentrationsschwache Gallenblase), oder schließlich kann die Resorption des Gallenblaseninhaltes durch die schwer entzündete Gallenblasenschleimhaut rascher und ausgiebiger als in der Norm erfolgen, so daß es zu einer weitgehenden Resorption des gesamten Gallenblaseninhaltes kommt (resorptionsstarke Gallenblase). Beim Gallenblasencarcinom fällt die Hypophysinprobe negativ aus.

Die diagno-
stische Be-
deutung des
Hypo-
physin-
reflexes

Nach Exstirpation der Gallenblase fehlt naturgemäß der Hypophysin-gallenblasenreflex. Nach Ablauf von 4—6 Wochen kann bei etwa 18% der Operierten die Probe wieder schwach positiv ausfallen, da die Gallen-wege die Eindickungsarbeit der Gallenblase in begrenztem Umfange übernehmen können. Meist bleibt jedoch nach Entfernung der Gallen-blase die Hypophysinprobe dauernd negativ.

Abgesehen von Erkrankungen der Gallenblase und des Cysticus-gebietes kann ein negativer Ausfall der Hypophysinprobe auch durch diffuse Erkrankungen des Leberepithels hervorgerufen werden, die eine mangelhafte Füllung der Gallenblase durch eine verringerte Gallen-absonderung bewirken. So fehlt der Gallenblasenreflex beim sog. katarrhalischen Ikterus und anderen ausgeprägten hepatocellulären Ikterusformen.

Die Cholecysto-graphie Diese Befunde erfahren durch die Cholecystographie eine wichtige diagnostische Ergänzung. Die Entdecker der Cholecystographie GRAHAM und COLE führten ursprünglich den kontrastgebenden Farbstoff Tetra-chlorphenolphthalein zur röntgenologischen Darstellung der Gallenblase intravenös zu. Man sah den Vorteil dieser Zufuhr darin, daß das Kontrast-mittel möglichst massiv in den Leberkreislauf gelange und daher auch in besonders großen Mengen in die Gallenwege ausgeschieden wird. Inzwischen hat mit der Einführung des Oral-Tatragnost (MERCK) die orale Methode der Gallenblasendarstellung eine so wesentliche Ver-besserung erfahren, daß die orale Cholecystographie heute an Sicherheit kaum hinter der intravenösen Methode zurücksteht.

Form und Lage der kontrastgefüllten Gallenblase kann bereits normalerweise nicht unerheblichen Schwankungen unterliegen. Die häufigste Form ist die Birnen- oder Beutelform, weniger häufig die Eiform und eine schmale länglich gestreckte Form des Gallenblasen-schattens. Selbst das Bild einer hakenähnlichen Krümmung des Schattens braucht nicht krankhaft zu sein und spricht nicht ohne weiteres für das Vorliegen von Verwachsungen. Der Schatten der Gallenblase liegt gewöhnlich in Höhe des 10.—11. Brustwirbels, öfters aber auch erheblich tiefer bis herab zu den ersten Lendenwirbeln. Dicke untersetzte Personen haben häufig breite und hochstehende, aufgeschossene asthenische Menschen oft schmal ausgezogene und tiefer herabhängende Gallenblasen.

Die Kontrastfüllung der Gallenblase ist nicht allein von dem Zustande der Gallenblase und des Ductus cysticus abhängig, sondern wird auch maßgebend von dem Zustande des Leberparenchyms bestimmt, welches die Ausscheidung des kontrastgebenden Farbstoffes in die Gallenwege besorgt. Sie bleibt bei Verlegungen des Ductus cysticus durch Stein-bildungen, durch entzündliche Schleimhautschwellungen, durch narbige Verengerungen und Tumorverschluß aus. Lokale Spasmen im Cysticus-gebiet dürften beim Fehlen von organischen Cysticusveränderungen die röntgenologische Darstellung der Gallenblase höchstens nur gelegentlich beeinträchtigen. Bei Erkrankungen der Gallenblase können folgende Vorgänge die Darstellung des Gallenblasenschattens im Röntgenbild vereiteln: Gewöhnlich leidet das Wasserresorptionsvermögen der Gallen-blase, wodurch die für die Entstehung des Kontrastschattens notwendige Eindickung des Farbschattens in der Gallenblase unterbleibt, oder die

Resorptionsfähigkeit der entzündeten Schleimhaut kann so beträchtlich gesteigert sein, daß der in die Gallenblase eintretende Kontrastfarbstoff vor seiner hinreichenden Eindickung bereits zum großen Teil resorbiert sein kann. Ferner bleibt bei allen schweren diffusen Leberschädigungen, besonders bei dem mit Ikterus einhergehenden Parenchymerkrankungen, sowie beim mechanischen Ikterus infolge mangelhafter Ausscheidung des Farbstoffes nach den Gallenwegen eine Kontrastfüllung der Gallenblase aus.

Die klinische Bedeutung der Cholecystographie liegt neben dem Nachweis von Lageveränderungen und Erkrankungen der Gallenblase ganz besonders auch in der Darstellung von Gallenblasensteinen, die bisher bei der gewöhnlichen Übersichtsaufnahme der Gallenblasengegend nur bei einem starken Kalkgehalt der Steine auf die Platte gebracht werden konnten. Mit Hilfe der Cholecystographie können jetzt auch Cholesterinsteine, die sich wegen ihrer geringen Absorptionskraft für Röntgenstrahlen dem Nachweis entzogen, innerhalb des Kontrastschattens der Gallenblase als umschriebene Aufhellungen nachgewiesen werden. Aus der Verknüpfung der Cholecystographie mit den Ergebnissen der Hypophysinprobe hat namentlich die Lehre von den Dyskinesien der Gallenwege reichen Gewinn gezogen.

XXII. Die Erkrankungen der steinfreien Gallenwege: Die Dyskinesien und Infektionen der Gallenwege.

Hemmungen des Gallenabflusses aus Gallenblase und Gallengängen hat man lange Zeit ausschließlich mit organischen Hindernissen der Gallenwege in Zusammenhang gebracht. BERG (1917) und SCHMIEDEN (1920) beschrieben dann klinische Bilder von Gallenblasenkoliken ohne Gallensteine, die sie zu dem von ASCHOFF-BACMEISTER schon vorher (1909) beschriebenen pathologisch-anatomischen Bilde der großen entzündungsfreien Stauungsgallenblase in Beziehung setzen. Der Fortschritt der Kenntnisse vom Mechanismus der Gallenstauung kommt hier in der Feststellung zum Ausdruck, daß es Kranke gibt, die in ihrem Symptomenbilde das typische Bild einer Gallenblasenerkrankung mit schmerzhaften Sensationen bis zu schwereren Koliken darbieten können, ohne daß sich bei der Operation oder beim Sektionsbefunde ein auffälliger krankhafter Befund an der Gallenblase und an den Gallenwegen darbietet. Während BERG schon erkannte, daß auch Innervationsstörungen an den Gallenabflußwegen Ursache von periodischen Gallenstauungen sein können, hat noch SCHMIEDEN die Ursache der Koliken in mechanischen Faktoren, nämlich in einer die Gallenblasenentleerung verhindernden Abknickung des Ductus cysticus gegen den Gallenblasenhals gesehen. Am Ende dieser hieran sich anschließenden Untersuchungen stehen die Befunde WESTPHALs: Sie haben experimentelle Unterlagen für die Bedeutung nervöser Betriebsstörungen an den Gallenwegen beim Zustandekommen von Gallenstauungen geschaffen, und sie eröffnen ein Verständnis für den

Mechanismus der klinischen Bilder der sog. Dyskinesien, der Innervationsstörungen im Bewegungsspiel der Gallenblase und der Gallengänge.

Klinische Untersuchungsmethoden zur Diagnose der Gallenwegsdyskinesien

Klinisch sind diese Dyskinesien der Gallenwege von den Symptomenbildern bei Gallensteinen und Gallenblasenentzündungen schwierig zu trennen. Auch hier steht der Schmerz im rechten Oberbauch mit den verschiedensten Abstufungen im Vordergrunde des klinischen Bildes. Eine differentialdiagnostische Scheidung der Motilitätsneurosen gegenüber den Steinerkrankungen und Entzündungsprozessen des Gallenwegssystems ist aber von großer praktischer Bedeutung, da erst eine exakte Diagnose eine Entscheidung über die Frage und Art eines inneren oder operativen Vorgehens zu bringen vermag. Es sind zwei Untersuchungsmethoden, die für die Diagnose der Dyskinesien der Gallenwege heranzuziehen sind: Die Duodenalsondierung zwecks Gewinnung von Lebergalle und Gallenblaseninhalt und die Cholecystographie. Bei der Duodenalsondierung ist neben der Beobachtung des Entleerungsvorganges der Lebergalle vor allem auf den zeitlichen Eintritt der Gallenblasenentleerung nach Zufuhr cholokinetischer Substanzen zu achten. Hierbei ergeben sich Variationen des Entleerungsmechanismus, die gewisse Einblicke in die verschiedenen Formen der Dyskinesien gewähren. Die Cholecystographie gibt in Ergänzung hierzu weitere Aufschlüsse über den Entleerungsmechanismus der Gallenblase im Röntgenbild: Als Entleerungsreiz wird die Boyden-Withakersche Mahlzeit von drei Gelbeiern herangezogen. Die gesunde Gallenblase pflegt hiernach nach $1^{1}/_{4}$ bis $1^{1}/_{2}$ Stunden deutlich entleert zu sein.

Verknüpft man in dieser Weise Duodenalsondierung und Cholecystographie, so lassen sich nach Westphal folgende Varianten der Gallenwegsdyskinesien erkennen:

Hypertonische Gallenwegsdyskinesien

1. Die hypertonischen Dyskinesien der Gallenwege. Sie finden im Experiment ihr Analogon in der hypertonischen Gallenstauung unter dem Einfluß *starker* Vagusreize: Hier kommt es zum Gallenabflußhindernis durch starke Kontraktion des Sphinctergebietes. Gleichzeitig erfolgt eine Kontraktion der Gallenblase, die jedoch den kontrahierten Sphincter Oddii nicht zu überwinden vermag. So treten frustrane Kontraktionen der Gallenblase unter Anstieg des Innendruckes auf, wobei als Zeichen der gesteigerten Beanspruchung des Muskelapparates eine Wandhypertrophie bei öfterer Wiederholung des Reizvorganges eintreten kann. Gleichzeitig erfolgt unter dem Einfluß solcher vagaler Reizzustände eine Eindickung des Gallenblaseninhaltes. Spielen sich ähnliche vagale Motilitätsneurosen an den Gallenwegen beim Menschen ab, so zeigt sich nach Injektion von 2 ccm Hypophysin, Pituitrin oder Pituglandol — als Folge des Krampfes im Sphinctergebiet — eine Verzögerung der Gallenblasenentleerung über die Normalzeit von 20 bis 25 Minuten hinaus bis zu 40 Minuten, und die verzögert entleerte, oft schubweise ausgestoßene Blasengalle ist als Zeichen der starken Eindickung in der hypertonischen Stauungsgallenblase tief dunkel. Bei der Röntgenuntersuchung findet sich nach Zufuhr von drei Gelbeiern gleichfalls eine Verzögerung der Gallenblasenentleerung, die viele Stunden andauern kann, während normalerweise auf den gleichen Nahrungsreiz hin sich die Gallenblase bis auf einen geringen Rest in

$1^1/_4$ bis $1^1/_2$ Stunden entleert. Je stärker der Krampfzustand des ODDI-schen Muskels ist, desto länger zieht sich auch die Entleerung der Gallenblase im Röntgenbild hin.

Wenn jedoch die Innervationsstörungen im Bereich des Sphincter Oddii gegenüber den vagalen Kontraktionsreizen auf die Gallenblase zurücktreten, kann die Entleerungszeit der Gallenblase sogar deutlich verkürzt sein: Unter solchen Umständen finden sich nach Eigelbmahlzeit beschleunigte Entleerung der Gallenblase zwischen 30 bis 40 Minuten. Diese klinischen Befunde finden im Tierexperiment ihre Parallele bei *leichteren* Vagusreizungen des Gallengangssystems: Während stärkere Vagusreize zu stärkeren Kontraktionen der Gallenblase und gleichzeitigen Spasmen am ODDIschen Sphincter führen, wodurch Abflußhemmungen der Galle bewirkt werden, führen leichte Vagusreize Kontraktionen der Gallenblase mit Erschlaffung des Sphincters herbei. Die Folge hiervon sind beschleunigte Ausstoßungen des Gallenblaseninhaltes. Solche Formen leichterer Vagusreizungen an den Gallenwegen finden sich beim Ulcus duodeni und bei allgemeinen vegetativen Neurosen.

Hypertonische Dyskinesien finden sich recht häufig während der Schwangerschaft: Man kann dann bei der röntgenologischen Untersuchung eine starke Entleerungsverzögerung der Gallenblase nach Eigelbzufuhr über 2—3 Stunden hinaus beobachten. Selbst nach 11 Stunden kann die Gallenblase noch zum erheblichen Teil mit dem Kontrastfarbstoff gefüllt sein. Daß diesen Innervationsstörungen der Gallenwege im Verlaufe der Schwangerschaft Reizzustände im Vagussystem zugrunde liegen, geht daraus hervor, daß Atropin die Verzögerung der Gallenblasenentleerung aufhebt. Wie die Hyperemesis gravidarum, die spastische Obstipation schwangerer Frauen ist also auch die hypertonische Stauungsgallenblase in der Schwangerschaft Ausdruck einer erhöhten parasympatischen Erregbarkeit. Bemerkenswerterweise pflegt diese Form der Gallenwegsdyskinesien meist keine auffälligen Schmerzen während der Schwangerschaft zu verursachen.

2. *Die hypotonischen Dyskinesien der Gallenwege.* Sie finden im Experiment ihr Analogon in der hypotonischen Gallenstauung unter dem Einflusse eines herabgesetzten Vagustonus oder gesteigerter Sympathicusreize: Hier kommt es durch Erschlaffung der Gallenblasenmuskulatur zu einem Absinken des Innendruckes und zu einer Erweiterung der Gallenblase, die ihren Inhalt nur unvollkommen auszustoßen vermag. Gleichzeitig erfolgt unter dem Einfluß der sympathischen Reize ein Verschluß des unteren Choledochusendes, der die Entleerungsschwierigkeiten der erschlafften Gallenblase noch erhöht. Die auf diese Weise sich entwickelnde Stauungsgallenblase wird als hypotonische Stauungsgallenblase oder als passive Überfüllungsgallenblase bezeichnet. Hierher ist die stark gefüllte Gallenblase bei chronischer Inanition zu rechnen, wie sie infolge mangelhafter Nahrungsaufnahme bei Speiseröhren; und Magenkrebs und anderen schweren kachektischen Zuständen besteht. Infolge der Entleerungsschwierigkeit findet in solchen hypotonischen Gallenblasen eine besonders starke Eindickung des Gallenblaseninhaltes statt, der eine sehr zähe Beschaffenheit annehmen kann. Klinisch zeigen

sich diese Dyskinesien in einer schlechten Ansprechbarkeit der Gallenblasenentleerung auf Hypophysenpräparate und andere cholokinetische Stoffe an. Entsprechend der abgeschwächten und verzögerten Entleerung der Blasengalle bei der Duodenalsondierung findet sich auch bei der Röntgenuntersuchung eine Herabsetzung der Gallenblasenmotilität: Auf den Entleerungsreiz der Eigelbmahlzeit ist die Ausstoßung des Gallenblaseninhaltes häufig stark verzögert; öfters findet sich nach 4—5 und sogar 9 Stunden die Gallenblase noch etwa $^1/_3$ im Vergleich zu dem Kontrastschatten der Gallenblase vor der Eigelbmahlzeit gefüllt.

Verhalten der B-Galle bei den Gallenwegsdyskinesien
Die beiden geschilderten Formen der Gallenwegsdyskinesien unterscheiden sich klinisch nicht allein durch die Verschiedenheit des Entleerungsmechanismus, sondern auch in der Konzentration der entleerten „Blasengalle" finden sich ausgeprägte Verschiedenheiten. So ist bei den hypertonischen Motilitätsneurosen der Gallenwege die ausgestoßene B-Galle gewöhnlich sehr dunkel. Die hierbei festgestellten Bilirubinmengen betragen über 300 mg-%, bisweilen sogar bis zu 4—600 mg-%. Die starke Konzentrierung der Blasengalle dürfte nach WESTPHAL mit einer gesteigerten Wasserresorption in der unter Vagusreizen stehenden Gallenblase zusammenhängen; infolge ihrer gesteigerten Kontraktionsbereitschaft vermag sie ihren Inhalt bei Erschlaffung des Sphincters weitgehend auszustoßen. Demgegenüber überschreiten die Bilirubinwerte in der B-Galle bei den hypotonischen Motilitätsneurosen nur selten 200 mg-%. Es hängt dies wahrscheinlich damit zusammen, daß die hypotonische Stauungsgallenblase infolge ihrer Erschlaffung nur wenig Blasengalle auszustoßen vermag, so daß sich der hellen A-Galle (Lebergalle) nur geringe Mengen von konzentrierter B-Galle beimischen.

Die reinen Dyskinesien der Gallenwege — ohne primäre anatomische Veränderungen — dürften etwa 5—10% aller Gallenwegskranken betragen. Meist sind die Beschwerden gering und wenig charakteristisch im rechten Oberbauch lokalisiert. Bei den *hypertonischen* Dyskinesien können aber auch schwere Koliken der Gallenwege auftreten, die sich in nichts von echten Steinkoliken unterscheiden und die wiederholt zu operativen Eingriffen unter der klinischen Diagnose der Cholelithiasis Veranlassung gegeben haben. Es mag hierbei dahingestellt bleiben, ob selbst Ikterus durch Spasmen das Sphincter Oddii entstehen kann, und inwieweit Fälle von sog. psychogenem Ikterus auf diese Weise erklärt werden können.

Klinisches Bild und konstitutionelle Bedingtheit der Dyskinesien

Die *hypotonischen* Dyskinesien und die hypotonische Überfüllungsgallenblase dürften nur selten zu einem ausgeprägten klinischen Symptomenbilde führen. Höchstens könnte zuweilen eine starke Überfüllung der Gallenblase eine schmerzhafte Dehnung des Serosaüberzuges bewirken, oder die zähflüssige Galle könnte bei ihrem Austritt aus der Gallenblase in tieferen Abschnitten des Gallenabflußsystems kolikartige Beschwerden auslösen.

Bei den Dyskinesien der Gallenwege ist das weibliche Geschlecht am häufigsten vertreten. Hier handelt es sich meist um Individuen mit endokrinen Begleiterscheinungen, mit Neigung zur Fettsucht, Störungen der Menstruation und asthenischem Körperbau. Wie stark hormonale Störungen hier eine Rolle spielen, zeigen nicht allein die experimentellen

Erfahrungen über die Gallenblasenentleerung durch Hypophysin und Pituitrin, sondern auch klinische Erfahrungen (WESTPHAL), wonach Eierstocks- und Hypophysenpräparate von therapeutischem Nutzen sein können und Hypophysinenreizbestrahlungen bei schwach Menstruierenden, Hypophysenlähmungsbestrahlungen im Klimakterium die Gallenwegsbeschwerden manchmal zu beseitigen vermögen. Auch bei Männern finden sich Gallenwegsdyskinesien besonders bei asthenischen Körpertypen „oft im Übergange zum schweren Neurastheniker".

Innervationsstörungen der Gallenwege spielen mithin nicht nur bei organischen Gallenblasen- und Gallenwegserkrankungen als Begleitsymptom eine wichtige Rolle, sondern nervöse Betriebsstörungen, vegetative Dyskinesien der Gallenwege können auch Ursache selbständiger Krankheitsbilder sein. Das Auftreten von Gallensteinkoliken bei Gallensteinträgern ist wohl darauf zurückzuführen, daß durch die Anwesenheit von Steinen — vielleicht unter dem Einfluß von Erschütterungen nach Bewegungen — die intramuralen Ganglienzellen und Nervenplexus der Gallenwege gereizt werden, wobei begleitende entzündliche Prozesse eine gesteigerte Reizansprechbarkeit der Gallenwege schaffen.

Die Diagnose der reinen Innervationsstörungen an den Gallenwegen setzt eine sehr sorgfältige Abgrenzung gegenüber den organischen Erkrankungen der Gallenwege mit sekundären dyskinetischen Störungen voraus. Eine scharfe Scheidung, vor allem gegenüber den Gallenwegsentzündungen und den Steinerkrankungen wird häufig in der Praxis großen Schwierigkeiten begegnen. Man soll es sich daher zum Gesetz machen, sich erst dann mit der Diagnose einer Dyskinesie zufrieden zu geben, wenn alle diagnostischen Hilfsmittel einen organischen Befund unwahrscheinlich machen, damit nicht eine Steinkrankheit oder eine Neubildung übersehen wird.

Mit dieser Einschränkung ergeben sich für die Therapie der Gallenwegsdyskinesien folgende Gesichtspunkte: Bei den hypertonischen Dyskinesien, bei welchen gesteigerte Vagusimpulse eine maßgebende Rolle spielen, leisten die Atropinpräparate zur Dämpfung des Vagustonus nützliche Dienste. Sie sind auch bei der hypertonischen Stauungsgallenblase während der Schwangerschaft empfehlenswert, da durch die Stauung des Gallenblaseninhaltes die Steinbildung begünstigt wird. WESTPHAL empfiehlt bei hypertonischen Dyskinesien mit Koliken 3mal täglich $1/_2$ mg Atropin; hieran schließt sich am Abend die Einnahme von starkem Pfefferminztee an, dessen Mentholgehalt zur Anregung des Gallenflusses beiträgt, sowie die Verabreichung von 1—2 Eßlöffeln Öl zwecks Anregung der Gallenblasenkontraktion und von 1—2 Decholintabletten, die eine vermehrte Gallensekretion bewirken. Die Frage einer chirurgischen Therapie ist noch nicht spruchreif, da die Behandlung der reinen Dyskinesien fast immer der inneren Therapie vorbehalten bleiben dürfte. Als letzter Ausweg kämen folgende Eingriffe in Frage (SCHMIEDEN): Die operative Dehnung des Choledochussphincters durch Bougierung, die operative Verbindung zwischen Choledochus und Duodenum zwecks Ausschaltung des Sphincter Oddii oder die Anastomose zwischen der Gallenblasenkuppe und dem Darmkanal.

Gleichgültig, ob mechanische oder dyskinetische Störungen zu Abflußhemmungen der Galle führen, stets ist die Gallenstauung der Wegbereiter für die Infektion der Gallenwege. So können auch Motilitätsneurosen der Gallenwege für den Eintritt bakterieller Infektionen des Gallenwegssystems günstige Vorbedingungen schaffen. Mit dem Eintritte der Gallenwegsinfektion ergeben sich Krankheitsbilder, die in fließenden Übergängen von den Dyskinesien über die infektiösen Erkrankungen zu den Steinerkrankungen des Gallengangssystems hinüberführen. Das Eindringen von pathogenen Keimen in die Gallenwege bedeutet für sich allein noch nicht das Auftreten von entzündlichen Erkrankungen in den steinfreien Gallenwegen. Das zeigt sich besonders charakteristisch bei den Typhus- und Paratyphusbacillen, die trotz ihres massenhaften und zeitlich langen Vorkommens in Gallenblase und Gallengängen nur selten die Erscheinungen der Cholecystitis und Cholangitis hervorrufen. Hier handelt es sich also zunächst nur um das Bestehen einer Bakteriocholie, die zu der typhösen Bakteriurie in Analogie zu setzen ist, in deren Gefolge gleichfalls entzündlich-reaktive Blasenerscheinungen nicht aufzutreten pflegen. Erst dann wird die Bakteriocholie zum infektiösen Entzündungsprozeß der Gallenwege, wenn die Haftung der Bakterien in den Gallenwegen durch eine Gallenstauung infolge von Dyskinesien oder von mechanischen Hindernissen ermöglicht wird, wenn also die Bakterieninvasion in die Gallenwege sich mit einer Gallen*stauung* verbindet. Ohne diesen Faktor der Gallenstauung sind auch im Tierexperimente Infektionen der Gallenblasen und der Gallenwege außerordentlich schwer zu erzeugen. Wohl werden die verschiedensten Krankheitserreger nach parenteraler Einverleibung leicht von der Leber in die Gallenwege ausgeschieden, aber Cholecystitiden und Cholangitiden können hierdurch nicht ohne weiteres erzeugt werden, selbst nicht mit Enterokokken, die sich am längsten in der Gallenblase erhalten.

Auch beim Vorhandensein einer Gallenstauung aus dyskinetischen oder anderen Ursachen treten die hämatogenen Erkrankungen der Gallenwege hinter den ascendierenden Gallenwegsinfektionen erheblich zurück. Dies geht daraus hervor, daß die wichtigsten Erreger der Cholecystitis die Darmbakterien sind, vor allem der Enterococcus, daneben das Bacterium coli und der Proteusbacillus. Ihr Eindringen in die Gallenwege ist nicht ohne weitere Hilfsfaktoren zu verstehen, da das Duodenum gewöhnlich frei von Mikroorganismen ist. Das Eindringen von Darmbakterien in die Gallenwege sitzt also voraus, daß im Zwölffingerdarm sich aus besonderen Gründen erst eine normalerweise dort nicht vorkommende Bakterienflora entwickelt hat. Störungen der Salzsäuresekretion des Magens bei Gastritis, akute Duodenalkatarrhe, vielleicht auch vorübergehende Behinderungen des Gallenabflusses nach dem Darm dürften bei der Besiedelung des Duodenums mit Bakterien eine wesentliche Rolle spielen. Das Haften der in die Gallenwege eindringenden Bakterien wird dann durch spastische Sperre des Sphincter Oddii im Gefolge dyskinetischer Innervationsstörungen oder durch mechanische Hemmungen des Gallenabflusses mit und ohne sich hinzugesellende reflektorische Motilitätsstörungen an den Gallenwegen vermittelt. Trotz der Behinderung des Gallenabflusses am unteren Choledochusende geht zunächst der Gallenfluß durch die Hepatici über den Cysticus in die Gallenblase weiter, und so können vom Zwölffingerdarm in den Choledochus aufsteigende Bakterien mit diesem Sekretionsstrom auch in die Gallenblase gelangen. Im allgemeinen dürfte die ascendierende Infektion der Gallenwege vom Darm her nicht nach den höheren Abschnitten der Gallenwege, in die feineren intrahepatischen Verzweigungen des Gallenwegssystems aufsteigen, weil der Gallenabstrom immer wieder für eine Hinunterspülung der eingedrungenen Keime in die tieferen Gallenwegsabschnitte sorgen dürfte. Die eigentliche Domäne der enterogenen aufsteigenden Bakterieninvasion bilden also die Infektionen der großen Gallengänge und der Gallenblase, während bei den Infektionen des intrahepatischen Gallenwegssystems vor allem die absteigende hämatogene Infektion von überwiegender Bedeutung ist. Diese pathogenetischen Unterschiede bilden jedoch kein absolutes Gesetz, da gelegentlich auch absteigende hämatogene Infektionen sich auch auf die großen Gallengänge und die Gallenblase ausbreiten können, und auch aufsteigende bakterielle Infektionen zuweilen bis zu den interacinösen Gallengängchen und intraacinösen Gallencapillaren vordringen können.

NAUNYN hat für die krankhaften Vorgänge im Gallengangssystem als zusammenfassenden Begriff die Bezeichnung der *Cholangie* geprägt, die die Erkrankungen des ganzen Systems der Gallenwege von der Papilla Vateri bis zum Ursprung der Gallencapillaren zwischen den Leberzellen, mit Einschluß der Gallenblase umfaßt, und die als Teilkomplex auch die Cholangitis in sich schließt. Nicht bei jeder Cholangie finden sich histologisch erfaßbare entzündliche Vorgänge, und deshalb ist nach NAUNYN die Cholangitis als Sammelname ungeeignet. Der engere Begriff der Cholangitis bleibt für die histologisch erfaßbaren Wanderkrankungen der Gallenwege reserviert, die sich bis zu Eiterungen der Gallenwege steigern können und besonders im Verlaufe von Steinbildungen auftreten. Nach der Einteilung NAUNYNs unterscheidet man die reine (ohne Steinbildung einhergehende) Cholangie der großen Gallengänge mit Beteiligung der Gallenblase, ferner die Cholangiolien, die die kleinen interacinösen Gallengängchen erfassen, und schließlich die intraacinösen Capillarcholangien, die sich im Bereich der Gallencapillaren abspielen.

Cholangie
und Chol-
angitis

Das klinische Bild der infektiösen Cholangien der großen Gallenwege, deren Erkrankung durch ascendierende Infektion zustande kommt, ist durch die große Ähnlichkeit mit dem Krankheitsbilde der Cholelithiasis charakterisiert. Im allgemeinen sind die hier auftretenden Anfälle weniger heftig, doch können einzelne Attacken mit der Plötzlichkeit ihres Auftretens und den starken Schmerzen im rechten Oberbauch völlig dem schweren Gallensteinanfall gleichen. Was jedoch diese Pseudocholelithiasis von der unkomplizierten echten Cholelithiasis trennt, sind die begleitenden Temperatursteigerungen, die zwischen subfebrilen Temperaturen und hohem Fieber schwanken können. Stark ausgeprägter Ikterus ist der Cholangie der großen Gallenwege im allgemeinen fremd, doch kann ein leichter Ikterus mit mäßiger Vermehrung der Bilirubinwerte im Serum vorhanden sein. Druckempfindlichkeit der Gallenblasengegend und der Leber, öfters tastbare Gallenblasengeschwulst, Milzschwellungen begleiten auch im anfallsfreien Stadium in wechselnder Ausprägung das klinische Bild; ferner macht sich als Folge der Infektion eine allgemeine Schwäche im klinischen Krankheitsbilde bemerkbar.

Klinisches
Bild der
infektiösen
Cholangien
und Chol-
angiolien

Die Cholangiolien der kleinen Gallenwege, die Erkrankungen im Bereich der interacinösen Gallengängchen, sind in der Regel auf eine absteigende hämatogene Infektion zurückzuführen. Auch hier stehen dumpfe Schmerzen im Oberbauch, mäßige Leberschwellungen und vor allem Fieber im Vordergrunde des klinischen Bildes. Ikterus kann sich bei diesen Erkrankungen rasch mit erheblicher Stärke entwickeln, doch kann er auch ausbleiben oder nur gering sein. Oft gleicht das klinische Bild weitgehend dem Icterus simplex, nur mit dem prinzipiellen Unterschiede, daß die Gelbsucht von Temperatursteigerungen begleitet wird, welche die verschiedensten Verlaufsformen aufweisen können: So können Schüttelfröste mit hohem Fieber ohne begründeten Verdacht auf Eiterbildung im Gallenwegssystem auftreten, wobei im Blutbilde statt der erwarteten Neutrophilie eine Lymphocytose besteht. In anderen Fällen treten nur leichtere abendliche Temperatursteigerungen auf, die monatelang anhalten können, und schließlich gibt es Fälle, die zwischen ausgeprägten Fieberperioden und fieberfreien Intervallen abwechseln.

Fließende Übergänge zwischen Cholangiolien und Lebererkrankungen

Bei dieser Teilung in ascendierende infektiöse Cholangien der großen Gallenwege und descendierende hämatogene Cholangiolien der kleinen Gallengängchen und der Gallencapillaren ist dadurch eine Verwirrung entstanden, daß die hämatogenen Erkrankungen der Gallencapillaren und der kleinen Gallenkanälchen sich nicht von den Erkrankungen des Leberparenchyms scharf trennen lassen. Denn der Übertritt von krankheitserregenden Noxen in die intraacinösen Gallencapillaren und die interacinösen Gallengänge setzt ihren Übertritt durch die Leberzellen voraus. Die Wandungen der Gallencapillaren werden aber von den Leberzellen gebildet, und Erkrankungen der Gallencapillaren sind daher von Erkrankungen des Leberparenchyms nicht zu trennen. Es verwischen sich also zwangsläufig bei der NAUNYNschen Cholangiolie die Grenzen zwischen Leberschaden und den Erkrankungen der Endverzweigungen des Gallenwegssystems. Dies kommt auch in einer Zusammenstellung ASCHOFFs deutlich zum Ausdruck, der die in der Literatur beschriebenen Fälle von Cholangien, soweit es überhaupt möglich ist, auf ihre Zugehörigkeit zu den histologischen Krankheitsbildern zu ordnen versuchte. Hiernach ist die Mehrzahl der beschriebenen Fälle von Cholangien als parenchymatöse Hepatitiden, zum Teil mit auf die Gallenkanälchen übergreifenden Veränderungen oder bereits mit cirrhotischen Veränderungen anzusehen. Andere Fälle, die klinisch als hämatogene Cholangien anzusehen waren, wiesen gleichfalls vielfach cirrhotische Leberveränderungen auf. Man sieht hieraus, daß wohl die meisten Fälle der Cholangiolien Kombinationen von infektiös-toxisch-entzündlichen Lebererkrankungen mit Erkrankungen der Endausläufer des Gallenwegssystems darstellen, wobei im einzelnen beträchtliche Schwankungen in den Proportionen zwischen Leberveränderungen und Gallenwegsveränderungen festzustellen sind.

Eine besonders leicht verwundbare Stelle des gesamten Gallengangssystems stellen nach ASCHOFF die sog. präcapillaren Gallenkanälchen dar, welche ein Grenzgebiet bilden, an welchem sich sowohl die descendierenden hämatogenen Infektionen der Gallenkanälchen wie die aufsteigenden Infektionen der Gallenwege „förmlich aufzustauchen pflegen". Es handelt sich hier um ein Grenzzonengebiet zwischen den sezernierenden Leberzellbalken und den abführenden Gallenkanälchen. An dieser Übergangszone müssen alle Schädigungen sowohl die präcapillaren Gallen*kanälchen* wie auch die äußere Zone der Leber*läppchen* treffen. Nach Aschoff ist die Erkrankung dieser präcapillaren Gallenkanälchen für das Verständnis der hieran sich anschließenden chronischen Leberveränderungen bis zur Cirrhose von großer Wichtigkeit. Aschoff glaubt, daß alle hämatogen bedingten Lebercirrhosen von dem Grenzgebiet der präcapillaren Gallenkanälchen ihren Ausgang nehmen.

Die Cholangiolien, denen eine absteigende hämatogene Infektion der kleinsten Gallengängchen in der Regel zugrunde liegt, lösen sich somit in eine schwer gegeneinander abgrenzbare Kombination einer toxisch-infektiösen Hepatitis-Hepatose mit absteigenden infektiösen Entzündungsvorgängen an den kleinen Gallenkanälchen auf. Für die Fälle, bei denen ascendierende Infektionen der Gallenwege bis in die Nähe der präcapillaren Gallengängchen heranreichen, gilt das gleiche, allerdings mit der Einschränkung, daß solche Vorgänge bei steinfreien Gallenwegen zu den Seltenheiten gehören und bei den Steinerkrankungen der Gallenwege wesentlich häufiger sind. Aus solcher anatomischer Verkettung wird es verständlich, daß bei Fortdauer solcher Infektionen — je nach der Virulenz ihrer Erreger und der vitalen Widerstandskraft des Lebergewebes — gleitend sich alle Variationen der akuten, subakuten und chronischen Leberschädigung entwickeln können, angefangen von der akuten rasch wieder abklingenden Hepatose-Hepatitis mit und ohne begleitenden hepatocellulären Ikterus bis zur Leberatrophie und zu den Endausgängen der verschiedenen Formen der Lebercirrhose. Die bakteriologische Untersuchung der Gallenwege braucht hierbei nicht immer zu positiven Züchtungsergebnissen zu führen; denn die Infektionserreger können bereits abgestorben sein, während die Nachwirkungen auf Gallengangssystem und Leberparenchym noch anhalten, oder der Infekt der Gallenwege kann zur Zeit der bakteriologischen Untersuchungen vorübergehend erloschen sein, um periodisch wieder aufzuflackern.

Die Diagnose der infektiösen Cholangien gründet sich auf die von Temperatursteigerungen begleitete Druckempfindlichkeit der oft vergrößerten Leber, auf das Vorhandensein von Subikterus oder Ikterus, auf die Druckempfindlichkeit der Gallenblasengegend und die gelegentliche Fühlbarkeit einer schmerzempfindlichen Gallenblasenvergrößerung, auf das Bestehen einer Milzschwellung. Eine exakte Abgrenzung gegenüber den infektiösen Erkrankungen der steinhaltigen Gallenwege ist häufig nicht möglich, sofern nicht die Röntgenuntersuchung die Anwesenheit von Steinen ergibt und Gallensteinattacken in der Anamnese eine Gallensteinbildung wahrscheinlich machen. Wenn der cholangische Infekt nach Art einer chronischen Sepsis schleichend mit unregelmäßigen Fieberbewegungen über viele Monate, ja sogar durch Jahre verläuft, spricht man vielfach von einer Cholangitis lenta. Wiederholt ist in solchen Fällen in der Galle der Streptococcus viridans gefunden worden, doch kann der Krankheitsprozeß auch durch andere Erreger erzeugt werden. Die klinische Diagnose kann mittels der Duodenalsondierung durch den Nachweis von Leukocyten und Bakterien in der nach Hypophysininjektion entleerten B-Galle gefördert werden. Findet sich in der Duodenalgalle Bacterium coli und wird der gezüchtete Stamm von Patientenserum agglutiniert, so dürfte dieser Stamm mit Wahrscheinlichkeit als pathogener Erreger anzusehen sein.

Diagnose der infektiösen Gallenwegserkrankungen

Therapie der infektiösen Gallenwegserkrankungen

Neben Bettruhe, heißen Umschlägen, eventuell auch Eisblase ist die Therapie auf eine Desinfektion der Gallenwege und auf eine Steigerung der Widerstandskraft der Leber gerichtet. Zur Bekämpfung der Gallengangsinfektion sind alle Medikamente heranzuziehen, die nachweislich auch durch die Gallenwege ausgeschieden werden und dort vielleicht eine gewisse keimverringernde Wirkung entfalten können. Dies gilt von den Salicylpräparaten, vom Urotropin, das per os mindestens in täglichen Dosen von 4—5 g oder parenteral durch tägliche Cylotropininjektionen oder intravenös in Form des hochkonzentrierten, auch die Harnblase wenig reizenden Amphotropins zugeführt werden kann. Günstige Wirkungen sind manchmal mit Trypaflavin zu beobachten, das zusammen mit Gallensäuren oral als Choleflavin gegeben wird oder intravenös zugeführt wird. Sehr wichtig ist die Anregung der Gallensekretion durch Choleretica, wofür die zum Teil mit Gallendesinfizientien und Abführmitteln kombinierten Gallensäurenpräparate Decholin, Bilival, Degalol, Felamin, Agobilin, Cholaktol in Betracht kommen. Auch die häufigere intravenöse Zufuhr von Decholin ist empfehlenswert. Von KALK wird als Anregungsmittel für die Lebersekretion neuerdings das Temoebilin empfohlen. Es enthält die Wirkungsstoffe der Curcuma domestica, einen Fluidextrakt aus Kamille, Fol. Menthae und Fruct. Carvi. Der wasserlösliche Anteil der Curcuma regt die Lebersekretion an, und der ätherische wirkt spasmolytisch. Ein anderes Curcuma-Präparat ist als Heparliten im Handel. Zwecks Anregung der Gallenblasenentleerung und Anregung der Darmtätigkeit ist eine Behandlung mit Karlsbader Mühlbrunnen oder mit den SCHERINGschen Karlsbader Tabletten oft nützlich. Als Leberzellschutztherapie ist eine Glykogenmästung der Leberzelle mit Insulin-Traubenzuckerbehandlung durchzuführen, wie sie in früheren Kapiteln bereits geschildert worden ist. In den Vordergrund der Ernährung sind außerdem reichlich Kohlehydrate und besonders stark gesüßte Speisen und Limonaden zu rücken.

Bei Verdacht auf Gallenblasenempyem und bei allgemeinseptischen Erscheinungen, sofern sie auf die Gallenwegsinfektion mit begründetem Verdacht zu beziehen sind, kommt die Gallenblasenexstirpation mit anschließender Hepaticusdrainage in Betracht. Ist es bereits zu einer disseminierten eitrigen Cholangitis mit multiplen cholangitischen Leberabscessen gekommen, so ist auch von einem operativen Eingreifen nur wenig zu erwarten.

XXIII. Gallensteinbildung und Gallensteinkrankheit.

Schutzkolloide der Galle

Die Bildung der Gallensteine ist trotz wichtiger Erkenntnisse im Verlaufe der letzten Jahrzehnte auch heute noch fast völlig ungeklärt geblieben. Weder kennen wir hinreichend die Bedingungen, welche für die erste Ausflockung der steinbildenden Massen maßgebend sind, noch haben wir genügend Einblick in die Formungsvorgänge, nach welchen sich die Bildung der endgültigen Steinstruktur vollzieht. Das Problem der Gallensteinbildung beginnt damit, daß die normale Galle eine überaus komplizierte kolloidale Lösung darstellt und sicherlich nicht als eine einfache wäßrige Lösung aufzufassen ist. Man braucht u. a. nur daran zu erinnern, daß Bilirubin und Cholesterin in Wasser unlöslich sind, während sie in der Galle sebst in erheblichen Konzentrationen gelöst vorhanden sind; ferner, daß man z. B. zu Galle beträchtliche Mengen Kalkwasser hinzufügen kann, ohne daß Bilirubinkalk ausfällt, und daß der Kalkgehalt der Galle völlig ausreichen würde, um das völlig unlösliche Calciumsalz des Bilirubins hervorzurufen. Wenn trotzdem normalerweise das unlösliche Calciumsalz des Bilirubins in der Galle nicht auftritt, so muß man hieraus schließen, daß die Bildung des Bilirubinkalks von der Konzentration seiner beiden Komponenten in sehr weiten Grenzen unabhängig ist, und daß in der Galle Substanzen vorhanden sind, die Bildung und Ausfallen des Bilirubinkalks verhindern können. Solche Substanzen sind z. B. die gallensauren Salze.

Ebensowenig wie nach Einengung von menschlicher Galle eine Ausfällung von Bilirubinkalk erfolgt, entsteht auch selbst nach Eintrocknen und Wiederlösung der Galle ein Niederschlag von Cholesterin. Auch hier sind es u. a. die gallensauren und fettsauren Alkalien, Neutralfette, Lecithin, die in einem komplizierten, sich gegenseitig beeinflussenden Lösungssystem das Ausfallen des Cholesterins in weitgehender Unabhängigkeit von seiner Konzentration verhindern. So setzt die Feststellung der Bedingungen, unter denen es in der Galle zu Ausfällungen kommt, die Kenntnis der mannigfachen Sondereinflüsse seitens der Gallenkolloide voraus. Da unsere Kenntnisse über die kolloidale Struktur der normalen Galle nicht über Anfänge hinausgekommen sind, so sind auch die Einblicke in die zur Sedimentbildung und damit zur Steinkernentstehung führenden Entmischungsvorgänge in der Galle auch heute noch recht lückenhaft geblieben.

Viele unserer heutigen Anschauungen über die Grundbedingungen für die Steinbildung in den Gallenwegen gehen auf die von MECKEL v. HEMSBACH nachgelassene, von BILLROTH (1856) veröffentlichte Arbeit über „Mikrogeologie, Über die Konkremente im tierischen Organismus" zurück. Ausgehend von Untersuchungen über die Schalenbildung der Weichtiere und über die Entstehung der Perlen hat er bereits erkannt, daß die Gallensteine zum wesentlichen Teil aus Cholesterin oder Pigmentkalk oder aus beiden Bestandteilen zusammengesetzt sind, und daß diese Bausteine durch ein organisches Gerüst zu einem Stein verkittet sind. Die Entstehung dieses Bindemittels führte er auf einen „steinbildenden Katarrh" zurück, der die notwendige Voraussetzung jeder Steinbildung sei. Er nahm bereits an, daß die Gallensteine einer fortdauernden Umbildung unterliegen, indem durch Eindringen von Cholesterin die anderen Bestandteile des Steines, vor allem der Bilirubinkalk allmählich verdrängt wird, so daß schließlich reine Cholesterinsteine als sekundäre Umwandlungsgebilde auftreten.

Mit der Lehre MECKELs vom steinbildenden Katarrh als einer notwendigen Voraussetzung jeder Steinbildung ergaben sich zwei weitere wichtige Fragen: Welches sind die Ursachen dieses steinbildenden Katarrhs, und wodurch kommt es zur Ausfällung der Steinbildner in den Gallenwegen? Mit dem Ausbau der Bakteriologie hat NAUNYN

Der „steinbildende Katarrh" nach MECKEL v. HEMSBACH

Die Lehre NAUNYNs: Gallenstauung und Galleninfektion

12*

der Lehre vom steinbildenden Katarrh die Grundlagen gegeben, auf denen auch heute noch die richtunggebenden Anschauungen über die Pathogenese der Gallensteinkrankheit fußen. Seine 1892 veröffentlichte „Klinik der Cholelithiasis" enthält die Unterlagen für seine Anschauungen von der bakteriellen Entstehung der Gallensteine. Die Behinderung des Gallenabflusses aus der Gallenblase und die hierdurch bedingte *Stauung* der Blasengalle stellt eine der notwendigen Bedingungen jeder Gallensteinbildung dar. Hinzu kommt als weiterer Kausalfaktor eine aufsteigende enterogene oder absteigende hämatogene *Infektion* der Gallenwege und der Gallenblase. Dieser Infekt erzeugt den steinbildenden Katarrh der Gallenblasenschleimhaut, die „lithogene Cholangie". Durch die Entzündung der Gallenblasenschleimhaut kommt es zu einer reichlichen Abstoßung von Epithelien, mit deren Auflösung Myelintropfen frei werden, die sich zunächst zu strukturlosen Klumpen von Cholesterin zusammenballen. Das aus den Zellen frei werdende Eiweiß bewirkt gleichzeitig eine Ausfällung von Bilirubinkalk. So entstehen weiche Gebilde, die die Uranlage von Gallensteinen darstellen. Die weitere Entwicklung dieser Gallensteinanlagen zu Konkrementen wird bewirkt 1. durch Auflagerung neuer Schichten, auch von Kalk, der gleichfalls als Produkt der entzündlich gereizten Gallenblasenschleimhaut aufgefaßt wird, und 2. durch fortgesetzte Infiltration der Steine mit auskrystallisierendem Cholesterin. Die großen krystallinischen Cholesterinsteine, die sog. Solitärsteine, werden auch von NAUNYN als sekundäre Bildungen angesehen, entstanden durch nachträgliche Infiltration mit Cholesterin, das in den Gallenstein eindringt und allmählich durch Auskrystallisieren den Bilirubinkalk verdrängt.

Die Lehre von ASCHOFF-BACMEISTER Gegenüber der bisher angenommenen entzündlichen Ursache aller Gallensteinbildungen unterscheiden ASCHOFF-BACMEISTER in ihrem Werke „Die Cholelithiasis" (1909) Konkrementformen nichtentzündlicher und entzündlicher Herkunft. Auch sie sehen in der Gallenstauung eine notwendige Voraussetzung für jede Gallensteinbildung. Zu solchen Behinderungen des Gallenabflusses rechnen sie vor allem mechanische Störungen des Gallenabflusses durch unzweckmäßige Kleidung, Schwangerschaft, Wanderniere u. a., wozu nach unseren heutigen Kenntnissen als weiterer bedeutungsvoller Kausalfaktor die Dyskinesien der Gallenwege hinzutreten. Ihre Anschauungen unterscheiden sich prinzipiell von der bisherigen Lehre dadurch, daß die Gallensteinbildung keineswegs immer durch einen steinbildenden infektiösen Katarrh der Gallenblase zustande kommen muß, sondern auch einen aseptischen Prozeß darstellen könne. Bei der aseptischen Steinbildung spielen neben einer Gallenstauung Störungen des Lipoidstoffwechsels mit einer vorübergehenden stärkeren Cholesterinausscheidung in die Gallenblase vielleicht eine wichtige Rolle, ferner könnten Störungen der Gallensäurenbildung zu einer verminderten Löslichkeit des Cholesterins in der Galle führen. Das Produkt der aseptischen Steinentstehung ist der runde oder eiförmige *Cholesterinsolitärstein* der Gallenblase. Da diese Steine auf dem Durchschnitt und vor allem auf dem Schliff ein grobkrystallinisches Bild von radiär angeordneten Cholesterinkrystallbalken darbieten, so werden sie auch als radiäre Cholesterinsteine bezeichnet. Im Gegensatz zu MECKEL

v. Hemsbach und Naunyn sieht Aschoff also in solchen Cholesterinsteinen eine *primäre* Steinbildung, nicht aber eine durch Cholesterininfiltration *sekundär* erfolgende Umwandlung eines ursprünglich kalkhaltigen Gallensteins. Mit zunehmender Größe legt sich allmählich der Gallenblasenhals immer fester um den Solitärstein herum, bis er schließlich zu einem Verschlußstein wird und den Gallenabfluß aus der Gallenblase sperrt. Solange der Prozeß aseptisch bleibt, bleibt der solitäre Cholesterinstein als „harm- und symptomloser Fremdkörper" liegen. Schließlich aber führt er durch Gallenstauung die bakterielle Infektion herbei, mit deren Eintritt es „zu dem eigentlichen entzündlichen Gallensteinleiden mit allen seinen Qualen und Komplikationen" kommt. Die in der infizierten Gallenblase auftretenden Steinbildungen sind durch starken Kalkgehalt ausgezeichnet. Unter dem Einflusse des stark kalkhaltigen entzündlichen Exsudates der Gallenblasenschleimhaut und unter infektiöser Zersetzung der Galle kommt es zu Niederschlagbildungen von cholesterinreichen Pigmentkalkmassen, die eine in Schichten sich aufbauende Schale von Cholesterin und Pigmentkalk um den radiären Cholesterinstein als Kern herumbauen. So entsteht der *echte Kombinationsstein*, der, da er aus einem Cholesterinsolitärstein hervorgeht, auch der größte Stein in der gallensteinhaltigen Blase ist. Daneben bilden sich aus den sich niederschlagenden Cholesterinpigmentkalkmassen zahlreiche, oft bis zu vielen Hunderten vorkommende Konkremente, die aber des radiären Cholesterinsteines als Kern entbehren. Diese *Cholesterinpigmentkalksteine* weisen auf der Schnittfläche eine charakteristische Schichtung auf, die mit den peripheren Schichten des echten Kombinationssteines übereinstimmt, mit denen sie ja auch gleichzeitig entstanden sind.

Die Cholesterinpigmentkalksteine sind die typischen Konkremente der infektiösen Gallenblasenentzündung. Sie treten selbstverständlich auch ohne Vergesellschaftung mit dem großen echten Kombinationssteinen auf, sofern die Steinentwicklung erst mit dem Eintritt der Gallenblaseninfektion einzusetzen beginnt. Sie treten teils in Form größerer, runder, eiförmiger oder walzenförmiger Steine auf, die nur in begrenzter Zahl in der Gallenblase angetroffen werden, oder in Form kleinerer, facettierter oder himbeerförmiger Gallensteine, die in großer Zahl in einer Gallenblase gebildet werden können. Die äußere Form dieser Steine hängt von der Zahl und Lage der Steine zueinander ab, indem sich an ihren Berührungsstellen gelenkartig abgerundete Flächen oder Facetten bilden. Im Inneren haben sie einen geschichteten krystallinischen Kern, der von einem Mantel bunter und zum Teil krystallinischer Schichten in wechselnder Reihenfolge umschlossen wird.

Es sind somit nach Aschoff-Bacmeister vor allem drei verschiedene Steinbildungen, die man nach ihrer Ätiologie und ihrer formalen Entstehung beim Gallensteinleiden abgrenzen muß: 1. Der radiäre solitäre Cholesterinstein, 2. der große, echte Kombinationsstein mit einem radiären Cholesterinstein als Kern und Schichten von Cholesterinpigmentkalk als Schale, und 3. die geschichteten Cholesterinkalksteine. Vereinigt sich die Gallenstauung allein mit noch ungeklärten vermehrten Ausscheidungen oder Fällungen des Cholesterins, so bildet sich der solitäre

Hauptformen der Gallensteinbildung

radiäre Cholesterinstein, auch Cholesterinsolitär genannt; verbindet sich die Gallenstauung mit einer Galleninfektion in einer bisher steinfreien Gallenblase, so entstehen die Cholesterinpigmentkalksteine; spielt sich eine infektiöse Gallenblasenentzündung in einer bereits einen Cholesterinsolitär enthaltenden Gallenblase ab, so bildet sich durch Anlagerung von Schichten aus Cholesterinpigmentkalk der echte Kombinationsstein.

Die Stellungnahme Aschoffs zu der Entstehung dieser Gallensteinformen ist nicht unbestritten geblieben. So vertritt Lichtwitz in seiner neuesten Darstellung der „Prinzipien der Konkrementbildung" entsprechend der Auffassung Naunyns die Anschauung, daß der radiäre Cholesterinstein keine primäre Bildung sein, sondern durch Umformung aus einem geschichteten Gallenstein entstehe. Auch die aseptische Entstehung der solitären Cholesterinsteine erscheint ihm keineswegs gesichert. Auch die entzündliche Entstehung der Cholesterinpigmentkalksteine wird von ihm in Frage gestellt: Eine exakte Feststellung, ob bei Entzündungsvorgängen in der Gallenblase und in den Gallenwegen der Kalkgehalt der Galle erheblich zunehme, bestehe überhaupt nicht. Der Kalkgehalt der Blasengalle und wohl auch der Lebergalle sei an sich hoch genug, um Bilirubinkalknierschläge auch ohne die Annahme einer infektiösen Gallenblasenentzündung erklären zu können.

Seltenere
Gallenstein-
bildungen Neben den eben genannten Hauptgruppen von Steinbildungen sind ferner die seltenen *reinen Pigmentsteine* zu nennen, die ebenfalls sich in der Gallenblase finden, bzw. nur ganz ausnahmsweise in den intrahepatischen Gallenwegen angetroffen worden sind. Bei ihnen handelt es sich um kleine Steine mit grob-höckeriger bis grob-spitziger Oberfläche, die solchen Konkrementen das Aussehen der als „Morgenstern" bezeichneten mittelalterlichen Waffe verleiht. Sie sind gewöhnlich von schwärzlicher Farbe, sind bei frischer Gewinnung bröcklich und gewinnen erst bei Austrocknung festere Konsistenz. Sie bestehen fast ausschließlich aus Bilirubinkalk und sind gleichzeitig durch einen starken Kupfergehalt ausgezeichnet. Ihre Entstehung ist noch ungeklärt, sie finden sich meistens bei Lebercirrhosen, besonders bei der hämochromatotischen Lebercirrhose. Klinisch spielen diese reinen Pigmentsteine keine Rolle, da sie wegen ihrer unregelmäßigen Gestalt und Kleinheit nur selten zum Verschluß der Gallenblase und zur Sekundärinfektion führen. Erfolgt jedoch eine Gallenblaseninfektion, so kann ähnlich wie beim Cholesterinsolitärstein eine Umhüllung mit Cholesterinpigmentkalk erfolgen und sich ein Kombinationsstein bilden, im welchen der reine Pigmentstein den Kern bildet.

Während die geschilderten Gallensteinformen im wesentlichen in der Gallen*blase* entstehen, werden die sog. *erdigen Pigmentsteine* in den Gallen*wegen* gebildet. Sie stellen krümliche, rotbraune, eiförmig oder zylindrisch gebildete Ausgüsse des erweiterten Choledochus dar. Gegenüber den Cholesterinpigmentkalksteinen fehlt hier eine Trennung von Kern und Schale, und auf dem Durchschnitt erscheint der erdige Pigmentstein gleichmäßig braunrot. Chemisch setzt er sich aus Cholesterin und Pigmentkalk zusammen. Da die Stauung der Galle in den Gallenwegen die wesentliche Voraussetzung für die Entstehung dieser Steine bildet, so spricht Aschoff hier von einer statischen Steinbildung.

Es wäre eine zu primitive Betrachtung des Gallensteinproblems, wenn man sich vorstellen würde, daß die Ausflockung steinbildender Massen allein infolge Resorption oder bakterieller Zerstörung bestimmter Gallenbestandteile zustande kommen würde. Wäre dem so, dann müßten auch die Steinbildungen ohne erhebliche Schwierigkeiten experimentell hervorzurufen sein, was bisher, soweit Nachahmungen der menschlichen Gallensteine in Betracht kommen, nicht gelungen ist. Es müssen somit bei der Bildung der Gallensteine besondere Entstehungsbedingungen angenommen werden. Vielleicht sind sie bei den Steinen entzündlicher Herkunft nach ASCHOFF darin zu suchen, daß erst die von neuem in die entzündete Gallenblase fließende Galle, d. h. die Mischung von frischer Lebergalle mit dem entzündlichen Exsudat in der Gallenblase die Bildung von Gallensteinen in die Wege leitet. Solche Bedingungen im Experiment zu verwirklichen, ist naturgemäß schwierig; dazu kommt, daß die chemische Zusammensetzung der Galle bei den gebräuchlichen Laboratoriumstieren hinsichtlich ihres Cholesteringehaltes und ihrer Gallensäuren stark von der menschlichen Galle abweicht. Daß Gallenstauung und Galleninfektion für sich allein nicht ohne weiteres für eine Gallensteinbildung ausreichen, zeigt sich darin, daß bei dauerndem Verschluß der entzündeten Gallenblase zwar ein Hydrops oder ein Empyem der Gallenblase eintritt, aber im allgemeinen keine Steinbildung erfolgt. Die Gallensteinbildung beim Menschen hat also mit einer gewissen Wahrscheinlichkeit zur Voraussetzung, daß ein Einfließen von frischer Galle in den mit Exsudat gemischten Gallenblaseninhalt stattfindet, und daß es hierdurch zu sehr verwickelten Mischungs- und Entmischungsvorgängen kommt.

Neuerdings werden den sog. Mikrolithen, nur mikroskopisch wahrnehmbaren Niederschlagsbildungen engere Beziehungen zu den größeren Steinbildungen zugeschrieben (LEMMEL und BÜTTNER). Der Aufbau dieser Bildungen kann ein sehr mannigfaltiger sein und erinnert in mancher Hinsicht an die Struktur der verschiedenen großen Gallensteine. Bisher ist es noch fraglich, ob die Mikrolithen überhaupt etwas mit der echten Steinbildung zu tun haben, doch ist ein abschließendes Urteil über ihre Bedeutung für die Konkrementenstehung zur Zeit noch nicht möglich.

Nach den vorliegenden Statistiken ist die Häufigkeit des Gallensteinleidens in den verschiedenen Erdteilen sehr wechselnd. Es findet sich am seltensten in Japan und am häufigsten in Amerika. Auffällig ist ferner, daß die reinen Cholesterinsteine in Japan (cholesterinarme Nahrung?) seltener als in Europa beobachtet werden, während Cholesterinpigmentkalksteine in Japan entsprechend der kleineren Zahl von Gallensteinkranken immerhin prozentual häufig vorkommen. Eine befriedigende Erklärung für diese Unterschiede ist vorläufig nicht möglich. Das Gallensteinleiden überwiegt beim weiblichen Geschlecht. Schwangerschaft, Menstruation und Klimakterium und die mit ihnen verbundenen Veränderungen des Stoffwechsels und Dyskinesien der Gallenwege dürften hierbei eine wesentliche Rolle spielen.

Mit spontanen Auflösungen der Gallensteine intravitam ist im allgemeinen nicht zu rechnen. Zwar hat man experimentell eine

Auflösung von Gallensteinen in Hunde- und Ochsengalle sowie in Lösungen von Desoxycholsäure beobachtet, doch gestatten solche Reagensglasbefunde keine Übertragung auf den lebenden Organismus. Gelegentlich kommt es in der Gallenblase zu einer Selbstzertrümmerung der Gallensteine, die auf fortschreitende Spaltbildungen im Anschluß an die im Zentrum der Steine vorgehenden Entquellungsvorgänge zurückzuführen sein dürften. Solche Selbstzerreißungen spielen sich hauptsächlich bei den Cholesterinpigmentkalksteinen ab. Sie führen gewöhnlich zur Bildung gröberer Steintrümmer, die nicht durch die Gallenwege abzugehen pflegen. Um diese Steintrümmer setzen sich weitere Schichten von Cholesterinpigmentkalk an, so daß durch diesen Vorgang der Selbstzertrümmerung im Endausgang die Zahl der in der Gallenblase vorhandenen Steine vermehrt wird.

Klinisches Bild der Gallensteinkrankheit Träger von Gallensteinen sind noch nicht ohne weiteres Gallensteinkranke. Dies beweist der ziemlich häufige Befund von Gallensteinen bei Obduktionen (etwa 11% aller Sektionen) und der zufällige Nachweis von Gallensteinen im Röntgenbild, ohne daß irgendwelche auf eine Gallenblasenerkrankung hinweisende Krankheitserscheinungen bestanden zu haben brauchen. Häufig bestehen jedoch uncharakteristische Beschwerden im Oberbauch, die keine sicheren Rückschlüsse auf eine Erkrankung des Gallenwegssystems gestatten: So machen sich unbestimmte, schmerzhafte Sensationen in der Lebergegend, Beschwerden nach der Nahrungsaufnahme, unklare Temperatursteigerungen bemerkbar, deren wahre Natur oft lange Zeit verkannt werden kann, und die zu Verwechslungen mit chronischen Gastritiden, Ulcus ventriculi und duodeni Veranlassung geben können. Die latenten Gallensteine werden erst zum manifesten Gallensteinleiden, wenn die Ruhe der Gallenwege durch reflektorische Dyskinesien oder durch Gallenwegsinfektionen gestört wird. Alle Faktoren, die zu stärkeren Gallenblasenkontraktionen führen können, können typische Anfälle von Gallensteinkoliken auslösen: Hierher gehören die reflektorischen Gallenblasenkontraktionen nach Nahrungsreizen z. B. durch Eierspeisen, Mayonnaisen, fetthaltige Speisen, ferner durch Gemütsbewegungen, welche durch Tonusverschiebungen im vegetativen Nervensystem auch zu nervösen Betriebsstörungen im Gallenwegssystem führen; weiter können Erschütterungen des Körpers, Preßbewegungen der Bauchmuskulatur, Menstruation und Entbindungen Lageveränderungen der Gallensteine hervorrufen und dadurch Reizungen der Gallenblasenwand bewirken. Der Eintritt der Gallenblaseninfektion schafft schließlich einen Zustand gesteigerter Reizbarkeit des gesamten Gallengangsapparates, wodurch die dyskinetischen Innervationsstörungen der Gallenwege eine weitere Steigerung erfahren. Die durch das Zusammenspiel der genannten Ursachen ausgelöste Gallenblasenkontraktion führt nunmehr zu einer Einpressung des Solitärsteines oder der multiplen Konkremente in den Hals der Gallenblase, es entstehen krampfhafte Muskelkontraktionen der Ringmuskulatur im Collum-Cysticusgebiet, die sich zu schweren Schmerzparoxysmen steigern können. Unter dem Einflusse hierdurch ausgelöster vegetativer Innervationsstörungen kommt es auch zu spastischen Krampfzuständen am Sphincter Oddii, der sich für kurze Zeit, aber auch für einen längeren Zeitraum verschließen kann. So wird es verständlich, daß bei längerem Verschlusse des Sphincter Oddii der Abfluß der Lebergalle stocken kann, und daß ein leichter Subikterus auftreten kann, obwohl eine eigentliche Steinverlegung im Choledochusgebiet überhaupt nicht zu bestehen braucht. Ähnlich wie die Anfälle von Angina pectoris treten die Gallensteinanfälle mit einer gewissen Vorliebe im Verlaufe der Nacht auf. Es mag dies vielleicht damit zusammenhängen, daß in der Nacht durch den physiologischen Hungerzustand die Gallenblase sich ausdehnt und durch die gesteigerte Wandspannung reflektorisch Dyskinesien ausgelöst werden; wesentlich wahrscheinlicher aber ist es, daß das Überwiegen der parasympathischen Innervationen im Schlafe, wie sie auch in der verlangsamten Herzaktion, der verlangsamten und vertieften Atmung, der gehemmten Peristaltik zum Ausdrucke kommt, auch das Auftreten vagaler Innervationsstörungen an den Gallenwegen während der Nacht begünstigt. Gewöhnlich setzt der Gallenkolikanfall nach kurzen unbestimmten Prodromalerscheinungen ziemlich plötzlich mit heftigen Schmerzen ein, die sich oft bis zur Unerträglichkeit steigern können und hohe Narkoticadosen erforderlich machen. Das manchmal vorhandene Erstickungsgefühl dürfte wahrscheinlich durch krampfartige Zusammenziehungen des Zwerchfells und durch peritoneale Reizzustände des Gallenblasenüberzuges hervorgerufen sein, die die Exkursion des Zwerchfells behindern. Der im rechten Hypochondrium einsetzende Schmerz kann nach der rechten Brustseite, nach der rechten Rückenseite, nach der rechten Schulter und der Wirbelsäule ausstrahlen, und Erbrechen begleitet häufig die Schmerzanfälle. Als Folge der Schmerzen kann es zu beschleunigter Herztätigkeit und zu Extrasystolien kommen, so daß vorübergehend manchmal der Eindruck einer Angina pectoris erweckt werden kann. Im Bereich der rechten unteren Intercostalnerven kann es zum Auftreten von Herpes zoster kommen. Manchmal kann auch der Schmerz auf die linke Oberbauchgegend ausstrahlen, was für eine Irradiation auf die Pankreasnerven, bzw. für begleitende Pankreasschädigungen spricht (KATSCH). Der Eintritt von Temperatursteigerungen, die durch Schüttelfrost eingeleitet werden können, ist ein Zeichen dafür, daß bei der Auslösung der Kolik eine in den Gallenwegen auftretende Infektion eine wichtige Rolle spielen kann. Öfters sind bei längerer Dauer die Anfälle von einer Anschwellung und Empfindlichkeit der Leber begleitet, bei der es offen bleiben muß, inwieweit Infektionen der intrahepatischen Gallenwege oder eine Reflexhyperämie der Leber hierbei beteiligt sind. Selbst wenn es zu einer Infektion der steinhaltigen Gallenblase kommt, ist die Gallenblase nur selten zu fühlen. Es hängt dies damit zusammen, daß die Wandung der Steingallenblase gewöhnlich geschrumpft ist und daher nur eine geringe Ausdehnungsfähigkeit besitzt.

Sehr wichtig ist für die Erkennung einer Gallenblasenkolik das Auftreten einer deutlichen Urobilinogenreaktion im Harn. Werden die Koliken im rechten Oberbauch von einem flüchtigen oder länger anhaltendem, bald geringem, bald stärkerem Ikterus begleitet, so wird die klinische Diagnose der Cholelithiasis sehr gewichtig gestützt. Häufig fehlt jedoch in Fällen von unkomplizierten Gallensteinkoliken ein erkennbarer Ikterus. Untersucht man freilich bald im Anschluß an Gallensteinkoliken den Bilirubingehalt des Serums, so kann man häufig einen deutlichen Anstieg des Bilirubinspiegels im Sinne eines latenten Blutikterus feststellen: Man findet dann Bilirubinwerte zwischen 2—3 Einheiten, wobei die Diazoreaktion den Typus der prompten direkten Reaktion aufweist. Im Anschluß an die Gallenkoliken sind Steine in den Stuhlentleerungen nur gelegentlich zu finden. Manchmal dürften die Steine im Darmkanal zerfallen, in vielen anderen Fällen sind die abgehenden Steine sehr klein, so daß sie dem Nachweis entgehen; in zahlreichen anderen Fällen geht aber der Gallensteinanfall erfolglos zu Ende, ohne daß es überhaupt zu einem Abgang von Steinen durch die Gallenwege kommt. Man kann die Gallenkonkremente im Stuhl am besten nachweisen, wenn man den Stuhl durch ein Stuhlsieb passieren läßt und die konkrementartigen Rückstände auf ihren Choleseringehalt mit der LIEBERMANNschen Probe und auf ihren Gallenfarbstoffgehalt mittels der GMELINschen Reaktion untersucht. Man schützt sich auf diese Weise vor Verwechslungen mit Gebilden, welche z. B. nach reichlicher Zufuhr von Öl auftreten und aus zusammenfließenden Massen von Kalkseifen bestehen. Die angeblichen erfolgreichen Abtreibungen von Gallensteinen durch Ölkuren, wie sie immer wieder besonders von kurpfuscherischer Seite beschrieben werden, gehen gewöhnlich auf das Auftreten dieser Seifenmassen in den Stühlen zurück.

Der reine Cholesterinsolitärstein ist nur selten von Gallenkoliken begleitet. Die zu Steinkoliken führenden Konkremente sind in der Hauptsache die Cholesterinpigmentkalksteine und der Kombinationsstein, welcher durch Anlagerung von Cholesterinpigmentkalk aus dem Cholesterinsolitär hervorgeht. Engere Beziehungen zwischen der Stärke und Dauer der Anfälle und der Größe der Gallensteine bestehen nicht. Bald können die Anfälle mit mehr oder minder großen Schmerzen in wenigen Stunden vorübergehen, bald können sie sich viele Tage hinziehen, bald treten mit kurzen Ruhepausen gehäufte Kolikanfälle ein, bald schließt sich an einen heftigen Kolikanfall eine lange Periode klinischer Latenz an. Mit dem Eintritt der Koliken, die durch krampfartige Kontraktionen der Gallenblase und spastische vagale Zusammenziehungen des Muskelapparates der Gallenwege zustande kommen dürften, können die in der Gallenblase befindlichen Steine in den Halsteil der Gallenblase hineingepreßt werden. Der Gallensteinanfall kann damit enden, daß mit der Lösung des Krampfzustandes der eingepreßte Stein wieder in die Gallenblase zurücksinkt oder durch Kontraktionswellen in den Ductus cysticus eintritt. Bleiben solche Steine im Ductus cysticus stecken, so geben sie zu weiteren gehäuften Anfällen Veranlassung, in deren Verlauf der Cysticus eine erhebliche Erweiterung erfahren kann. Tritt der Stein durch den Cysticus in den Ductus choledochus ein, und bleibt er hier vorübergehend liegen, hören die schmerzhaften Anfälle gewöhnlich auf; man beobachtet dann meist das Auftreten eines mechanischen Ikterus mit den Zeichen der inkompletten oder kompletten Gallensperre nach dem Darm, wobei auch bei längerem Bestehen des Ikterus weitere Steinkoliken ausbleiben können. Erst wenn der Stein in die Nähe der Mündung des Ductus choledochus in den Darm, also in das Gebiet des Sphincter Oddii gelangt, treten wieder häufige

Kolikanfälle auf. Durch den erhöhten Druck der gestauten Galle kann schließlich die Papilla Vateri so gedehnt werden, daß erbsengroße und höchstens ein wenig größere Steine in den Darmkanal übertreten können. Wenn man in nicht wenigen Fällen auch erheblich größere Steine in den Darm abgehen sieht, so erfolgt dieser Übergang nicht per vias naturales, sondern durch eine Choledochus-Duodenalfistel, indem die der Duodenalwand benachbarte Wandung des großen Gallenganges mit der Darmwand verklebt und der eingeklemmte Stein neben der Papilla Vateri durch diese Verlötungsstelle in das Darmlumen durchbricht. Auch von der Gallenblase aus können Gallensteine durch Fistelbildungen teils in das Colon transversum, besonders in der Gegend der Flexura hepatica durchbrechen, teils durch fistulöse Verbindungen zwischen Duodenum und hinterer Gallenblasenwand bzw. Gallenblasenhals nach dem Zwölffingerdarm übertreten. Vereinzelt sind auch Durchbrüche von Gallensteinen durch Fistelbildungen nach dem Magen, nach dem Nierenbecken oder nach außen — nach pericholecystitischen Verklebungen der Gallenblasenwand mit den Bauchdecken — beobachtet worden. Die Gallensteinkrankheit kann in dieser skizzierten Weise durch viele Jahre und Jahrzehnte mit verschieden langen Perioden der Latenz und der Attacken sich hinziehen und kann schließlich auch völlig zur Ruhe kommen. Gefahrdrohende Komplikationen können im Verlaufe der Cholelithiasis entstehen:

1. Durch schwerere lokale Veränderungen der Gallenblase und der Gallengänge im Anschluß an die Ansiedlung von Steinen. An den Stellen, wo ein Stein längere Zeit der Gallenblasenwand anliegt, kann sich eine Druckatrophie der Schleimhaut entwickeln. Entsprechend der Konfiguration der Steine können direkte Formnachbildungen ihrer Oberfläche innerhalb der atrophischen Schleimhaut entstehen, wobei an den Übergangsstellen zur normalen Gallenblasenschleimhaut lineäre Wallbildungen auftreten können. Bleiben die Zerstörungen der Schleimhaut oberflächlich, so kann es oft zu einer glatten Ausheilung kommen. In anderen Fällen können aber besonders nach tiefergreifenden Substanzverlusten Narbenbildungen zustande kommen, die die in diesem Bereich liegenden Steine so fest umklammern können, daß man von sog. „angewachsenen“ oder „eingewachsenen“ Steinen spricht. Auch ringförmige Narbenstrikturen mit erheblichen Gestaltsveränderungen der Gallenblase können entstehen. Erfolgt aus solchen narbigschwer veränderten Gallenblasen eine Ausstoßung von Gallensteinen, kann das Gallenblasenlumen durch Verwachsungen der ulcerierten Wandungen schließlich obliterieren, so daß von der Gallenblase nur ein kleiner solider, manchmal sogar verkalkter strangförmiger Rest noch übrig bleibt. Gewöhnlich führen die tiefergreifenden Geschwürsbildungen in der Gallenblasenschleimhaut zu entzündlichen Veränderungen am serösen Überzug der Gallenblase; es entsteht so eine produktive Pericholecystitis mit Verwachsungen nach den Nachbarorganen. Stellt sich im Anschluß an solche ausgiebige Verklebungen schließlich eine Perforation ein, so kommt es zu den bereits geschilderten inneren und äußeren Fistelbildungen, die bei völliger Ausstoßung der Gallensteine gelegentlich zu einer Spontanheilung der Gallensteinkrankheit führen können. Gefahren entstehen dann, wenn

die ulcerativen Veränderungen der Gallenblasenschleimhaut so rasch nach der Tiefe fortschreiten, daß eine Perforation der Wandung noch vor Eintritt hinreichender Verklebungen erfolgt. Dann kommt es, da der Gallenblaseninhalt bei ulcerativen Prozessen gewöhnlich infiziert ist, zu einer Perforationsperitonitis, die seltener lokal bleibt, gewöhnlich sich zu einer allgemeinen Peritonitis entwickelt. Kommt es hierbei auch zum Übertritt von größeren Gallenmengen in die Bauchhöhle, so können sich der Peritonitis Vergiftungserscheinungen beimischen, die mit einer Gallensäurenvergiftung des Organismus durch den Gallensäurenresorption aus der Bauchhöhle in Zusammenhang zu bringen sind. Namentlich bei abgekapselter Peritonitis mit reichlichen Gallenergüssen kann sich ein eigentümliches chronisches toxisches Krankheitsbild mit fortschreitender Kachexie ohne ausgeprägten Ikterus entwickeln, wobei sich eine erhebliche Ähnlichkeit mit dem Bilde der exsudativen Peritonealtuberkulose ergeben kann. Perforationsperitonitiden können auch vom Ductus cysticus ausgehen, dessen Wandung bei Anwesenheit von Steinen und komplizierenden Sekundärinfektionen schließlich einreißen kann. Fehlen stärkere Dehnungserscheinungen und bleiben Sekundärinfektionen aus, so kann sich im Anschluß an die Verlegung des Ductus cysticus ein Hydrops der Gallenblase entwickeln, die dann die sog. „weiße Galle" enthält. In solchen Fällen wird der in der Gallenblase noch vorhandene gallige Inhalt resorbiert oder verändert, und schließlich wird die Gallenblase von einer hellen, fast wasserklaren schleimigen Flüssigkeit erfüllt, die von der Gallenblasenschleimhaut sezerniert wird. Bei sehr starker Erweiterung kann die Gallenblase als großer, praller, durch die Bauchdecken sich kugelig vorwölbender, mit der Atmung verschieblicher, glatter Tumor im Bereich der Incisura vesicae felleae fühlbar sein. Gefahrdrohende Komplikationen können ferner entstehen:

2. Durch die Folgen des dauernd behinderten Gallenabflusses bei Verlegung der Gallenwege. Ein Steinverschluß der Gallenwege führt zu einem mechanischen Ikterus, der infolge des wachsenden Gallendruckes innerhalb des Gallengangssystems auch zu einer Druckschädigung der Leberzellen führt. Klinisch ist es daher von größter Wichtigkeit, feststellen, ob es sich um einen kompletten oder inkompletten Verschluß des Ductus choledochus handelt, weil hiervon maßgebend auch die Intensität der Druckschädigung des Leberparenchyms bestimmt wird. Neben der Stärke des Ikterus und der Entfärbung der Stühle liefert die Urobilinprobe im Stuhl hierbei entscheidende Aufschlüsse (vgl. Kapitel VI B). Die Stärke der Gallenabflußhemmung kann im Verlaufe von Steinverschlüssen öfters erheblich schwanken. Es hängt dies nicht allein mit Schwankungen der Lage des Steines zusammen, sondern auch Schleimhautschwellungen und spastische Kontraktionen im Gebiet des Sphincter Oddii wirken als Gallenabflußhindernis mit, die zu verschiedenen Zeiten in ihrer Ausprägung wechseln können.

Im Verlauf eines lange bestehenden kompletten Gallengangsverschlusses kann es — analog dem Hydrops der Gallenblase nach Cysticusverschluß — unter besonderen Bedingungen auch zur Ansammlung einer glasig schleimigen Flüssigkeit im gesamten Gallengangssystem, zur „weißen Galle der Gallenwege" kommen. Man hat früher geglaubt, daß die weiße Galle ein Produkt der Leberzellen sei, welche unter der Druckatrophie schwer geschädigt werden und daher zur Bildung wirklicher Galle nicht mehr fähig sein sollen. Hier handelt es sich in Wirklichkeit um die Erfüllung der Gallenwege mit einer wäßrig-schleimigen Flüssigkeit, die von den Gallenwegen selbst gebildet wird. Zur Ausbildung dieses Hydrops des gesamten Gallenwegssystems ist eine komplette Gallensperre in Verbindung mit einem Abschluß der Gallenblase vom übrigen Gallenwegssystem notwendige Voraussetzung. Gewöhnlich findet sich dieser Hydrops des ganzen Gallenwegssystems bei einem Verschluß oberhalb der Einmündung des Ductus cysticus in den Choledochus, so daß der in den Gallenwegen entstehende Schleim nicht mehr in die Gallenblase überzutreten vermag, um dort zur Eindickung und Aufsaugung zu gelangen. Bei Verlegungen des Ductus choledochus im Bereich der Papille muß gleichzeitig — wenigstens nach den tierexperimentellen Ergebnissen — der Ductus cysticus durch Schleimhautschwellung oder Steine verschlossen sein, oder die Gallenblasenschleimhaut muß durch Überdehnung der Wand oder chronische Entzündungsprozesse so verändert sein, daß sie ihre Resorptionskraft in erheblichem Maße eingebüßt hat. Man kann das Phänomen der weißen Galle im Gallenwegssystem dementsprechend experimentell dadurch erzeugen, daß man entweder den großen Gallengang oberhalb der Cysticuseinmündung unterbindet oder den Ductus choledochus zugleich mit dem Ductus cysticus verschließt (vgl. hierzu ROUS und McMASTER). Unter solchen Bedingungen wächst der Sekretionsdruck der abgesonderten schleimigen Flüssigkeit schließlich so stark an, daß er den Sekretionsdruck der Lebergalle überwindet. Infolgedessen kann die Galle nicht mehr in die Gallenwege übertreten, so daß sie nunmehr ausschließlich in den Blutkreislauf übertritt. Die weiße Galle des gesamten Gallenabflußsystems ist daher stets mit einem hochgradigen Ikterus vergesellschaftet. Bei stärkster Ausdehnung des Gallenwegshydrops können schließlich auch die Gallencapillaren von heller Flüssigkeit prall erfüllt sein. Sie bieten sich dann als ein Netz bläschenförmiger Vorwölbungen unter der Leberkapsel dar (Hydrohepatose). Die Grundbedingungen für den Gallenwegshydrops sind neben der totalen Gallensperre und der Ausschaltung der Gallenblase als Druckregulator die Bakterienfreiheit der Gallenwege. Andernfalls entwickelt sich nicht der aseptische Hydrops, sondern die eitrige Cholangitis mit ihren lebensbedrohlichen Folgeerscheinungen. Aus diesem Grunde findet sich die weiße Galle seltener beim Steinverschluß, bei welchem häufiger Sekundärinfektionen der Gallenwege auftreten, sondern beim Tumorverschluß der Gallenwege, der lange Zeit ohne komplizierende Infektionen bestehen kann. Dazu kommt, daß beim Steinverschluß durch die rechtzeitige operative Entfernung der Steine die zeitlichen Bedingungen für die Entwicklung des Gallenwegshydrops weniger als beim langbestehenden Tumorverschluß gegeben sind. Aus dem gleichen Grunde beobachtet man auch beim Steinverschluß relativ selten den Übergang in die cholostatischen und cholangitischen Lebercirrhosen (vgl. Kapitel XI, S. 97).

Gefahrdrohende Komplikationen im Verlaufe der Cholelithiasis ergeben sich weiter:

3. Durch das Eindringen von Eitererregern in die Gallenblase und das übrige Gallenabflußsystem. Die Folge der Eiterinfektion der Gallenblase ist die eitrige Cholecystitis, das Gallenblasenempyem. Der gleichzeitige Verschluß des Ductus cysticus durch Stein oder entzündliche Schleimhautschwellungen kann hierbei durch die Behinderung des Exsudatabflusses zu erheblichen schmerzhaften Dehnungen der Gallenblase, zum fühlbaren kugeligen druckempfindlichen Gallenblasentumor führen. Gelegentlich kann die Gallenblase eine so erhebliche Ausweitung erfahren, daß sie selbst mehrere 100 ccm einer trüb-gelblichen bis rahmig-eitrigen Flüssigkeit in sich zu fassen vermag. Im Verlaufe der eitrigen Cholecystitis kann es zur Wandphlegmone der Gallenblase kommen, an die sich über eine Wandnekrose eine Gallenblasenperforation mit lokaler oder diffuser Peritonitis anschließen kann. Bei hinreichenden peritonealen Verklebungen kann auch ein subphrenischer Gallenabsceß entstehen, der sogar durch das Zwerchfell nach dem Pleuraraum durchbrechen kann. In typischen Fällen wird das klinische Bild des Gallenblasenempyems von einer ausgeprägten Druckempfindlichkeit der Gallenblasengegend — mit oder ohne fühlbaren Gallenblasentumor —, von reflektorischer Muskelspannung im rechten Oberbauch und von den Symptomen einer mehr oder minder schweren Allgemeininfektion mit starker Leukocytose und Neutrophilie und stark beschleunigtem Pulse beherrscht. Das Fieber zeigt hierbei einen unregelmäßig remittierenden oder intermittierenden Typus. In stürmisch verlaufenden Fällen kann sich das Gallenblasenempyem abgesehen von der Druckempfindlichkeit im rechten Oberbauch unter dem Bilde einer allgemeinen schweren Sepsis darbieten, die — mit Eitermetastasen in anderen Körpergebieten — in kürzerer oder längerer Zeit zum Tode führen kann. In vielen Fällen kann jedoch trotz der schweren Infektion der Gallenblase das klinische Bild bei gleichzeitiger Druckempfindlichkeit und défense musculaire im rechten Oberbauch unter mäßigen Fieberbewegungen scheinbar relativ leicht sein. Eine starke Leukocytose mit Neutrophilie und Linksverschiebung des Blutbildes kann hier für die Diagnose des eitrigen abdominellen Prozesses von großer diagnostischer Bedeutung sein. Ikterus kann auch in den schweren Fällen völlig fehlen. Pflanzt sich die Eiterinfektion auf die intrahepatischen Gallenwege fort (Cholangitis suppurativa calculosa), so können sich schließlich zahlreiche cholangitische Abscesse im Leberbett entwickeln, die manchmal auch zu größeren Abscessen konfluieren können. Starke Vergrößerungen und diffuse Druckempfindlichkeit der Leber, ein schweres septisches Bild, das von Ikterus wechselnden Grades begleitet sein kann, starke Leukocytose mit Neutrophilie und Linksverschiebung des Blutes sind die klinischen Zeichen dieser oft rasch zum Tode führenden komplizierenden Erkrankung. Schließlich können gefahrdrohende Komplikationen im Verlaufe der Cholelithiasis auftreten:

4. Durch schwere Beeinträchtigungen der Darmtätigkeit. So kann es manchmal zum Obturationsileus kommen, wenn große Gallensteine in den Darmkanal eintreten und das Darmlumen verlegen. Schwere Gallensteinkoliken verbinden sich ferner nicht selten mit einem reflektorischen paralytischen Ileus mit starker meteoristischer Auftreibung

des Abdomens, die sich meist in einigen Tagen wieder zurückbildet,
bei älteren Kranken mit Herzmuskelschwäche infolge der Hochdrängung
des Zwerchfells aber zu bedrohlichen Zuständen von Herzinsuffizienz
führen kann.

Für den Nachweis der Gallensteine ist das Röntgenverfahren unent-
behrlich. Auch ohne Heranziehung der Cholecystographie, deren Grundlagen in Kapitel XXI (S. 168) geschildert wurden, kann man Gallensteine
vielfach bereits bei der üblichen Übersichtsaufnahme zur Darstellung
bringen. Freilich muß man sich bei der röntgenographischen Wiedergabe
von Gallensteinen bewußt bleiben, daß Gallensteine auch ohne wesentliche
klinische Beschwerden vorhanden sein können, und daß der Nachweis
von Gallenkonkrementen im Röntgenbilde noch nicht ohne weiteres ihre
maßgebende Beteiligung bei dem vorliegenden Krankheitsbilde beweist.
Das Ergebnis der Röntgenuntersuchung kann also nur unter hinreichender
Berücksichtigung des klinischen Symptomenbildes Verwertung finden.
Die Wiedergabe von Gallensteinen im Röntgenbilde bei der gewöhnlichen
Übersichtsaufnahme hängt von drei Faktoren ab: Von der chemischen
Zusammensetzung, von der Größe und Zahl der Steine und von der
Beschaffenheit der Nachbarschaft, die möglichst frei von schattengebenden Massen sein soll. Es ist daher stets für eine vorhergehende ausgiebige Entleerung des Darmes zu sorgen. Reine Cholesterinsteine sind
nicht nachzuweisen, da die Absorptionsfähigkeit des Cholesterins für
Röntgenstrahlen gering ist und sich von der Galle und der des Lebergewebes nur wenig unterscheidet. Erst bei größerem Kalkgehalt werden
die Gallensteine einer Wiedergabe bei der Übersichtsaufnahme zugänglich: So bieten sich die mit einer Kalkschale umkleideten Cholesterin-
solitäre, die sog. echten Kombinationssteine als eiförmige Ringschatten
dar, und die Cholesterinpigmentkalksteine erscheinen entsprechend ihrem
mehr diffusen Kalkgehalt als flächenhafte Schatten. Treten die Cholesterinpigmentkalksteine in großer Zahl in der Gallenblase auf, so bietet
sich die Gallenblase als mehr oder minder birnenförmiger Schatten mit
marmorierter Zeichnung dar. Seit der Einführung der Cholecystographie sind die Unzulänglichkeiten, die einer direkten Wiedergabe der
Gallenkonkremente im Röntgenverfahren anhafteten, sehr erheblich
vermindert worden. Die Cholecystographie gestattet nunmehr auch den
Nachweis von Steinen, welche nach ihrer chemischen Zusammensetzung
nur einen geringen Gehalt an strahlenabsorbierenden Stoffen besitzen.
An den Stellen des Steinsitzes treten entsprechende Aussparungen
innerhalb der mit dem Kontrastfarbstoff gefüllten Gallenblase auf. Die
Cholesterinsolitätssteine rufen große, runde, ovaläre Aufhellungen innerhalb des Kontrastschattens der Gallenblase hervor, und auch die in
Herden auftretenden Cholesterinpigmentkalksteine können bei gleichzeitiger Kontrastfüllung der Gallenblase wesentlich deutlicher sichtbar
gemacht werden. Gallenblasenkontraktionen nach Eigelbmahlzeiten
oder Hypophysininjektionen können im Röntgenbild zu einer deutlichen
Lageverschiebung der Steine führen. Kleine Konkremente können
aber auch bei der Cholecystographie dem Nachweis entgehen. Manchmal kann die Beurteilung über die Anwesenheit von Gallensteinen
in der kontrastgefüllten Gallenblase dadurch erschwert werden, daß

Aufhellungen innerhalb des Kontrastschattens der Gallenblase durch Überlagerung mit stark gashaltigen Darmteilen hervorgerufen werden. Sie pflegen gewöhnlich über die Gegend des Gallenblasenschattens hinauszureichen und sind auch durch Haustrenbildung oder zylindrische Ausbreitung als luftgefüllte Darmabschnitte meist ohne besondere Schwierigkeiten zu erkennen. Bei der Röntgenuntersuchung ist auch auf die sog. sekundären röntgenologischen Zeichen der Cholelithiasis zu achten. Hierzu gehören die Formveränderungen des Gallenblasenschattens, die Verziehung des Pylorus nach rechts infolge von Adhäsionen, ferner die Lokalisation der Druckempfindlichkeit in der Gegend des Kontrastschattens, weiter Hyperperistaltik und verzögerte Magenentleerung infolge spastischer Reizzustände des Pylorus, die zungenförmige Ausziehung des rechten Leberschattens in Form des RIEDELschen Lappens sowie Deformationen des Pylorus in Form halbmondförmiger konkaver Eindellungen durch die vergrößerte Gallenblase.

Differential-
diagnose Bei der Differentialdiagnose der Gallensteinkrankheit sind alle Schmerzzustände in der Bauch- und Brusthöhle zu berücksichtigen, die akut aus vorangehendem völligem Wohlbefinden entstehen und sich im Bereich des rechten Oberbauch lokalisieren können. Zum Verständnis der hier in Betracht kommenden Krankheitsvorgänge erscheint es zweckmäßig, von der Einteilung v. BERGMANNs auszugehen, der die Gallensteinsymptome in viscero-sensorische, viscero-motorische und viscero-viscerale Zeichen einteilt. Die viscero-sensorischen Phänomene umfassen die Schmerzausstrahlungen, die viscero-motorischen die muskulären Reflexradiationen, die die Gallensteinkrankheit auf andere Organe ausübt und die z. B. in spastischen Kontraktionen des Pylorus, des Darmkanals und des Zwerchfells zum Ausdruck kommen können. Die viscero-visceralen Begleitsymptome prägen sich in reflektorischen Störungen der Magensekretion, besonders Anacidität, ferner in Störungen der Splanchnicusinnervation aus, die zu Kollapszuständen und zum paralytischen Ileus führen können. Die Schmerzausstrahlungen beim viscero-sensorischen Komplex erklären sich aus der Erregung des 8. und 9. Rückenmarkssegmentes, dem bei Gallenblasenerkrankungen durch sympathische Fasern sensible Erregungen zugeleitet werden. Befindet sich der Stein im Ductus choledochus, so kann auch das 10.—11. Dorsalsegment gereizt werden. Von hier aus erfolgt dann — entsprechend der Entstehung der HEADschen Zonen — durch sog. falsche Projektion eine Lokalisation der Schmerzempfindung in die von den erregten Rückenmarkssegmenten versorgte Hautregion. Beim Übergang der Reizimpulse auf die zugehörigen motorischen Vorderhörner werden gleichzeitig Kontraktionen der segmentär versorgten Muskulatur hervorgerufen, es kommt zur regionären défense musculaire. Die Schmerzausstrahlungen nach der rechten Schulter, der rechten Halsseite und dem rechten Arme kommen wahrscheinlich dadurch zustande, daß über Anastomosen des sympathischen Gallenblasenplexus mit dem rechten N. phrenicus sensible Reize nach dem unteren Cervicalmark geleitet werden, und daß von dort durch Überspringen der Erregungen auf die sensiblen Nerven des Plexus cervicalis Schmerzempfindungen nach den zugehörigen Arm- und Halsbezirken projiziert werden. Auf Reizung des visceralen Vagus, welcher ebenfalls Leber, Gallenblase- und Gallengänge versorgt, dürfte das die Gallensteinkoliken häufig begleitende Erbrechen und Schwindelgefühl zurückzuführen sein. BERGMANN spricht direkt von einem Gallenblasenvertigo, den er mit Erregungen des Vestibulariskerns durch zentripetale Vaguserregungen in Zusammenhang bringt.

Entsprechend diesen geschilderten Schmerzausbreitungen sind bei der Abgrenzung der Gallensteinkrankheit gegenüber anderen Erkrankungen besonders folgende Krankheiten zu berücksichtigen: Das Ulcus duodeni und ventriculi, die Appendicitis, die rechtsseitige Nephrolithiasis, die Angina pectoris, tabische Krisen. In der Regel ist schon nach der Anamnese und dem klinischen Symptomenbilde der Schmerzanfall beim Ulcuskranken wesentlich von dem der Gallensteinkoliken verschieden. Beim Ulcuskranken besteht sehr häufig eine deutliche Abhängigkeit der Beschwerden von der Nahrungsaufnahme, oder der Schmerz äußert sich als nächtlicher Hungerschmerz, wobei Nahrungszufuhr, evtl. auch die Einnahme von Alkalien die Schmerzen oft rasch zu beheben vermag. Andererseits können auch bei Cholecystitis Schmerzen nach Nahrungsaufnahme auftreten. In solchen Fällen kann die genauere Lokalisation der Schmerzen bei der Palpation weitere diagnostische Aufschlüsse vermitteln: Der Ulcusschmerz wird gewöhnlich bei tiefer Palpation ausgelöst, während der Gallenblasenschmerz bei mehr oberflächlicher Palpation und besonders beim Andrängen der palpierenden Finger gegen den unteren rechten Leberrand in verstärktem Maße empfunden wird. Wie schwierig die Differentialdiagnose gegenüber dem Ulcus gelegentlich sein kann, geht daraus hervor, daß zuweilen auch bei Steinen im Bereich der Papillengegend okkultes Blut im Stuhl — durch Läsion der Darmschleimhaut — beobachtet werden kann, und daß andererseits auch beim Ulcus duodeni ein leichter Ikterus infolge von Spasmen am unteren Choledochusende auftreten kann. Die genaue Röntgenuntersuchung des Magen-Darmkanals und der Gallenblase führt dann gewöhnlich zu einer diagnostischen Klärung.

Große Schwierigkeiten kann die Abgrenzung der Gallensteinkoliken, besonders bei gleichzeitiger Infektion der Gallenwege gegenüber der Appendicitis machen, vor allem dann, wenn der Wurmfortsatz nach hinten und oben verlagert ist. Ein sich hier entwickelndes periappendicitisches Exsudat kann sogar durch Kompression der Gallenwege zu einem Ikterus führen, so daß manchmal kaum überwindbare diagnostische Schwierigkeiten entstehen können. Man achte in solchen Fällen ganz besonders darauf, ob eine lokale Schmerzempfindlichkeit auch an dem für die Appendicitis charakteristischen Druckpunkt im rechten Unterbauch besteht.

Vor einer Verwechslung von Gallensteinkoliken mit einer rechtsseitigen Nephrolithiasis wird meist der Urinbefund schützen, der als Zeichen der Erkrankung der Harnwege rote Blutkörperchen und Leukocyten im Harnsediment aufweist. Allerdings muß auch damit gerechnet werden, daß der Kranke gleichzeitig an Gallensteinen und Nierensteinen leiden kann. Als weiteres differentialdiagnostisches Moment dient die Art der Schmerzausbreitung, die bei rechtsseitigen Nierensteinen von der

Lendengegend in die Blase, in den rechten Hoden und manchmal auch in das rechte Bein ausstrahlt.

Leichtere Stenokardien mit Ausstrahlungen nach dem rechten Arm können manchmal ein klinisches Bild bewirken, das leichteren Gallenkolikanfällen ähneln kann. Das Auftreten der Beschwerden im meist vorgerückten Lebensalter, die Beschaffenheit des Herzens und des Kreislaufes, die Wirkung des Nitroglycerins, Röntgenbild und Elektrokardiogramm werden im allgemeinen eine klinische Abgrenzung der Angina pectoris ohne wesentliche Schwierigkeiten ermöglichen. Bei der Differentialdiagnose müssen auch Krankheitsprozesse wie Bleikoliken, die Nicotinvergiftung in ihrer intestinalen Form, der Dyspragia intestinalis nicotinica, tabische Krisen, Darmstenosen, Pankreaskoliken, die gewöhnlich mit einem ausgeprägten Linksschmerz einhergehen, in Berücksichtigung gezogen werden.

Therapie

Die Therapie des Gallensteinleidens muß davon ausgehen, daß die Cholelithiasis nicht ein allein auf die Gallenblase beschränktes Leiden, nicht allein eine „Cholecystopathie" darstellt, sondern darüber hinaus eine „Cholangiopathie", ein krankhaftes Geschehen am gesamten Gallengangssystem (WESTPHAL) ist, und daß auch dieser Rahmen zu eng ist, weil das Gallensteinleiden auch Krankheitsprozesse an der Leber und Milz in sich schließt und auch darüber hinaus noch Störungen der hormonalen Steuerung und der nervösen Reaktionslage des gesamten Organismus umfaßt. Bei der klinischen Analyse des Gallensteinanfalles wird es daher häufig schwer abgrenzbar sein, ob die schmerzhaften Sensationen an den Gallenwegen nur als Krampfreaktion auf Stein und Entzündung zu deuten sind, und ob nicht bei ihrer Auslösung auch vegetative Störungen des Gesamtorganismus eine Rolle spielen, die sich an dem in gesteigerter Reaktionsbereitschaft befindlichen Gallenwegssystem entladen. Sorgen, Ärger, Enttäuschungen, mit anderen Worten sympathische und parasympathische Erregungen können an den Nervengeflechten des steinhaltigen Gallengangsapparates leichter ihren Angriffspunkt finden und zu dyskinetischen Krampfschmerzen führen, die oft zweckmäßiger als durch krampflösende Mittel durch eine kräftigende Allgemeinbehandlung, durch eine seelische Entspannung, durch Bloßlegung verdrängter seelischer Komplexe, durch Milieuwechsel behandelt werden. So kann die Verabreichung von Brompräparaten, Luminal, von beruhigenden Bädern vielfach Nützliches für die Behandlung rezidivierender Gallensteinkoliken leisten. Zeigen sich Zeichen von endokrinen Störungen z. B. der Ovarialfunktion, so soll ein Versuch mit Eierstockspräparaten gemacht werden. WESTPHAL empfiehlt gelegentlich auch die Zufuhr von Gesamthypophysenextrakt (MERCK) per os oder eine Hypophysen-Röntgenreizbestrahlung, sowie bei starken, im Klimakterium auftretenden Gallenwegsbeschwerden eine Intensivbestrahlung zwecks Hypophysenlähmung.

Behandlung
des akuten
Kolik-
anfalles

Im *akuten Kolikanfall* ist das beste Mittel das Atropin, das bis zur Gesamtdosis von 3 mg täglich in Pillenform oder subcutan zugeführt wird. Zur Verstärkung der Atropinwirkung empfiehlt sich zunächst die Kombination mit Codein (0,03 Codein. phosph. mit 0,03 Extract.

Belladonn. in Pulver- oder Pillenform oder in Form von Suppositorien, nach Bedarf mehrmals am Tage). Durch Morphium kann ein Krampf des Sphincter Oddii ausgelöst oder die schon bestehende Brechneigung noch verstärkt werden. Nötigen heftigste Kolikschmerzen doch zur Morphiumgabe, so benutze man die subcutane Injektion von Morphium-Atropin, wodurch die krampfsteigernde und brechenerregende Wirkung des Morphiums gedämpft wird. Auch Papaverin und Eupaverin können zur Beseitigung der schmerzhaften Spasmen beitragen; man gebe bei starken Schmerzzuständen von vornherein Dosen über 0,04 bis 0,08 pro Injektion, die nach 1—2stündigen Intervallen wiederholt werden können. Warme Bäder, lokale Wärmeapplikationen in Form von Brei- und Moorumschlägen wirken günstiger als die trockene Hitze der Thermophore und Heizkissen. Recht brauchbar sind die im Handel befindlichen PISTYAN-Schlammkissen, die für längere Zeit warm erhalten werden können, wenn man über sie, getrennt durch ein wollenes Tuch, ein stark eingeschaltetes Heizkissen breitet.

Im *Intervall* empfiehlt WESTPHAL als Dauerberuhigungstherapie der mit dem Gallensteinleiden zwangsläufig verknüpften Dyskinesie der Gallenwege eine Atropinbehandlung von 3mal täglich $^1/_2$ mg per os, die bei Eintritt von Trockenheit im Munde zu verkleinern ist und auch durch entsprechende Mengen von anderen Belladonna-Präparaten ersetzt werden kann. Sie kann mit Papaverin von 3mal täglich 0,04 g und mehr kombiniert werden, bzw. in Form der Papavydrintabletten durchgeführt werden. Daneben ist eine gewisse Schonungskost einzuhalten, bei welcher besonders sehr fette Speisen und Eier infolge ihrer erregenden Wirkung auf die Gallenblasenkontraktion, ferner schwer verdauliche und blähende Nahrungsmittel wie Hülsenfrüchte, Krautarten, Mayonnaisen usw., Alkohol und Kaffee zu vermeiden sind. Auch rohes Obst kann manchmal Anfälle auslösen. Eine Verringerung cholesterinhaltiger Nahrungsmittel wie Fleisch und Butter ist nicht unbedingt erforderlich, da eine Cholesterinbildung im Körper sich auch endogen in erheblichem Umfange vollzieht.

Das Abklingen der Koliken wird begünstigt und die Krampfbereitschaft der Gallenmuskulatur wird gemildert durch Zufuhr von Pfefferminztee, dessen günstige Wirkung auf seinem Mentholgehalt beruht. Hierdurch wird erst eine atropinähnliche Wirkung auf die Gallenwegsmuskulatur und im Anschluß hieran eine Steigerung des Gallenflusses hervorgerufen. Ähnliche Wirkungen scheinen zahlreiche ätherische Öle zu besitzen. So sah WESTPHAL bei Zufuhr einer Tinktur der Meerdistel (Extr. Carduus Marianus), einer in der homöopathischen Medizin bei Gallensteinerkrankungen angewandten Droge, zunächst Motilitätshemmungen des Gallenabflusses, woran sich eine starke Vermehrung des Lebergallenflusses anschloß. Er sah bei Verabreichung von 3mal täglich 10—20 Tropfen dieser Tinktur bei leichteren Beschwerden öfters gute Erfolge. Günstiges wird auch von den „Enatin, Helfenberger Ölkapseln" berichtet, die anfangs bei Nieren- und Urethersteinen Verwendung fanden. Die ihnen zugeschriebene spasmolytische sekretionssteigernde und bactericide Wirkung dürfte auf ihren Gehalt an ätherischen Ölen (Ol. terebintin., Ol. juniperi, Ol. meth. pip. u. a.) beruhen. Auch

Behandlung
im anfalls-
freien
Stadium

bei der volkstümlichen Rettichkur spielt wohl ein im Rettich nach-
gewiesenes ätherisches Öl die Hauptrolle. Auch die beruhigende Wirkung
des DURANDEschen Mittels (1 Teil Terpentin auf 3—4 Teile Äther,
mehrmals täglich 15—60 Tropfen in Milch) dürfte auf den Gehalt an
ätherischem Öl zurückzuführen sein.

Sind die heftigen Paroxysmen abgeklungen, so soll im Intervall die
Therapie neben der geschilderten antispasmodischen Behandlung weiter-
gerichtet sein: auf Steigerung des Gallenflusses zwecks Durchspülung
der Gallenwege, zwecks Entfernung kleiner Gallenkonkremente und zur
Verminderung einer die Gallenwegsinfektion begünstigenden Gallen-
stagnation; ferner auf eine Desinfektion der Gallenwege, soweit sie überhaupt durchführbar ist; auf eine hinreichende Darmentleerung, die sich
rein empirisch bewährt hat und deren günstiger Einfluß vielleicht mit
einer sekundären Anregung der Gallenwegsperistaltik und des Gallenflusses zusammenhängt; schließlich auf eine Steigerung der Austreibungs-
kräfte des Gallengangssystems durch Anregung der Gallenblasenkontraktion in Verbindung mit der Steigerung der Gallensekretion. Unter
den gallentreibenden Mitteln kommt dem Karlsbader Brunnen und dem
Karlsbader Salz, das auch in Form der Karlsbader Tabletten (SCHERING)
gegeben werden kann, in der Behandlung der Gallensteinkrankheit eine
wichtige Rolle zu. Seine Wirkung beruht im wesentlichen auf seinem
Sulfatgehalt, durch den eine Steigerung der Gallensekretion und eine
Anregung der Gallenblasenkontraktion hervorgerufen wird. Dazu tritt
die günstige Salzwirkung auf begleitende Magen-Darmkatarrhe, die
peristaltikfördernde Wirkung der Sulfate, die hyperämisierende Wirkung
des heiß zu trinkenden Brunnens auf die Darmschleimhaut, wodurch
ein günstiger derivierender Einfluß auf hyperämische Zustände der
Leber im Sinne einer Abschwellung aufgeübt werden soll. Ob der
berechtigte Ruf der Karlsbader Quellen ausschließlich auf diesen Eigenschaften beruht, oder ob hierzu noch andere im frischen Brunnen selbst
gelegene Kräfte treten, muß offen bleiben. Sicherlich spielt bei den
Kuren in Karlsbad die im Badeort geregelte Lebensweise und die hier
ermöglichte seelische Entspannung eine bedeutungsvolle Rolle.

Im Sinne einer Durchspülungstherapie durch Steigerung des Gallenflusses wirken auch die Gallensäurenpräparate, unter denen besonders die
Dehydrolcholsäure zu nennen ist. Sie wird in Form von Decholin per os
(3mal täglich 1—2 Tabletten) oder zur Erzielung starker Wirkungen auf
die Gallensekretion auch intravenös, eventuell in Kombination mit
10—25%iger Traubenzuckerlösung verwendet. In anderen Handels-
präparaten sind Gallensäuren mit verschiedenen auf die Gallenwege
wirkenden Mitteln kombiniert, z. B. Degalol mit Pfefferminzöl, Agobilin
mit Salicylsäure und Phenolphthalein, Bilival mit Lecithin. Präparate
mit ähnlicher Wirkung sind: Cholaktol, Felamin. Das vielfach ge-
bräuchliche Chologen stellt ein Kombinationspräparat aus Kalomel mit
Podophyllin, Campher und Menthol dar.

Das therapeutische Prinzip der manchmal verwendeten Ölkuren beruht
auf der starken Anregung der Gallenblasenkontraktion, wozu noch ein
Reiz auf die Gallensekretion hinzutritt. Die früher angewandten großen

Ölmengen sind heute verlassen, man geht jetzt in der Einzeldosis nicht über zwei Eßlöffel Olivenöl hinaus. Die Popularität dieser Kuren hängt wahrscheinlich mit dem bereits erwähnten Auftreten weicher Konglomeratmassen im Stuhle zusammen, die als erweichte Gallensteine angesehen wurden, in Wirklichkeit aber nichts anderes als gelatinöse Ölseifen darstellen.

Eine wirksame Desinfektion der Galle ist bisher durch kein Mittel erreicht worden. Man gibt bei begleitenden Gallenwegsinfektionen Urotropin in Mengen von 3—6 g, Cylotropin zur subcutanen oder intravenösen Injektion, Amphotropin, ein 40%iges Urotropinpräparat intravenös, von denen das letztere trotz seiner hohen Konzentration nur selten Reizwirkungen auf Harn- und Gallenwege entfaltet. Daneben kommen die freie Salicylsäure und Diplosal in Dosen zwischen 3—6 g pro die, ferner Choleflavintabletten in Betracht, die neben Trypaflavin noch Papaverin, Pfefferminzöl und Podophylin enthalten. Empfohlen werden auch intravenöse Injektionen von $\frac{1}{2}$—2%igen Trypaflavin und von Choleval, einer Kombination von Gallensäuren mit kolloidalem Silber.

Man kann die Durchspülungstherapie der Gallenwege — durch Anregung der Gallensekretion und Gallenblasenkontraktion — auch durch intraduodenale Zufuhr von 100—300 ccm einer 15—30%igen Magnesiumsulfatlösung oder durch Einführung von 50—100 ccm einer 30—50%igen Traubenzuckerlösung durchführen. ALLARD hat eine solche Magnesiumsulfatbehandlung für die Austreibung von kleineren Gallenkonkrementen zuerst mit Erfolg angewendet. Bei länger bestehendem Ikterus infolge Choledochusverschluß, bei welchem die Frage der Operation dringlich wird, sollte man trotz der unsicheren Erfolge dieser Therapie einen solcher Versuch einer Gallensteinaustreibung mit inneren Maßnahmen nicht unterlassen: Zwecks Erzielung möglichst starker Wirkungen sind hierbei alle Pharmaca mit cholokinetischen und choloretischen Eigenschaften zu vereinigen. Nach Einlegung der Duodenalsonde führt man zunächst 300 ccm einer 15—30%igen Magnesiumsulfatlösung zu, an die sich nach 15 Minuten die intraduodenale Eingabe von 40 ccm Olivenöl mit gleichzeitiger intramuskulärer Injektion von 1—2 ccm Hypophysin und 0,04 Papaverin schließt. Sollte die an mehreren Tagen hintereinander wiederholte Therapie nicht zu einer Beseitigung der Gallengangshindernisses führen, dann soll die Operation nicht unnötig länger hinausgezogen werden.

BIER hat für die Behandlung von Gallenwegserkrankungen das Choloton, einen Extrakt aus den Geweben der Gallenwege und der Gallenblase, empfohlen, von dem manche Autoren Günstiges berichten. Daneben kommt, besonders bei bestehendem Ikterus und bevorstehender Operation eine Leberzellschutzbehandlung mit Insulin-Traubenzucker, eventuell auch mit Lecithin in Betracht, wie sie den Kapiteln VIII und XIII (S. 70 und S. 122) geschildert worden ist. Auch Badekuren in Karlsbad, Kissingen, Mergentheim, Ems, Neuenahr, Orb, Pyrmont, Salzschlirf, Salzuflen, Selters, Wiesbaden, Schuls-Tarasp, Vichy, Montecatini u. a. sind empfehlenswert.

Entwickeln sich im Verlaufe der Cholelithiasis gefahrdrohende Komplikationen oder versagt die innere Behandlung, so tritt die *chirurgische* Chirurgische Behandlung.

Absolute und relative Indikationen

Behandlung in ihre Rechte. Die Indikationen zur Operation lassen sich in absolute und relative einteilen. Zu den *absoluten* Indikationen gehört vor allem das Gallenblasenempyem. Wenn sich ein schweres klinisches Bild mit intensivem lokalen Druckschmerz der Gallenblasengegend und septischen Allgemeinerscheinungen entwickelt, ist die Indikation zur sofortigen Operation leicht gestellt. Schwierigkeiten für die Entscheidung ergeben sich jedoch am Krankenbett häufig dadurch, daß nicht immer die Schwere der anatomischen Veränderungen mit dem klinischen Symptomenbilde parallel geht. Trotz Anwesenheit von Eiter in der steinhaltigen Gallenblase kann manchmal das Gallenblasenempyem klinisch als gutartigeres Krankheitsbild in Erscheinung treten, so daß es der engen Zusammenarbeit von Chirurg und Internisten bedarf, um aus solchen scheinbar leichteren Fällen die wirkliche Schwere des Krankheitsprozesses zu erkennen. Neben dem Gallenblasenempyem stellt der Obturationsileus durch einen in den Darm perforierten, sehr großen Gallenstein, der sog. Gallensteinileus eine absolute Indikation zur Operation dar. Gleiches gilt für den kompletten Choledochusverschluß, wenn sich innerhalb von 3—4 Wochen eine Lösung des Verschlusses nicht durchführen läßt. Tritt zu einem mechanischen Ikterus eine Infektion der Gallenwege mit Fieber hinzu, so darf gleichfalls der Zeitpunkt der Operation nicht lange hinausgeschoben werden.

Zu den *relativen* Indikationen zur Operation zählen die immer wieder häufig wiederkehrenden schmerzhaften Gallensteinkoliken, bei welchen Komplikationen überhaupt nicht auftreten oder rasch wieder abklingen. Die Anzeige zur Operation wird hier zum Teil durch soziale Gesichtspunkte beeinflußt. Bei günstigen Lebensverhältnissen wird man weit länger abwarten dürfen als bei Menschen, die auf schwere körperliche Arbeit angewiesen sind oder nicht die Möglichkeit der fortlaufenden ärztlichen Kontrolle besitzen. Nur dann, wenn die Schmerzanfälle sich in kurzen Zeitabständen so häufen, daß mit ihnen ein einigermaßen erträgliches Leben nicht möglich ist, wenn die Berufsfähigkeit leidet und die Gefahr des Morphinismus wächst, ist die Indikation zum chirurgischen Eingriff unbedingt gegeben. Pflicht des Arztes ist es, bei relativer Indikation die Kontraindikationen abzuwägen, die sich aus dem höheren Lebensalter der Kranken, aus Gefäß- und Herzkrankheiten gegenüber der nicht unerheblichen Schwere des chirurgischen Eingriffs ergeben. Man hat auch nicht das Recht, dem Kranken in solchen Fällen die absolut sichere dauernde Beseitigung seiner Beschwerden durch die Operation in Aussicht zu stellen. Denn die Zahl der Menschen, die nach Entfernung der steinhaltigen Gallenblase und von Steinen in den Gallenwegen Rezidivbeschwerden bekommen, sind nicht ganz gering. Freilich sind die Rezidivkoliken nach Gallensteinoperationen keineswegs etwa gleichbedeutend mit dem Auftreten neuer Steine. So kann die in den Gallenwegen schon vor der Operation bestehende Entzündung auch nachher noch fortbestehen, es können sich narbige Verengerungen des Choledochus entwickeln, die teils auf frühere Gallensteindruckgeschwüre zurückgehen, teils sich an die operative Eröffnung des Choledochus und an die Hepaticusdrainage anschließen können. Hierdurch werden kolikartige Beschwerden infolge Behinderungen des Gallenabflusses ausgelöst; teils begünstigt die Gallengangsstenose den Eintritt oder die Fortdauer einer Gallenwegsinfektion und dyskinetische Reizwirkungen auf die Gallenwege. Endlich muß man auch damit rechnen, daß Motilitätsneurosen der Gallenwege auch nach Entfernung der Gallenblase und der Konkremente fortdauern können. Damit dürfte vom Standpunkte der inneren Medizin die Stellungnahme zu der von manchen Chirurgen erhobenen Forderung nach der Frühoperation der Cholelithiasis — möglichst bald nach den ersten Anfällen — gegeben sein. Wenn auch die chirurgischen Eingriffe am Gallenwegssystem bei Frühoperationen zweifellos mit geringstem Risiko auszuführen sind, so ist doch andererseits gegen den frühzeitigen Eingriff einzuwenden, daß bei der überwiegenden Zahl der Gallensteinkranken die Steinkrankheit für lange Zeit spontan wieder in das Stadium der Ruhe tritt, daß ferner die Operation eine Reihe von Gefahren in sich schließt, und daß auch der chirurgische Eingriff in einem nicht geringen Prozentsatz keine endgültige Schmerzfreiheit herbeiführt. Beträgt doch nach der Statistik von ENDERLEN-HOTZ die Mortalität der Gallensteinoperation zwischen 20—40 Jahren 2—4%, zwischen 40 und 70 Jahren etwa 10,5%.

Die chirurgische Behandlung des Gallensteinleidens besteht in der Cholecystektomie, mit der sich häufig die Hepaticusdrainage verbindet. Handelt es sich um eingeklemmte Steine im Ductus choledochus, so muß zu ihrer Entfernung die Choledochotomie vorgenommen werden. Die Abtragung der Gallenblase erfolgt zusammen mit dem Cysticus hart an der Einmündung in den großen Gallengang, da ein zurückgelassener Cysticusstumpf sich manchmal zu einem sackartigen Gebilde weiten kann, in welchem sich kleine Gallenkonkremente von neuem ansammeln können.

XXIV. Geschwülste der Gallenblase und Gallengänge.

Gutartige Geschwülste der Gallenblase sind sehr selten. Gelegentlich können Fibrome oder Fibromyome zu schmerzhaften Krampfzuständen des Gallenwegssystems Veranlassung geben. Entsprechend den Papillomen der Harnblase, kommen auch in der Gallenblase fibroepitheliale Tumoren — meist bei alten Leuten — vor, deren Zottenbildungen bis an den Ductus cysticus heranreichen können. Ihre klinische Bedeutung liegt darin, daß sie hartnäckige dyskinetische Beschwerden bis zu starken Gallenkoliken hervorrufen und Neigung zur malignen Entartung aufweisen, also präcanceröse Erkrankungen darstellen. *(Gutartige Geschwülste)*

Das primäre Gallenblasencarcinom tritt weit häufiger bei Frauen als bei Männern meist zwischen dem 4.—6. Lebensjahrzehnt auf. Es geht am häufigsten vom Gallenblasenfundus oder Gallenblasenhals aus, seltener ist das Carcinom der hinteren Blasenwand, das wegen seines leichten Einwucherns in die Lebersubstanz prognostisch besonders ungünstig ist. Gewöhnlich stellen die Gallenblasencarcinome Zylinderzellkrebse dar; aber auch Plattenepithelkrebse auf der Grundlage einer Epithel- *(Das Gallenblasencarcinom)*

Metaplasie infolge chronischer Schleimhautreizung oder einer epithelialen Keimversprengung kommen vor. Außerordentlich häufig findet sich der Gallenblasenkrebs mit Gallensteinen vergesellschaftet. Nach neueren Statistiken finden sich bei etwa 60% der männlichen und 76% der weiblichen Gallenblasenkrebskranken gleichzeitig Steine, und eine Statistik aus der Mayo-Klinik (JUDD) stellt sogar in 94% von Gallenblasenkrebs eine gleichzeitige Steinbildung fest. Da andererseits nur bei etwa 4—5% aller Gallensteinkranken sich der Gallenblasenkrebs entwickelt, so spricht die große Wahrscheinlichkeit dafür, daß die Gallensteine bei Gallenblasenkrebs in der Mehrzahl der Fälle auf eine *sekundäre* Steinbildung in der infizierten krebsigen Gallenblase zurückzuführen sein dürften. Mit weiterem Wachstum greift der Gallenblasenkrebs teils auf die Leber, teils auf die Organe der Nachbarschaft über, wobei nicht selten ein großes Gewächskonglomerat entsteht, das Leber, Magen, Duodenum, Dickdarm und Bauchspeicheldrüse und — zwischen ihnen eingemauert — die Gallengänge und die Pfortader umschließt. Die Folge davon ist Ascites und Ikterus.

Die klinische Diagnose des Gallenblasenkrebses begegnet im fortgeschrittenen Stadium keinen besonderen Schwierigkeiten, wenn in der Gallenblasengegend ein mit der Leber verschieblicher höckriger Tumor fühlbar ist, und wenn mit dem Einwachsen des Tumors in das Leberbett der rechte Leberlappen vergrößert und ungleichmäßig höckrig zu fühlen ist. In anderen Fällen kann die Abgrenzung gegenüber malignen Tumoren der Nachbarschaft Schwierigkeiten bereiten, und in einer Reihe von Fällen kann die Diagnose des Gallenblasenkrebses praktisch unmöglich sein. Dies gilt besonders für die Fälle, in welchen bei gleichzeitiger Anwesenheit von Steinen das klinische Bild von Gallensteinkoliken beherrscht wird, und bei denen ein auftretender Ikterus zwangsläufig zunächst mit Konkrementen in den Gallenwegen in Zusammenhang gebracht werden muß. Öfters ist daher der Gallenblasenkrebs eine Obduktionsdiagnose in vivo, nachdem der operative Eingriff unter der Diagnose einer Gallensteinkrankheit eingeleitet worden ist. Die Cholecystographie vermag die Tumordiagnose gewöhnlich nicht zu fördern: In Fällen mit Ikterus bleibt die Kontrastfüllung der Gallenblase aus, oder es bieten sich Gestaltsveränderungen, Schattenaussparungen und Gallensteine dar, die zu keinen Rückschlüssen in der Richtung der Tumordiagnose berechtigen.

Bei Frühoperationen ist die Prognose keine ganz ungünstige. Man kann die Gallenblasencarcinome durch Entfernung der Gallenblase, ja selbst noch nach sichtbarem Übergreifen auf die Leber durch segmentäre Resektion von Lebersubstanz entfernen, und nach den Erfahrungen der Literatur (vgl. SCHMIEDEN) sind bis 40% Dauerheilungen nach Frühoperation beobachtet worden.

Das Gallengangscarcinom　Während die Gallenblasencarcinome längere Zeit latent verlaufen können, sind die Carcinome der großen Gallengänge durch das charakteristische Frühsymptom des schleichend ohne vorausgehende Gallenkoliken sich entwickelnden Obstruktionsikterus ausgezeichnet. Der häufigste Sitz des Krebses der Gallenwege ist das Gebiet des Choledochus:

nur in 10% der Fälle entwickelt sich der Tumor an der Papilla Vateri. Zu dem mechanischen Ikterus gesellt sich in etwa 50—65% der Fälle das zuerst von COURVOISIER beschriebene Zeichen: eine erweiterte, prall elastisch und glattwandig fühlbare Gallenblase. Sie fehlt meist bei chronisch-entzündlichen Erkrankungen der Gallenblase, vor allem in der steinhaltigen Gallenblase, weil die entzündlich geschrumpften Wandungen der Gallenblase selbst bei hochgradiger Gallenstauung nicht mehr dehnungsfähig sind. Die Anwesenheit des COURVOISIERschen Zeichens bei mechanischem Ikterus spricht gewichtig für die Malignität des Krankheitsprozesses; sein Fehlen läßt jedoch keineswegs eine maligne Erkrankung der Gallenwege ausschließen. Am ungünstigsten ist der Tumorsitz im Hepaticusgebiet oberhalb der Einmündung des Cysticus, weil hierbei die Gallenblase als Aufnahmereservoir und Druckregulator völlig ausgeschlossen ist, wodurch sich sehr rasch ein schwerster Ikterus entwickelt.

Das COUR-
VOISIERsche
Zeichen

Die Carcinome der Gallenwege sind an sich nicht sehr bösartig; sie wachsen langsam und machen erst nach längerem Bestehen Metastasen. Die mit ihnen stets verbundene sehr ernste Prognose ergibt sich aus dem frühzeitig auftretenden Ikterus mit seinen Gefahren für das Leberparenchym und für den Operationsverlauf sowie aus dem anatomischen Sitz der Tumoren, der ihre Entfernung technisch sehr schwierig oder unmöglich macht. Die Hepaticuscarcinome sind gewöhnlich überhaupt keiner Operation zugänglich. Sitzt der Tumor an der Einmündungsstelle des Cysticus, so ist nach Entfernung der Gallenblase und des Choledochus die schwierige Einpflanzung des Hepaticus in das Duodenum mit Erfolg ausgeführt worden. Bei Carcinomen der Papilla Vateri hat man wiederholt die Geschwulst ausgeschnitten und alsdann den Choledochus nach Hineinziehen in die Lichtung des Darmes in die Darmwand eingenäht. Ist eine radikale Entfernung der Geschwulst nicht möglich, was sehr häufig der Fall ist, so kann durch eine Anastomose zwischen Gallenblase und Magen bzw. Duodenum oder Dünndarm ein Gallenabfluß herbeigeführt werden und dadurch eine Lebensverlängerung erzielt werden. Die Gefahren dieser Operationen sind wegen Nahtinsuffizienz und Sekundärinfektionen der Gallenwege beträchtlich. Die Bestrahlungstherapie hat bisher noch nicht zu beachtenswerten Erfolgen geführt.

Sekundäre Krebse der großen Gallenwege mit Obstruktionsikterus können durch Ausbreitung von Carcinomen der Nachbarschaft (Magen, Pankreas, Gallenblase) entstehen. Metastatische Geschwülste in der Gallenblasenwand sind vereinzelt bei Melanosarkomatose beobachtet worden.

Primäre *Sarkome* der Gallenblase sind außerordentlich selten und sind einer exakten klinischen Diagnose nicht zugänglich.

XXV. Parasiten der Gallenblase und Gallenwege.

Echino-
coccus

Tierische Parasiten kommen in den menschlichen Gallenwegen nur selten vor. Gelegentlich brechen nach Ruptur einer Echinococcuscyste der Leber Tochterblasen in die Gallenblase oder die Gallengänge durch, wo sie zum Gallenblasenempyem und zur eitrigen Cholangitis, verbunden mit hochgradigem Ikterus führen. Die Diagnose des Echinococcus des Gallengangssystems wird nur dann möglich sein, wenn bereits vorher die Diagnose des Leberechinococcus gestellt worden ist.

Askaris

Auch durch das Eindringen von Spulwürmern können schwere Erkrankungen des Gallengangssystems verursacht werden. Obwohl die Ascariden sehr häufig im kindlichen Darm auftreten, sind sie in den Gallenwegen von Kindern erheblich seltener als bei Erwachsenen zu finden. Es hängt dies damit zusammen, daß bei Kindern die Ascariden wegen der Kleinheit der Gallenwege schwer die Möglichkeit des Eindringens finden, und daß bei Erwachsenen abgesehen von dem größeren Lumen des Choledochus auch krankhafte Erweiterungen der Gallenwege, vor allem durch Steine, die Invasion der Ascariden ermöglichen. Nicht jeder Askaris, der bei der Obduktion in den Gallenwegen angetroffen wird, ist bereits in vivo in die Gallenwege aufgestiegen. Bei dem großen Wandertrieb der Spulwürmer ist vielfach damit zu rechnen, daß die Einwanderung erst nach dem Tode mit dem Nachlassen des Sphinctertonus an der Papilla Vateri erfolgt. Nur dann kann der Askarisbefund in den Gallenwegen auf ein intravitales Eindringen bezogen werden, wenn bereits zu Lebzeiten des Trägers Erscheinungen von Gallenstauung und Cholangitis bestehen. Man hat das Eindringen der Spulwürmer in die Gallenwege mit einer motorischen Erregung zur Zeit ihrer geschlechtlichen Reife in Zusammenhang gebracht, doch ist diese Annahme genau so hypothetisch wie die Vorstellung, daß der Spulwurm dem Bereich des sauren Mageninhaltes zu entrinnen versucht. Kraft ihrer Eigenbewegung können die Ascariden auch in die höheren Abschnitte des Gallengangssystems einschließlich der Gallenblase und selbst in das Leberparenchym eindringen. Die Zahl der angetroffenen Würmer kann sehr schwanken: Bald kann ein einziger Askaris vorhanden sein, bald können in den verschiedenen Gallenwegsabschnitten und Absceßräumen ganze Herden von Würmern bis zu 80 Exemplaren und mehr gefunden werden. Manche Beobachtungen sprechen auch dafür, daß der Askaris nicht bloß hinaufkriechen, sondern auch aus den Gallenwegen wieder herauskriechen kann. Dies ist nicht nur in der Gallenblase und in größeren Leberabsceßhöhlen möglich, sondern auch innerhalb der großen Gallenkanäle ist eine Umlagerung des Kopfendes in der Richtung nach dem Darm mit entsprechender Schleifenbildung festgestellt worden. Die Folge der Anwesenheit von Spulwürmern in den Gallenwegen ist das Auftreten eines mechanischen Ikterus, in dessen weiterem Verlauf sich schwere Gallengangsentzündungen und cholangitische Leberabscesse durch Sekundärinfektionen entwickeln. Hierbei wird zugleich die Konkrementbildung begünstigt, und Teile von abgestorbenen Parasiten sowie

Wurmeier können die Kernzentren zur Steinbildung liefern. Die Diagnose der Ascaridenerkrankung der Gallenwege ist vor der Operation kaum zu stellen. Der von hohem Fieber begleitete Ikterus, das Symptomenbild des Gallenblasenempyems, das Auftreten heftiger Gallenkoliken liefert die Indikation zur Operation, die bei gründlicher Durchsuchung der Gallenwege im allgemeinen zu günstigen Resultaten führt. Gewöhnlich ist die Entfernung der schwer veränderten Gallenblase und die Drainage der Gallenwege erforderlich. Sie dient nicht nur der Ableitung der infizierten Galle und zur Ausstoßung zurückgebliebener Parasiten, sondern gestattet auch erforderlichenfalls eine Spülung der Gallenwege mit wurmabtötenden Lösungen.

Manchmal wird in der Schleimhaut der Gallenblase und Gallenwege die Lamblia intestinalis angetroffen, eine lebhaft bewegliche Flagellatenart, die auch im Duodenum und obersten Teil des Dünndarms gelegentlich angetroffen wird. Die Ansichten über ihre Pathogenität sind noch recht widerspruchsvoll. Während zahlreiche Autoren eine pathogene Bedeutung dieser Parasiten gänzlich ablehnen, wird von manchen der Standpunkt vertreten, daß in die Gallenwege einwandernde Lamblien das Symptomenbild von Gallenkoliken und von chronischer Cholecystitis hervorrufen können. Jedenfalls empfiehlt es sich, bei Erkrankungen des Gallengangssystems im Sediment der frischen Duodenalgalle auf die Anwesenheit dieser Flagellaten zu achten. Durch Duodenalspülungen, Rivanoletten und erforderlichenfalls auch durch intravenöse Salvarsaninjektionen kann man gewöhnlich rasch die Parasiten aus den oberen Darmabschnitten beseitigen.

Auch der Leberegel (distomum hepaticum und lanceolatum) ist vereinzelt in der Gallenblase und in den Gallenwegen gefunden worden. Er ist in einzelnen Exemplaren in der Regel ein harmloser Saprophyt, der zu keinerlei klinischen Krankheitserscheinungen führen braucht. Manchmal kann er Sekundärinfektionen der Gallenwege begünstigen, so daß es in seinem Gefolge zu schweren cholangitischen Prozessen kommen kann. Den im Schrifttum mitgeteilten Beobachtungen liegen Sektionsbefunde oder operative Beobachtungen zugrunde, die exakte klinische Diagnose ist vorher niemals gestellt worden.

XXVI. Mißbildungen und Anomalien des Gallenwegssystems.

Völliges Fehlen oder rudimentäre Anlage der Gallenblase führen zu keinen klinischen Erscheinungen. Die Kasuistik über eine echte Aplasie der Gallenblase dürfte nur wenig über 30 Fälle umfassen. Solche Hemmungsbildungen sind nicht mit entzündlichen Schrumpfungen der Gallenblase zu verwechseln, die manchmal so beträchtliche Grade erreichen können, daß von der Gallenblase nur noch ein dünner Narbenstrang übrig bleibt. Praktische Bedeutung können solche Fehlanlagen der Gallenblase gelegentlich dadurch gewinnen, daß bei der Cholecystographie die Gallenblase nicht darstellbar ist und hieraus ein Cysticusverschluß irrtümlich abgeleitet wird. Im Gegensatz zu der klinischen Bedeutungslosigkeit der Gallenaplasie führt ein angeborener Mangel oder eine angeborene Lumenverödung der Gallenwege, die Gallenwegsatresie zu einem schweren mechanischen Ikterus, der, falls die Säuglinge überleben, innerhalb weniger Monate bis höchstens einem Jahre unter dem histologischen Bilde der cholostatischen Cirrhose zum Tode führt. Hierbei ergeben sich die mannigfachsten Variationen von Mißbildungen: So kann ein vollständiges Fehlen oder ein völliger Verschluß der extrahepatischen Gallenwege bestehen, wobei die Gallenblase erhalten oder fehlen kann bzw. rudimentär angelegt ist. In anderen Fällen findet sich eine Verödung des Ductus choledochus oder ein Verschluß des Ductus hepaticus communis, der bald isoliert vorhanden ist, bald auch auf seine Verzweigungen sich erstreckt und auch mit einer Atresie des Ductus cysticus verbunden sein kann (KONJETZKY). Bemerkenswerterweise braucht sich der Ikterus bei manchen dieser Mißbildungen nicht sofort nach der Geburt zu entwickeln, sondern kann erst einige Zeit später einsetzen. Man wird annehmen dürfen, daß in solchen Fällen zwar bereits Fehlbildungen des extrahepatischen Gallengangssystems von vornherein schon bestanden, die aber zunächst noch einen Gallenabfluß nach dem Darm gestatteten, und daß erst im weiteren Verlauf des postfetalen Lebens sekundäre Gallenwegsentzündungen einsetzen, die zu einem völligen Verschluß der Gallengänge führen.

Form-
anomalien
und Lage-
anomalien

Formanomalien, z. B. Verdoppelungen der Gallenblase, Trennungen der Gallenblase in der Längsachse nach Art des Uterus bicornis, Doppelanlagen des Ductus cysticus können höchstens bei Operationen für die anatomische Orientierung und für die individuelle chirurgische Behandlung von Wichtigkeit sein; klinische Bedeutung kommt ihnen im allgemeinen nicht zu. Zuweilen bestehen auch direkte Verbindungen der Gallenblase durch das Gallenblasenbett hindurch mit intrahepatischen Gallengängen. Hierdurch können Infektionen der Gallenblase direkt auf die Leber übergreifen, und die Nichtberücksichtigung dieser Anastomosen bei Versorgung des Gallenblasenbettes nach Cholocystektomie kann die Gefahr eines Gallenabflusses in das Peritoneum, eines Gallenascites hervorrufen. Manchmal kann die Gallenblase von Lebergewebe so völlig umschlossen sein („Parenchymblase"), daß bei der Operation die Gallenblase überhaupt nicht sichtbar wird und ein Fehlen der Gallenblase vorgetäuscht wird. Die Cholecystographie mit dem Nachweis eines Kontrastschattens der Gallenblase kann entscheidend zur Vermeidung solcher Irrtümer beitragen. Von anderen Lageanomalien der Gallenblase kann die stark bewegliche Wander- oder Pendelgallenblase klinische Bedeutung gewinnen: Hier kann es zu Abknickungen, besonders im Cysticusgebiet kommen, wodurch infolge periodischer Gallenstauung in der Gallenblase schmerzhafte Koliken hervorgerufen werden können. Durch Stieldrehung einer solchen Pendelblase kann sich das Bild des Strangulationsileus und der Perforationsperitonitis infolge Wandnekrose der Gallenblase entwickeln.

Idiopathi-
sche Chole-
dochus-
cysten

Eine angeborene Schwäche des unteren Choledochus infolge Fehlens contractiler Wandbestandteile kann zu ungleichmäßiger Ausbuchtung des duodenalen Choledochusabschnittes führen. Infolge ventilartiger

Abknickungen am Übergang des Ductus choledochus in die wand-schwachen Bezirke kann es dann zur Ausstülpung großer Hohlräume, der sog. idiopathischen Choledochuscysten kommen. Bei erheblicher Größe der Cyste kann sie als prall elastischer Tumor unterhalb des rechten Rippenbogens fühlbar sein, wobei sich beträchtliche differential-diagnostische Schwierigkeiten gegenüber Pankreascysten ergeben können. Mit dem Einsetzen des Ventilverschlusses können plötzlich hochgradige Schmerzanfälle mit schnell wachsendem Ikterus auftreten.

Die anatomischen Lagebeziehungen zwischen dem unteren Chole-dochusabschnitt und dem Pankreaskopf sind von klinischer Bedeutung dadurch, daß bei dem relativ häufigen Verlauf des unteren Choledochus durch den Pankreaskopf krankhafte Prozesse in diesem Drüsenbereich zu Kompressionen des Gallenganges mit anschließendem mechanischem Ikterus führen können. Mündet der Ausführungsgang des Pankreas gemeinsam mit dem Ductus choledochus in die Papilla Vateri oder vereinigen sich Gallengang und Pankreasausführungsgang bereits ober-halb der Papille, was häufig der Fall ist, so kann es bei Behinderungen des Abflusses zu einem Übertritt von Mischsekreten bald in den Ductus pancreaticus, bald in den Ductus choledochus kommen. Durch solche anatomischen Verhältnisse kann sowohl die Entstehung einer akuten Pankreatitis wie das Auftreten multipler tryptischer Leberschädigungen begünstigt werden.

Variationen im Mündungsgebiet des Ductus choledochus und pancreaticus

Literaturverzeichnis.

ADLER: Dtsch. Arch. klin. Med. **158**, 173 (1928); Klin. Wschr. **1929**, Nr 22/23.

ASCHOFF: Über Orthologie und Pathologie der extrahepatischen Gallenwege. Arch. klin. Chir. **126 II**, 233 (1923).

— Über Bildungs- und Ausscheidungsstörungen der gallenfähigen Substanzen, besonders des Gallenfarbstoffes (Ikterus). Acta scand. path. (Københ.) **5**, 388 (1928).

— Die Gallensteine. Med. Klin. **1931**, Beih. 3.

— Ref.: Die Erkrankungen der steinfreien Gallenwege. Kongr. inn. Med. 1932, S. 261.

— u. BACMEISTER: Die Cholelithiasis. Jena 1909.

BARREDA: Klin. Wschr. **1934**, 290.

BERGH, VAN DEN: Der Gallenfarbstoff im Blute. Leipzig: Johann Ambrosius Barth 1918. Handbuch der biologischen Arbeitsmethoden. Wien u. Berlin: Urban & Schwarzenberg 1918.

— Verh. Ges. Verdgskrkh. **1925**, 274.

— Dtsch. med. Wschr. **1930**, 1693.

— Klin. Wschr. **1925**, 1106.

BERGMANN, V.: Beitr. chem. Physiol. u. Path. **4**, 192 (1904).

— Die Cholecystopathien. Dtsch. med. Wschr. **1926**, Nr 42/43.

— Klinische funktionelle Pathologie des vegetativen Systemes. Handbuch der normalen und pathologischen Physiologie, Bd. 16, 1. Berlin 1930.

— u. STROEBE: Krankheiten der Leber und Gallenwege. Lehrbuch der inneren Medizin, Bd. 1, S. 789f. Berlin: Julius Springer 1931. (Zweite Aufl. 1934.)

BEUMER u. LEHMANN: Z. exper. Med. **37**, 274 (1923).

— — Z. Kinderheilk. **35**, 328 (1923).

BEUMER u. LOESCHKE: Klin. Wschr. **1932**, 1824.

BIELSCHOWSKY: Klin. Wschr. **1932**, Nr 36, 1492.

BRUGSCH: Med. Klin. **1930**, 413.

— u. HORSTERS: Klin. Wschr. **1923**, 1538; Z. exper. Med. **38**, 367 (1923); **43**, 716 (1924).

BÜRGER: Der Cholesterinhaushalt beim Menschen. Erg. inn. Med. **34**, 583 (1928).
— Ref. Das Cholesterinproblem. Kongr. inn. Med. **1931**. S. 186.
— u. GRÜTZ: Arch. f. Dermat. **166**, 542 (1932).
D'AMATO: Le cirrosi epatiche. Fol. med. (Napoli) **1926**, Nr 21/23.
DIETRICH: Dtsch. med. Wschr. **1929**, 1248.
DÜRR: Beitr. path. Anat. **72**, H. 2, 418 (1924).
EILBOTT: Z. klin. Med. **106**, 529 (1927).
EPPINGER: Die hepatolienalen Erkrankungen. Berlin: Julius Springer 1920.
— Referat über Ikterus. Kongr. inn. Med. 1922.
— Ikterus. KRAUSS-BRUGSCH' Spezielle Pathologie und Therapie innerer Krankheiten, Bd. 6, S. 2.
— Verh. Ges. Verdgskrkh. **1925**, 251.
EPSTEIN: Klin. Wschr. **1931**, 1601.
FISCHLER: Physiologie und Pathologie der Leber, 2. Aufl. Berlin: Julius Springer 1925.
FRAENKEL, E.: Dtsch. med. Wschr. **1920**, 225.
FRANK: Die hämorrhagischen Diathesen. Handbuch der Krankheiten des Blutes und der blutbildenden Organe, S. 445. Berlin: Julius Springer 1925.
— Dtsch. Arch. klin. Med. **171**, 1751.
GRUBER: Spezielle Infektionsfolgen der Leber. Handbuch der speziellen pathologischen Anatomie und Histologie, Bd. 5, 1, S. 560. 1930.
HARTMANN: Klin. Wschr. **1927**, 1322.
HERXHEIMER: Beitr. path. Anat. **43** (1908); **72**, 56, 349 (1924).
ISAAC: Frankf. Z. Path. **2**, H. 1 (1908).
— Die klinischen Funktionsstörungen der Leber und ihre Diagnose. Erg. inn. Med. **1925**, 424.
JENKE: Arch. f. exper. Path. **163**, 175 (1931).
KAEMMERER u. HELLMANN: Kongr. inn. Med. 1932. S. 391.
KAEMMERER u. MILLER: Dtsch. Arch. klin. Med. **141**, 318 (1923).
KALK: Probleme und Ergebnisse der Gallenwegsdiagnostik. Z. klin. Med. **109**, 119.
— Dtsch. med. Wschr. **1932**, 1078, 1119, 1160.
KIRCH: Virchows Arch. **219**, 18.
KLEIN: Klin. Wschr. **1931**, 2032.
KREBS: Klin. Wschr. **1932**, 1745.
KUNFI: Klin. Wschr. **1924**, Nr 39.
LEMMEL u. BÜTTNER: Dtsch. Arch. klin. Med. **174**, 206 (1932).
LEPEHNE: Die Leberfunktionsprüfung, ihre Ergebnisse und ihre Methodik, 2. Aufl. Halle a. S.: Carl Mahrhold 1929.
— Das Problem der Gallenfarbstoffbildung innerhalb und außerhalb der Leber. Leipzig: Akademische Verlagsgesellschaft 1930.
— Die akuten Leberentzündungen. Neue deutsche Klinik, Bd. 6, S. 53. 1930.
LICHTWITZ: Prinzipien der Konkrementbildung. Handbuch der normalen und pathologischen Physiologie, Bd. 4, S. 592. 1929.
LÜTKENS: Aufbau und Funktion der extrahepatischen Gallenwege. Leipzig: F. C. W. Vogel 1926.
MANCKE u. ROHR: Dtsch. Arch. klin. Med. **172**, 260 (1931).
MANN u. MAGATH: Die Wirkungen der totalen Leberexstirpation. Erg. Physiol. **23**, 212 (1924).
MAUTNER: Wien. Arch. klin. Med. **7**, 251 (1924).
— Klin. Wschr. **1924**, Nr 51/52.
MELCHIOR u. WISLICKI: Zbl. Chir. **1927**, 1922.
MEYENBURG u. ROBERT: Schweiz. med. Wschr. **1932**, 533.
MINKOWSKI: Krankheiten der Leber und Gallenwege. Lehrbuch der inneren Medizin. Jena: Gustav Fischer.
MINKOWSKI u. NAUNYN: Arch. f. exper. Path. **21**, 1 (1886).
NEUBERG u. RICHTER: Dtsch. med. Wschr. **1904**, 449.
OPITZ u. FREI: Jb. Kinderheilk. **94**, 374 (1921).
POLLITZER u. STOLZ: Wien. Arch. inn. Med. **8**, 289 (1924).
POPPER: Klin. Wschr. **1931**, 2129.
RABE u. SALOMON: Dtsch. Arch. klin. Med. **132**, 240 (1920).
RANZI: Verh. Ges. Verdgskrkh. **1925**, 289.

ROESSLE: Entzündungen der Leber. Handbuch der speziellen pathologischen Anatomie und Histologie, Bd. 5, S. 243.
— Schweiz. med. Wschr. **1929**, Nr 1.
ROHRER: Z. klin. Med. **123**, 637 (1933).
ROSENTHAL: Die Bedeutung der Leberexstirpation für Pathophysiologie und Klinik. Erg. inn. Med. **33**, 63 (1928).
— Klin. Wschr. **1924**, 1657.
— Klin. Wschr. **1930**, 1909.
— Das Problem der Bildungsstätten des Gallenfarbstoffes. Klin. Wschr. **1932**, 441.
ROSENTHAL u. LICHT: Resorption der Gallensäuren in der normalen und entzündeten Gallenblase. Klin. Wschr. **1928**, 1952.
ROSENTHAL, MELCHIOR u. LICHT: Arch. f. exper. Path. **107**, 238 (1925); **115**, 138 (1926).
ROSENTHAL, MELCHIOR u. WISLICKI: Z. exper. Med. **54**, 795 (1927).
SCHMIEDEN u. NIESSEN: Die Erkrankungen der steinfreien extrahepatischen Gallenwege. Kongr. inn. Med. 1932. S. 302.
SCHÖNHEIMER: Z. physiol. Chem. **180**, 1; **185**, 119; **192**, 117.
— Klin. Wschr. **1932**, 1793.
SMITH u. WIPPLE: J. of biol. Chem. **189**, 689 (1930).
STERN: Über traumatische Entstehung innerer Krankheiten. Jena: Gustav Fischer 1930.
STERNBERG: Verh. Ges. Verdgskrkh. **1925**, 234.
STROEBE: Z. klin. Med. **119**, 564 (1932); **120**, 95 (1932).
TANIGUCHI: Arch. f. exper. Path. **130**, 37 (1928).
THANNHAUSER, ENDERLEN u. JENKE: Arch. f. exper. Path. **120**, 16; **130**, 292.
— Stoffwechselprobleme. Berlin: Julius Springer 1934.
UMBER: Erkrankungen der steinfreien Gallenwege und ihre Folgen. Kongr. inn. Med. 1932. S. 82.
— Erkrankungen der Leber und Gallenwege. Handbuch der inneren Medizin von BERGMANN-STAEHELIN, 2. Aufl., Bd. 3, S. 90.
UNSHELM: Dtsch. med. Wschr. **1934**, 633.
WALZEL u. WELTMANN: Mitt. Grenzgeb. Med. u. Chir. **37**, 437 (1924).
WERTHEIMER: Pflügers Arch. **213**, 261 (1926).
WESTPHAL, GLEICHMANN u. MANN: Gallenwegsfunktion und Gallensteinleiden. Berlin: Julius Springer 1931.
— Kongr. inn. Med. 1932. S. 302.
ZIELER: Münch. med. Wschr. **1926**, Nr 4.
— Handbuch der Salvarsantherapie, Bd. 2, S. 117.

Sachverzeichnis.